EN FINIR AVEC TOUTES LES ADDICTIONS

EN FINIR AVEC TOUTES LES ADDICTIONS

Les Cinq Piliers de la Méthode ADIOS
(Activation de l'Inconscient Orientée vers la Solution)

SARAH NACASS

1ère Edition : Octobre 2020

ISBN : **978 2 9577314 0 4**

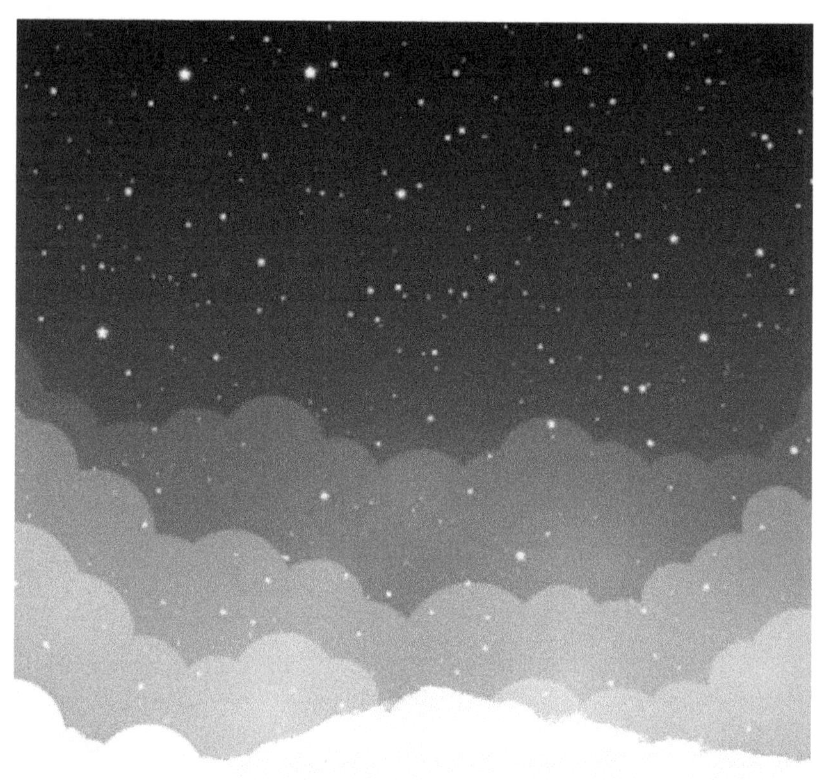

"Il n'est jamais trop tard pour se fixer un but, jamais trop tard pour rêver d'un nouveau rêve."

Tables des matières

Table des matières

AVERTISSEMENT IMPORTANT

En lisant ce manuel vous prenez l'entière responsabilité de votre bien-être personnel.

ADIOS est une méthode à la fois simple à certains égards et en même temps complexe et très puissante !

En effet, quand on applique certaines techniques, les effets peuvent varier d'une personne à l'autre.

Les exercices proposés dans ce manuel sont donnés à titre d'exemple pour vous permettre d'expérimenter la méthode sur vous-mêmes. Les informations présentées dans ce livre le sont uniquement pour votre usage personnel.

Consultez toujours votre médecin traitant ou un spécialiste compétent en cas de problème médical.

Pour être en mesure d'utiliser la méthode ADIOS avec des tiers, il faut devenir praticien certifié en reprogrammation mentale rapide et être suffisamment formé et expérimenté.

Première Préface

J'ai rencontré Sarah lors d'un stage de ressourcement avec Frédéric Vincent de Zéro Mental dans les Alpes. Nous avons ensuite gardé contact car elle souhaitait que je l'accompagne.
Elle était en pleine construction en tant que thérapeute. Elle faisait beaucoup de formations et avait une soif de savoir et d'apprendre très grande.
Étant hypno thérapeute et coach depuis sept ans à ce moment-là, j'avais tellement vu de personnes cumuler comme elle les formations en tant qu'apprenti thérapeute, et qui souvent voulaient juste apprendre et comprendre mais pas vraiment être thérapeute, que je me disais que Sarah devait être comme ça.
D'autre part, je voyais bien qu'elle manquait encore de confiance en elle pour se lancer et exprimer pleinement tout ce qu'elle pouvait donner.
Je ne connaissais pas bien encore son histoire et qui elle était vraiment. J'ai d'ailleurs découvert certains aspects de son histoire, que je ne connaissais pas encore, dans ce livre passionnant que vous vous apprêtiez à lire.
Elle était tout simplement en devenir en tant que thérapeute et en tant que femme. Et je suis allé de surprise en surprise avec Sarah. Car lorsque je regarde son parcours, je suis à la fois impressionné par son évolution et heureux d'y avoir participé.
En effet, elle est passée de cette apprentie thérapeute manquant de confiance en elle et multipliant les formations à cette thérapeute accomplie qui maîtrise son sujet et aide de nombreuses personnes qui ont tant besoin d'une femme accomplie.

J'espère que tu ne m'en voudras pas Sarah de dire cela, mais je n'aurais pourtant pas parié sur elle au départ lorsque je l'ai connue pour devenir cette excellente thérapeute.

Il y en a tellement qui se lancent plus vite, plus facilement. Mais finalement, beaucoup parmi ceux qui ont plus de facilités iront moins loin et feront moins de choses. C'est un peu la représentation de la fable de la Fontaine du lièvre et de la tortue. Ce n'est pas celui qui court le plus vite qui va le plus loin.

En fait, il y a tout simplement un élément fondamental dont je n'étais peut-être pas aussi conscient qu'aujourd'hui et qui faisait la différence chez Sarah. Et maintenant que j'accompagne des thérapeutes à développer leur activité, je vois à quel point cet élément est peut-être encore plus important que d'être doué dès le départ.

Cet élément c'est tout simplement le SENS, la raison pour laquelle nous faisons ce que nous faisons. Lorsque ce sens est important, voir fondamental, rien ne peut nous arrêter. C'est cela l'origine de la motivation.

Beaucoup parlent de motivation, mais on oublie souvent que la motivation ce n'est pas quelque chose qui vient de nulle part. Cela s'appuie sur le sens qu'on attribue à ce que nous faisons. Le sens que cela a pour nous de manière très personnelle.

Le SENS est à la fois à l'origine de la motivation et de la persévérance. Les deux éléments indispensables pour aller loin et franchir les obstacles. C'est ce qui donne l'énergie de réaliser de grandes choses et de continuer sur le long terme.

Rien n'est une source de motivation en soi, sauf si cela a un sens profond pour nous.

Et j'ai compris plus tard d'où Sarah tirait la source de sa motivation pour réaliser ce parcours et ce qui fait qu'elle continue encore dans cette voie. Je ne vais pas vous "spoiler" et vous raconter les raisons que vous découvrirez dans ce livre à travers son histoire, mais vous comprendrez mieux lorsqu'elle vous en parlera à quel point la méthode qu'elle va vous exposer est un élément important de sa vie.

Et comme toute difficulté se révèle souvent une opportunité dans la vie. Cela a été le cas pour Sarah, même si bien sûr comme la plupart, lorsqu'on est dans la difficulté, non seulement on préférerait ne pas y être, mais en plus, on ne voit vraiment pas à quoi cela va nous servir. C'est en général plus tard que tout ceci prend SENS.

Pour Sarah, c'est à travers son histoire familiale que la RAISON d'accompagner les personnes aux prises avec des addictions est née. Et sa volonté de trouver une solution et sa persévérance se sont nourries du SENS qu'il y avait pour elle de venir à bout de ce fléau.

Après avoir dépassé ce problème et trouvé les solutions, Sarah a trouvé comment en faire bénéficier de plus en plus de monde. Maintenant à la tête d'une équipe et en formant à sa méthode, elle multiplie, directement ou à travers ses élèves, le nombre de personnes aidées et qui peuvent sortir de ce problème.

Les addictions et les dépendances, de manière générale, sont des problèmes importants dans notre société. De nombreuses personnes en meurent chaque jour, sans parler des drames familiaux que cela peut provoquer ou des vies brisées.

Aider les personnes à sortir de ces problèmes me parait une action importante et je trouve que Sarah apporte beaucoup dans ce domaine. Pour moi, pour qui la valeur LIBERTÉ est très importante (j'ai appelé mon cabinet Hypno libération, c'est pour dire...) je trouve que c'est fondamental d'aider ces personnes à retrouver la liberté en sortant de la prison psychologique des addictions et des dépendances.

Ce livre œuvre dans ce domaine et apporte une pierre de plus à l'édifice que construit Sarah. Je trouve cela génial et c'est pourquoi lorsqu'elle m'a demandé d'en faire la préface, j'ai tout de suite accepté et été ravi d'y contribuer à mon niveau.

Je me souviens il y a quelques années déjà elle me parlait de ce livre, notamment lorsque moi j'en avais déjà sorti. Et bien ça y est c'est fait. Bravo Sarah !

Sarah pour moi, est l'exemple même de la difficulté transformée en opportunité de donner un SENS à sa vie.

Alors, bien sûr, vous allez avoir dans ce livre des explications très intéressantes sur le fonctionnement des addictions, sur sa méthode et comment on peut sortir des addictions et des dépendances. Et je suis sûr que cela va vous apporter beaucoup. Peut-être même que vous aurez bientôt la chance de devenir un ou une des personnes qu'elle accompagne où qu'elle forme.

Mais au-delà même de vous transmettre des informations importantes sur sa méthode et la manière de traiter les addictions, j'espère que vous pourrez vous inspirer aussi du parcours de Sarah pour magnifier votre vie et lui donner du sens de la même façon.

Car je pense que c'est la plus belle réponse qu'on peut donner à la vie face aux difficultés : lui donner un SENS qui permet de vous rendre meilleur et apporter votre expérience, votre connaissance ou votre savoir-faire à ceux qui en ont besoin.

Bravo Sarah pour ton parcours et pour ce livre. J'apprécie tout ce que tu apportes en ce monde et suis content de te compter parmi mes amis.

Frédéric Langourieux
Hypno thérapeute et Coach

Deuxième Préface

Quelqu'un a dit un jour que le début de toute chose est un moment d'une infinie délicatesse et d'une importance majeure.
C'est au début que les choses se mettent en place et vous donnent l'envie et les moyens de continuer ou pas.
Le début, c'est le premier pas d'un voyage dont on ne sait pas toujours jusqu'où il va nous mener.
C'est donc avec, à la fois, fierté et un peu d'inquiétude que j'ai accepté la proposition de Sarah d'écrire cette préface qui est le début de quelque chose qui va, je l'espère, vous mener là où vous le voulez et que je l'en remercie.
Fierté, car c'est la preuve d'une grande confiance que de me confier les premiers mots de l'énorme travail qui a été fait pour mettre sur pied ce livre.
Inquiétude, car : par quoi commencer ? De quoi parler pour que ce ne soit ni trop long ni trop court et, surtout, pour donner au lecteur une idée juste de ce qu'il est en train de commencer.
Parler de la personne ?
Je me souviens de la première fois où nous nous sommes rencontrés : je sortais d'un salon où je présentais mes formations d'hypnose et juste à la porte j'ai vu ce petit bout de femme qui me tendait une publicité. Elle était sympathique, aimable, donc je prends son papier et là elle me propose une séance d'hypnose… La première réaction, a été d'en rire, puis de discuter et je l'ai invitée à une de mes présentations. Un mois plus tard, elle commençait une formation en ma compagnie.
Là, j'ai vraiment appris à la connaître : curieuse, assidue, capable de faire le lien entre toutes les formations qu'elle avait déjà suivies, parce que quand elle est venue chez moi, elle était déjà formée en hypnose, en PNL, et dans une multitude d'autres techniques. Son point fort c'est justement d'être capable de tout combiner, d'en faire une palette

qui va pouvoir s'adapter à chaque individu, tout en gardant cette qualité essentielle chez un thérapeute : l'humilité.
Bref, j'ai eu la chance de faire la connaissance de Sarah : hypnothérapeute, PNListe, sophrologue, musicienne, femme d'affaire, entrepreneuse et en même temps une mère à temps complet.
Par la suite j'ai suivi son évolution jusqu'à ce qu'elle crée son institut, institut où elle pratique cette fantastique technique qu'elle développe dans le livre que vous tenez dans les mains.
Que dire de cette technique ?
Qu'il est difficile de trouver un ensemble de technique plus complet que ça.
Évidemment, pouvoir l'utiliser dans toute sa richesse et sa diversité demande de l'apprentissage et du travail, de l'ouverture d'esprit aussi, parce que, pour nous occidentaux, admettre le rapport constant entre le corps, l'esprit et l'énergie n'est pas encore complètement entré dans notre façon d'être et de penser. Même si on l'admet d'un point de vue purement intellectuel et hypothétique, il y a encore du chemin à faire avant que ce ne soit devenu une évidence généralisée.
Le livre que vous venez de commencer vous en donne les principaux points de compréhension. Et je pense que chacun, qu'il soit thérapeute, en formation ou simplement une personne désireuse d'apprendre à mieux se connaître et à pouvoir gérer elle-même sa santé va y trouver de quoi s'interroger et des chemins de réponse.
Il y manque juste une chose, impossible à mettre dans un livre : la possibilité d'entendre et de voir Sarah en action, mais ça, vous pouvez y remédier en assistant à ses conférences, en vous inscrivant à ses cours ou peut-être en prenant une consultation avec elle.
Sarah s'est attaquée à l'un des sujets les plus présents dans le monde actuel : l'addiction. C'est l'un des problèmes à la fois les plus courants et en même temps l'un de ceux qui joue sur le plus de tableaux. Que l'on parle de tabac, d'alcool, de drogue, du jeu (de plus en plus présent avec la montée des jeux en ligne) de dépendance affective ou plus simplement de l'addiction que nous avons tous à certaines habitudes, à certains comportements, en fait nous sommes tous concernés par ce phénomène.

Et, ne croyons pas qu'il s'agisse d'une nouveauté à la mode, loin de là ! L'être humain a, apparemment, toujours préféré vivre un mal-être qu'il connaît plutôt qu'un bien-être qu'il ne connaît pas. Et ce à un tel point que cet aspect des choses est devenu l'un des piliers de travail du bouddhisme : la notion de non-attachement.

C'est à tout cela que Sarah nous propose de nous attaquer, et avec les moyens qu'elle vous propose, chacun peut y arriver et rendre sa vie meilleure.

Lisez et relisez ce qui suit, tentez de mettre en pratique les conseils qui vous y sont donnés, repérez les différents éléments, prenez votre temps.

Petit à petit vous pourrez, vraiment, commencer à devenir de plus en plus vous-même.

Bonne lecture.

Pierre Marichal
Coach, hypnothérapeute, formateur

REMERCIEMENTS

Comme il est d'usage, j'aimerais tout d'abord remercier Corinne Fauconnet pour ce projet de livre que nous avons démarré ensemble, pour sa contribution à faire grandir l'Institut ADIOS et pour son aide précieuse à l'écriture et à la relecture de ce livre.

J'aimerais également remercier Julie Stessin pour toutes ses préconisations d'améliorations au sein de l'Institut ADIOS, pour son grand enthousiasme vis-à-vis de la méthode et pour la co-relecture de ce livre.

J'aimerais également mettre un focus particulier sur toute ma famille, mes enfants, pour tout l'amour qu'ils m'ont donné depuis leur naissance et sans qui je n'aurais pas survécu.

J'aimerais remercier aussi tout particulièrement mon fils Brandon pour tout ce qu'il m'a donné à vivre, pour ses nombreux encouragements et sans lequel je n'aurais jamais écrit ce livre aujourd'hui.

J'aimerais remercier aussi de tout mon cœur mon fils aîné, James, qui par son esprit d'initiative et d'entreprise a largement contribué au développement et à l'expansion de la méthode ADIOS ainsi qu'à ma reconnaissance.

Enfin, j'aimerais exprimer toute ma gratitude à mon cher époux Steve, pour tout son amour inconditionnel et son soutien à chacune des périodes de ma vie qu'elles aient été faciles ou difficiles et cela depuis l'âge de 18 ans.

J'aimerais aussi bien-sûr remercier mes principaux mentors qui m'ont inspirée et influencée durant tout mon parcours de formation et de reconversion :

Pierre Marichal, Maître Praticien reconnu dans l'art de l'Hypnose Conversationnelle, **Frédéric Langourieux**, Coach et Maître Praticien reconnu dans l'art de l'Hypnose et de l'accompagnement, **Frédéric Vincent**, Créateur du Zéro Mental et Praticien en Changement Rapide, **Kevin Finel**, Maître Praticien reconnu dans l'Art de l'Hypnose, **Jean Michel Gurret**, Maître Praticien reconnu dans l'art de l'EFT, **Willem Lammers**, Psychologue et Psychothérapeute, Créateur de la Logosynthèse, **François Ledoze,** Médecin, Neurologue, Thérapeute et formateur en Intelligence relationnelle et **Pierre Lamara**, Médecin Occidental et Ayurvédiste et Maître en YOGA Intégral.

J'ai eu de la chance de côtoyer toutes ces personnes en chair et en os au cours de mes formations pendant de nombreuses années et j'en ai retiré le meilleur pour créer la meilleure version de moi-même.

Ce qui m'a d'ailleurs permis d'en faire profiter tous mes clients !

Et c'est ce qui fait que je suis devenue ce que je suis aujourd'hui : une personne alignée qui réalise sa Mission de Vie : *« Accompagner et Montrer le Chemin » !*

Chapitre 1
PRÉAMBULE

« Tout est changement, tout évolue, tout est en devenir, non pour ne plus être mais pour devenir ce qui n'est pas encore »
Epictète

J'ai mis plus de 3 ans pour écrire ce livre et pour accepter de révéler ma méthode de soins alternatifs au grand public.

Tout comme j'ai mis plus de 3 ans à accepter de transmettre ma méthode à des futurs thérapeutes par le biais de la formation professionnelle.

Aujourd'hui c'est chose faite : vous avez entre les mains le premier livre consacré à la méthode ADIOS dont le succès repose sur la combinaison de plusieurs techniques de thérapies brèves destinées à accompagner le changement.

Vous trouverez dans plusieurs des chapitres qui suivent, *« la rubrique pratique chez vous »* où vous pourrez commencer à pratiquer la méthode pour vous.

Cependant, il est important de rappeler qu'ADIOS n'est pas une méthode médicale ; en aucun cas elle ne peut se substituer à un traitement médical. C'est un accompagnement au changement. Il est vivement conseillé de consulter un médecin en priorité pour tout problème de santé ou de dépendance que vous rencontrez dans votre vie.

Ensuite, il est possible de venir rencontrer un praticien ADIOS, si vous n'avez pas réussi à résoudre votre problématique.

À la lumière des dernières découvertes en neurosciences que je mets en application dans ma démarche novatrice d'accompagnement, la lecture de cet ouvrage vous révélera tout ce que vous avez toujours voulu savoir à propos des addictions et des dépendances et comment s'en libérer définitivement.

Il a fallu attendre cette période de confinement liée au coronavirus en 2020 pour me permettre de me recentrer sur mes priorités : transmettre, aider, accompagner les autres, un geste nécessaire pour moi et surtout pour les autres dans cette période suspendue si propice à l'anxiété et à la révélation de nos fragilités dans une lumière crue.

Alors, effectivement, j'ai découvert ma Mission de vie bien tard à mon goût, car je crois que nous avons tous notre Mission de Vie mais comme dit le proverbe « Mieux vaut tard que jamais » !

« Nous avons tous une Mission de Vie et une seule, nous mettre en condition de servir les autres pour avoir su nous servir nous-mêmes. »

Patrick Louis Richard

Et pourquoi à votre avis, met-on tant de temps à se libérer et à découvrir ce que l'on veut vraiment et qui l'on est vraiment au fond de nous-mêmes ?

Tout simplement parce que notre monde figé intérieur met des barrières à notre clairvoyance et à la réalisation de la meilleure version de nous-mêmes. Notre inconscient et les parties de nous-mêmes déconnectées ne savent pas qui nous sommes et qu'est-ce que nous faisons sur cette terre et dans ce monde. Nous échouons à prendre le contrôle de notre vie chaque jour et à la place nous nous laissons diriger par les obligations et les désirs des autres !

Ce livre va vous permettre de prendre conscience qu'il est possible pour vous aussi de vous reconnecter à vous-mêmes pour savoir ce que vous voulez vraiment dans votre vie : il va vous montrer le chemin pour vous aider à vous libérer de tout ce dont vous avez besoin de vous libérer !

Car je crois aussi que le courage, c'est de comprendre sa propre vie…

Le courage, c'est d'aimer la vie et de regarder la mort d'un regard tranquille… Le courage, c'est d'aller à l'idéal et de comprendre le réel… »

Jean Jaurès

« Que vos choix soient le reflet de vos espoirs et non de vos peurs »

Nelson Mandela

« Notre raison d'être est d'évoluer vers quelque chose de plus grand, de contribuer positivement à la transformation de notre vie, et de celle du monde qui nous entoure. »

Marc Allen

« Il n'est pas de plus grand bonheur pour les Hommes de découvrir dans sa maturité, dans les années de création, la Mission de sa Vie. »

Stefan Zweig

« Il faut toute la vie pour apprendre à vivre »

Sénèque

« La vie est un défi à relever, un bonheur à mériter, une aventure à tenter »

Mère Teresa

Chapitre 2

MA VIE D'AVANT, MA VIE D'APRÈS

« Ouvrez vos bras au changement, mais ne laissez pas s'envoler vos valeurs »

Dalai Lama

Je m'appelle Sarah NACASS, aujourd'hui je suis thérapeute, coach et spécialiste en reprogrammation mentale rapide dans le domaine des addictions.

J'aimerais vous raconter mon parcours afin que vous compreniez comment et pourquoi je suis devenue la personne que je suis aujourd'hui.

En effet, malgré un socle solide donné par des parents aimants et généreux, ma vie passée, à la fois universitaire et professionnelle, n'a été que contrariété et souffrance avant ma reconversion dans le domaine de la thérapie.

Ma propre histoire d'attachement

La méthode ADIOS étant reliée à nos premières empreintes relationnelles, je voudrais dire quelques mots sur mon style d'attachement à mes parents.

Ma première approche avec la théorie de l'attachement a été totalement épique ! Je me rends compte que beaucoup de personnes se formant à l'accompagnement thérapeutique sont elles aussi concernées par ce fameux trouble de l'attachement !

Pour moi, au départ, il n'y avait pas de problèmes de ce côté-là : probablement étais-je dans le déni car je ne me sentais absolument pas concernée par ce genre de problématiques.

En effet, j'avais toujours eu des parents aimants qui m'avaient toujours réservé une place de choix dans la fratrie : le dernier enfant, la fille tant attendue, tant chérie par ses parents, la place de la « préférée » en tant que fille unique par rapport aux quatre premiers enfants qui étaient que des garçons.

Pourtant après réflexion, je commence à comprendre tous les liens entre ma vie du passé faite de grande souffrance et les liens d'attachement de mon enfance.

En effet, je souffrais d'un grand manque de confiance en tant qu'enfant, adolescente et même en tant qu'adulte jusqu'au jour où j'ai réellement fait ce travail spécifique par rapport à la confiance en moi-même en tant que thérapeute et qui m'a transformée radicalement.
Par ailleurs, des séances spécifiques en hypnose liées à un travail personnel me font revenir inlassablement à l'âge de 2 ans dans mon lit de bébé en train d'appeler en pleurant ma mère alors qu'elle ne peut pas m'entendre : c'est à ce moment-là que je prends conscience de la vie très difficile qu'a dû avoir ce petit bébé, cette petite fille !

Il se trouve que ma mère est devenue sourde à ma naissance lors de l'accouchement et cette blessure d'enfance ne m'a jamais quittée sans compter toute cette culpabilité qu'elle avait créé en moi.

Comment développer une relation Secure dans un environnement aussi Insecure avec une mère qui n'entend pas, qui ne comprend pas, un père absorbé jour et nuit à essayer de gagner sa vie pour une famille de 5 enfants et des frères trop occupés à essayer de vivre ou plutôt de survivre ?
De plus, je vivais réellement comme une injustice le fait que « eux, ils grandissaient deux à deux » avec un frère du même âge qu'eux, tandis que moi, j'étais seule, je me sentais toute seule, abandonnée, sans mère, sans sœur, sans complice !

Je raconte souvent, bien que très entourée et aimée par mes frères et par mes parents, j'ai eu l'impression de grandir toute seule dans le chaos et l'insécurité « comme une plante » qu'il suffisait d'arroser pour qu'elle pousse !
En effet, dans la famille, pas de cadre, pas d'autorité, mes parents avaient bien d'autres préoccupations à ce moment-là : survivre ! Les conflits dans la fratrie n'étaient pas résolus et tout le monde sait aujourd'hui que le manque de cadre et les conflits créent beaucoup d'insécurité pour les enfants !

Point de culture non plus, ils n'avaient pas de temps à perdre et surtout aucune éducation dans ce domaine !

Alors, j'apprenais la vie dans les livres. Les livres, l'école et la bibliothèque furent mon refuge. Je trouvais dans les livres les réponses que je n'avais jamais pu obtenir de ma mère qui ne m'entendait pas ou de mon père peu présent. Bien que ma mère ait été présente le soir quand je rentrais de l'école, je n'attendais rien d'elle pour apprendre quoique ce soit : elle était présente tout simplement et c'était déjà très bien, elle veillait à ce qu'on ne manque de rien, nettoyer, blanchir, cuisiner, nourrir tel était son rôle défini dans la famille.

Alors mes frères devenaient mes professeurs. C'est mon plus jeune frère qui m'avait appris à lire à l'âge de 4-5 ans, il jouait à l'instituteur avec moi, je jouais à l'écolière. J'avais de l'avance sur tous les autres enfants de mon âge et à l'époque, j'en étais très fière, je l'avoue, car j'ai gardé cette avance pendant bien longtemps. Je me souviens même m'être beaucoup ennuyée pendant toute ma primaire, car je trouvais que la classe n'allait pas assez vite pour moi, alors il fallait « se taire » comme ils disaient les enseignants pour « laisser la parole aux autres enfants qui eux ne savaient pas ».

J'ai donc appris à me taire pendant toute cette période alors que ça bouillonnait à l'intérieur, j'avais tellement de colère à dire, à crier de toutes mes forces toute cette injustice que je ressentais et que je vivais au plus profond de mon être !

Aujourd'hui, en regardant mon passé, je me sens tellement en empathie avec toutes ces personnes devenues adultes qui savent ce que c'est que de sentir cette solitude du bébé qu'on n'entend pas, cette solitude de l'enfance, ce vide, ce trou noir, un trait caractéristique du trouble de l'attachement !

La parole du père

Je détestais les mathématiques et pourtant j'ai entrepris de suivre des études de mathématiques et d'informatique, option linguistique et anglais : « Filière de l'avenir », insistaient les professeurs et ma famille. Alors à 18 ans, mon bac scientifique en poche, j'ai obtempéré. Vous imaginez : se coltiner 30 à 40 heures de mathématiques et d'informatique par semaine quand on n'aime pas ces matières, sans compter le travail personnel qu'il fallait réaliser chez soi ! Quelle contrainte incroyable je m'étais imposée !

J'ai obtenu de justesse mes diplômes MASS, (Mathématiques Appliquées et Sciences Sociales), et MIAGE, (Maîtrise de Méthodes Informatiques Appliquées à la Gestion des Entreprises).
Mais comment être brillante quand on se force à faire ce que l'on déteste ? Comme je le répète, je détestais toutes les matières enseignées durant mes études sauf l'anglais et la psychologie.

Mais à l'époque, il ne me serait jamais venu à l'esprit de choisir une autre orientation, ni au cours de mes études de changer de voie, parce que j'étais déterminée à suivre **la voie** qu'on m'avait tracée et dans laquelle on m'avait engagée et pour laquelle on m'avait programmée !

« Une **voie** stratégique, tu gagneras bien ta vie ! » m'avait-on répété. Ces mots résonnaient très souvent en moi ; et ces conseils ne me laissaient donc pas indifférente. Bien gagner sa vie, une formule qui me touchait au plus profond de moi-même, car jeune fille c'était ma priorité, une priorité viscérale, avoir une vie confortable, c'était ce que je voulais, contrairement à mon père qui avait peiné toute sa vie ! J'avais décidé que je n'aurais pas le même destin que mon père, ni le même destin que ma famille !

Déjà en fin de troisième, à l'âge de 15 ans, j'avais dû réviser mon vœu d'aller en seconde littéraire avec option musique, je jouais de la flûte traversière, je voulais devenir musicienne, flûtiste professionnelle.
« Trop dur pour gagner sa vie ! », m'avait asséné le professeur de flûte. Je dis bien pour gagner sa vie, et non pas pour devenir musicienne !

Et le professeur principal, devant toute la classe, de déchirer mon dossier :
« Dommage de gâcher son potentiel, Mademoiselle, pour aller jouer du pipeau ! ».
Triste et choquée par sa brutalité mais en même temps fière du compliment que je recevais, je suis restée figée sur mon siège, interdite, ne sachant quoi répondre. Cependant répondant à l'injonction sociale et familiale de *« Bien gagner sa vie »* pour avoir une vie confortable, j'ai capitulé devant la pression sociale qui voulait aussi que les meilleurs aillent en seconde scientifique.

Adieu à mon premier rêve !

L'année du bac, c'était donc le même scénario qui se répétait. En acceptant de suivre des études en informatique, j'obéissais à la même injonction familiale. Il faut dire que dans les années 80, c'était gratifiant de s'orienter dans l'informatique et en tant que femme j'étais pionnière dans ce secteur de pointe largement investi par les hommes. De plus, ayant grandi aux côtés de mes quatre frères, dans ce milieu masculin, je me sentais bien et il me semblait parfaitement naturel de travailler entourée essentiellement d'hommes.

Mais en empruntant la voie gagnante, oh malheureuse j'étais loin de réaliser que j'avais pris le même chemin que mon père ! Comme lui, plus tard, je trébucherai, instable, dans mes premières entreprises professionnelles ; mon père, cet homme qui durant toute sa vie en France, parvint péniblement à nourrir sa petite famille de cinq enfants, mon père, cet homme rapatrié de Tunisie en 1962, pays dans lequel il avait tout perdu, son entreprise, son argent, sa maison, sa vie de rêve, sa dignité ! À quelle logique j'obéissais ?

Toujours est-il que bien plus tard, lors d'une séance de kinésiologie, mon inconscient me donnerait cette réponse stupéfiante : je m'interdisais de réussir par loyauté familiale !

J'ai toujours vu mes parents dans le besoin : pauvres, ils parvenaient difficilement à boucler leur fin de mois. En effet, mon père n'avait pas réussi en France à recréer son entreprise familiale prospère en Tunisie de fabrication de chaussures, et qui là-bas était source d'aisance et de considération.

Née en France dans une famille nombreuse, démunie, humiliée par notre famille proche, j'ai alors absorbé toutes les peurs de mes parents : nous, on n'était rien parce qu'on n'avait pas d'argent. Eux, ils étaient des rois et nous regardaient avec dédain. Aucune considération donc de la part de la famille de mon père et de ma mère qui contrairement à mon père, avaient réussi brillamment dans les affaires.

« Faire des études pour s'en sortir » telle était **la parole** implicite de mon père adressée à tous ses enfants.

Avec mes quatre frères aînés, on travaillait tout le temps comme le père, et en classe et à l'extérieur pour se faire de l'argent de poche. Nos résultats scolaires étaient excellents, à tous les cinq, notre père en était tellement fier… Fier de tous ses enfants brillants à l'école. La **valeur travail** que mon père incarnait était notre salut : seul le travail pouvait nous sauver !

« S'en sortir » quelle expression douloureuse ! C'était notre crédo : se contorsionner pour respirer !

« Ça va ma fille au travail ? Tu gagnes bien ta vie ? »
Telles furent les dernières paroles de mon père, la veille de sa mort, sur son lit d'hôpital, seule notre réussite le portait. Il avait réussi à travers ses enfants. Nous étions tous cadres avec une vie confortable, il pouvait s'en aller tranquille : il avait rempli sa mission.
C'est cette histoire familiale, celle de mes parents qui m'a conduite à opérer des choix pragmatiques.

Bien sûr qu'on trouvait du travail facilement en informatique et qu'on gagnait bien sa vie, c'est encore le cas aujourd'hui, mais à quel prix pour moi !

Mon frère Richard

Pour être tout à fait loyale avec vous, j'aimerais vous parler aussi de mon frère Richard… Mon grand frère Richard, de 5 ans mon aîné, et qui n'est plus de ce monde aujourd'hui.

Beau jeune homme, brun et mince, très brillant, surdoué, et qui réussissait dans tout ce qu'il entreprenait, son bac C avec mention Très Bien et sa première année de médecine haut la main, il manifestait cependant une fragilité, une trop grande sensibilité à son environnement extérieur.

Fidèle lui aussi à l'injonction paternelle de réussite, il poursuivait des études de médecine quand, moi, je n'étais encore qu'au lycée. En cinquième année de médecine, près du but, il était la fierté de notre père :

« Mon fils est médecin », disait-il à tous ceux qui voulaient bien l'entendre dès l'intégration de Richard en 1ère année de médecine : il était tellement fier de lui !

Le fils qui sauve

Malheureusement, Richard est tombé gravement malade au cours de ses études en 5ème année de médecine. Je pense aujourd'hui, avec le recul, que mon frère, isolé dans une résidence universitaire, était trop loin de nous, de sa famille. De plus, l'injonction à la performance inhérente aux études de médecine ainsi que les projections de réussite de mon père furent trop lourdes pour les épaules de ce jeune homme âgé de 22 ans à l'époque. Chargé de toutes ces injonctions, il craque, rentrant dans un cycle de dépressions et d'hospitalisations. Il n'a jamais pu reprendre ses études de médecine malgré ses nombreuses tentatives.

Cette rupture, la maladie de Richard a traumatisé toute notre famille. Moi, j'avais seulement 16 ans et ce fut ma première grande souffrance d'autant que les enseignants et la famille comparaient souvent nos intelligences :

« Sarah et Richard, ils se ressemblent, ils sont pareils. »

Puisque je ressemblais tellement à mon frère Richard, alors une question me tourmentait à ce moment-là : est-ce que j'allais tomber malade aussi à mon tour ?

À ma propre initiative, je suis allée en secret consulter une psychologue ce qui me permit d'être rassurée. Il n'y avait aucune raison de tomber malade moi aussi !

Néanmoins, j'ai gardé ma colère contre la médecine traditionnelle qui n'a pas su aider Richard en grande souffrance ; les neuroleptiques, et c'est aujourd'hui reconnu, sont les médicaments les plus dangereux pour l'être humain. Ainsi mon frère fut-il lobotomisé chimiquement ! Après, ne nous étonnons pas qu'il fut incapable de reprendre ses études de médecine. Son énergie, sa mémoire et sa concentration avaient été profondément altérées. Les médicaments qu'il ingurgitait méthodiquement tous les jours - car il faisait confiance au corps médical - ont eu raison de sa vie : en effet, ils ont déclenché à la longue, chez lui, un syndrome parkinsonien qui l'a achevé en quelques années.

De voir souffrir Richard, incapable de se relever, créait en moi, dans ma propre chair, une grande révolte qui motiva ce désir profond d'en savoir plus : l'exploration et la compréhension de la psychologie de l'être humain allaient désormais initier mon chemin de connaissance, ouvrant une porte sur mon chemin de vie.

Et dès le lycée je me suis mise à dévorer Freud, Jung, Dolto pour contenter mon appétence (« Introduction à la psychanalyse », « Malaise dans la civilisation », « Totem et Tabou », « L'âme et la Vie », « La cause des enfants », « La cause des adolescents », « La difficulté de vivre », puis plus tard au moment d'avoir mes enfants, « Tout se joue avant 6 ans » etc…).

Mais ce qui m'intéressait surtout, c'était déjà le développement personnel et j'achetais tous les livres qui me tombaient sous la main et qui contribuaient à satisfaire ma curiosité insatiable à propos de l'accomplissement personnel de l'être humain : *« comment développer sa mémoire », « comment influencer avec le regard », « comment se faire des amis », « l'origine de l'hypnose », « le magnétisme animal », etc...*

De cette époque, je date la naissance de ma vocation de thérapeute. Et plus tard, durant mes études d'informatique, c'est avec attention et une présence particulière que je suivrais le cours spécifique de psychologie . « Conduites et Relations dans l'Entreprise » un cours qui appartenait à mon cursus universitaire durant la Maîtrise de Méthodes Informatiques Appliquées à la Gestion des Entreprises où j'étais une des rares intéressées de ma promotion !

Pour conclure, je ne suis pas la seule à avoir vécu ce drame familial. La maladie de Richard avait impacté toute notre famille et allait avoir des répercussions tragiques sur la santé de mon père qui perdit au fil du temps son entrain et sa joie de vivre. Cet énorme stress l'avait touché au plus profond de ses cellules et de son âme, et c'est à ce moment-là, en 1981 qu'il développa probablement un cancer de la prostate. En effet, ayant appris que le cancer pouvait se développer plus de 10 ans avant que le diagnostic ne soit posé, cela coïncidait parfaitement avec cette période où Richard était tombé malade. Par ailleurs, au niveau symbolique, la prostate est l'organe de la reproduction, il représente le foyer, la maison, la famille. Dans le cas de mon père, c'était précisément sa famille, sa chair, son sang qui étaient touchés par un grand désastre !

Suite à la maladie de son fils Richard, un chagrin sans fond tuait mon père exactement dix ans plus tard en mai 1991 !

J'entrais à ce moment de ma vie dans une période de désarroi et de dépression profonde qui dura près de trois ans : sans mon père que j'aimais de tout mon cœur, ma vie n'avait plus de sens ! À quoi bon réussir, s'il n'était plus là ?

Ma vie dans l'entreprise

Avant même la fin de mes études à l'Université, de nombreux employeurs venaient nous solliciter comme tous les étudiants de ma promotion en Informatique. Ingénieur MIAGE, niveau BAC + 5, j'ai effectué un stage de fin d'études à la Banque Populaire du Nord à Marcq en Barœul près de Lille puis j'ai intégré rapidement l'entreprise.

En tant qu'ingénieur d'études, j'ai enchaîné plusieurs postes dans la banque et dans les administrations publiques. Dès la première année de ma vie professionnelle, malgré l'acquisition de ma première voiture, l'amélioration de mon niveau de vie et la fierté de ma première fiche de paie, je me suis retrouvée très vite dans la même situation de souffrance qu'à l'Université.

En un sens, j'avais réussi mais je ne ressentais pas dans mon cœur cette réussite, ni le sentiment de l'accomplissement, parce que je n'appréciais toujours pas ce que je faisais.

Et comme toujours, je ne faisais que m'adapter aux postes que l'on me confiait ou aux missions qui se présentaient et si je continuais dans cette voie professionnelle, c'est parce que je croyais que c'était la seule façon honorable de gagner ma vie !
Je n'imaginais même pas une vie professionnelle ailleurs. Cela dit, je me savais riche d'un potentiel qu'un jour peut-être je parviendrais à mettre en lumière alors je persévérais dans cette voie tant honnie !
Tous les deux ou trois ans je changeais d'entreprise car à chaque fois, soit je me lassais de l'endroit où je travaillais, ou des personnes qui m'entouraient, ou du poste que j'occupais, soit c'est l'employeur qui tout simplement se lassait de moi ! Car si dans les débuts, je parvenais à feindre un intérêt pour ce que je faisais, avec le temps, le zèle disparaissait, même si malgré tout je tâchais toujours de faire de mon mieux.
Inutile de mentir, je traînais des pieds !
Nulle adhésion dans cet environnement ! Je n'étais pas alignée avec moi-même.
Les collègues, eux non plus, n'étaient pas tendres avec moi. Je me souviens d'une femme qui, alors qu'on travaillait dans la même équipe, sur le même projet, l'une en face de l'autre dans le même bureau, ne me parlait jamais en direct, elle ne communiquait que par e-mails avec moi, ne m'adressant jamais la parole. Elle me méprisait, elle m'ignorait. Le pire qui puisse m'arriver ! Moi qui suis un être de communication et d'amour. Je me sentais tellement mal que je m'évanouissais le soir dans le métro en rentrant chez moi !
L'environnement me renvoyait mon malaise, ma souffrance au travail et dans ces conditions, il était difficile de conclure des alliances.

Paradoxalement, c'est dans cette distance sensible que petit à petit j'aiguisais mon sens de l'observation. Dans les bureaux, la comédie humaine est au maximum : les ambitieux, les manipulateurs, les plaintifs… ainsi que les jeux de pouvoir. Les uns qui font du zèle auprès des supérieurs et les autres tels les chefs qui manipulent pour arriver à leurs fins. Fine observatrice des malices malfaisantes, j'étais également sensible à la souffrance de mes collègues : les masques, les mensonges, les gens disaient-ils la vérité ou pas ? Qu'est-ce qu'ils dissimulaient ?

Colère, agressivité, impatience, inertie ou apathie, autant de signes de mal-être au travail !

Et là, instinctivement je proposais mon écoute :
« Est-ce que tu veux qu'on aille déjeuner ensemble ? »
Alors je recueillais des confidences et là je voyais l'autre dans toute sa sincérité, dans toute son humanité.

Au contact des êtres humains, je m'animais ; au contact des ordinateurs, je m'éteignais.

Première pierre à l'édifice

Ma place au travail s'est modifiée grâce à l'écoute de mes collègues, et forte de cette évolution, j'ai pris la décision de devenir représentante du personnel à l'AMUE (Agence de Mutualisation des Universités et des Établissements de l'Enseignement Supérieur). À ma grande surprise, je fus élue presque à l'unanimité, 90% du personnel avait voté pour moi !

Dans ce cadre, la direction me confia dans la foulée une mission de santé publique : la mise en œuvre de la Loi EVIN au sein de l'AMUE qui cherchait à protéger les non-fumeurs ! Quelle coïncidence ! Et là, croyez-moi, pour faire appliquer cette loi, je ne me suis pas fait que des amis dans l'entreprise, à commencer par les fumeurs ! Qui aurait cru à ce moment-là, que je deviendrai une spécialiste des addictions !
Ce fut un moment très particulier de ma carrière, où je me suis sentie réellement investie d'une mission dans laquelle je me reconnaissais

vraiment ; ce n'est que de nombreuses années plus tard que cela s'inscrirait dans « mon dharma », ma mission de vie.

PROTÉGER, AIDER, LIBÉRER

Trois verbes, trois actions qui font sens dans mon existence… Trois actions qui s'inscrivent sur mon chemin de vie. C'est beaucoup plus tard que je le découvrirai !

Suite à des remaniements structurels dans la même entreprise, toujours, le directeur me proposa de créer ma propre mission : au sein de l'AMUE, je suis nommée Chargée de Mission Relations Établissements, un poste à responsabilités qui consistait à renforcer les liens de confiance dans la communauté universitaire, entre la direction centrale de l'AMUE et les directeurs des établissements dans toute la France.

L'objectif était d'engager une communication de proximité par des visites régulières en établissement afin d'identifier les besoins et proposer les services de l'AMUE aux adhérents.
Pour la première fois, je m'accomplissais dans un poste en entreprise. En effet, je ne suis plus uniquement cantonnée à la technique, je suis enfin reliée aux êtres humains… Poste que j'occuperais pendant trois ans et qui relève de l'intérêt général.
Pour accomplir mon travail de Chargée de Mission, porte-parole de l'AMUE, la direction me proposa de me former aux techniques de communication et de développement personnel. C'est ainsi qu'en 2005, je découvre la PNL (Programmation Neurolinguistique) et que des qualités d'écoute, de conseil et d'influence me sont confirmées.

Quelques mois plus tard, lors d'un stage d'initiation-découverte Praticien PNL à Bordeaux, je prends la décision de suivre la formation complète. Une décision vivement soutenue par mon frère aîné Adrien. En effet, Adrien, qui avait lui-même suivi ce parcours de formation PNL un an plus tôt grâce à mon initiative, m'avait vraiment encouragée à son tour dans ce nouveau projet de développement personnel ! Je me dois de préciser ici que l'action des proches qui nous soutiennent est vraiment fondamentale. En confortant nos décisions qui nous amènent à opérer **de grands tournants** dans notre vie, ils reconnaissent parfois la personne que nous sommes ou notre potentiel à venir.

Alors comme « ***montrer le chemin*** » faisait partie de ma mission de vie, j'ai ouvert le chemin à mon frère Adrien qui suivrait de très près le même parcours de reconversion que le mien.

Me déprogrammer de mon passé pour construire mon futur

La PNL a été le début d'une grande aventure, l'espoir d'un changement possible. Comment cela est-il possible ?
Suite à un travail en PNL de résolution de conflit entre deux parties, j'ai résolu le plus grand conflit de ma vie, celui qui me poursuivait depuis mon plus jeune âge au moment où j'avais été amenée à choisir mon orientation :
- Une partie de moi qui voulait gagner correctement sa vie,
- Une autre partie de moi-même qui voulait vraiment être **libre**.

Je me souviens encore de notre formateur qui nous avait annoncé la couleur avant l'exercice :
« Les deux parties vont trouver un objectif commun », nous avait-il dit.
Je me demandais bien comment tout cela était possible : ces deux parties avaient tellement été dans l'opposition toute leur vie durant !

- La première qui voulait gagner sa vie pour être libre travaillait dans l'informatique,
- La seconde qui avait envie d'être totalement libre en s'accomplissant luttait contre la première.

Mais finalement, je me rendis compte à l'issue de l'exercice que ces deux parties réclamaient à corps et à cri la même chose : **LA LIBERTÉ.**

L'objectif commun était **LEUR LIBERTÉ**, la plus grande valeur pour moi, la valeur essentielle de mon existence, celle qui a toujours guidé ma vie !
Choisir d'être libre, c'était gagner sa vie tout en s'accomplissant ! Ce fut la plus grande révélation pour moi ! Faire ce que je voulais dans la vie, à l'époque je l'ignorais totalement, j'ignorais encore ce que je voulais faire vraiment.

Cependant à la fin de ce stage, je pris ma décision, une décision ferme et radicale : je décide de changer de vie et je démissionne. Vous savez, prendre une décision aussi radicale relève de l'urgence et aussi du courage : « ***ou je change, ou je meurs !*** », c'est ce que j'avais révélé à mes proches à l'époque. Point d'autres alternatives !

À cette époque, j'occupais un poste menacé de Responsable Informatique dans un des services du Conseil Général du 93. Prise en étau dans les malveillances du système, je travaillais beaucoup sans jamais obtenir de reconnaissance ni de la Direction, ni du Personnel que j'encadrais. Je comprenais intuitivement que certaines personnes complotaient autour de moi afin de faire échouer le projet que j'essayais de mener à bien. Cela faisait dix ans que ce projet que l'on m'avait confié n'aboutissait pas en raison des oppositions ou intérêts sous-jacents.

D'ailleurs, souvent, pour les nombreux projets informatiques que je conduisais, les mêmes questions se posaient souvent : que fallait-il faire ou ne pas faire ? Que fallait-il choisir ? J'avais de nombreuses intuitions qui s'avéraient juste après coup mais malheureusement, elles étaient rarement écoutées ; on ne suivait pas mes conseils. Alors l'irréparable se produisait la plupart du temps : soit les projets capotaient, comme je l'avais prédit ou soit les décisions prises s'avéraient catastrophiques pour l'entreprise qui n'avait pas suivi mes conseils et que j'avais parfois du mal à justifier. Il fallait que je réussisse alors qu'on faisait tout pour me mettre des bâtons dans les roues, me mettre en échec. Le burnout me guettait !

Aussitôt dans le train du retour, à la fin de ce dernier WE de Praticien PNL, j'appelle mon mari pour lui annoncer la bonne nouvelle :
« - Je quitte mon emploi et le Conseil Général du 93 !
À ma grande déception, l'accueil de cette nouvelle ne fut pas vraiment pris à sa juste valeur.
- Pas sérieux ! Pas possible ! Trop difficile ! »
Mon entourage prenait ma décision pour un coup de tête ! Alors que véritablement dans ma tête, la décision était prise, rien ne pourrait me faire revenir en arrière ! Seule mon amie d'enfance Karine, qui m'avait toujours encouragée dans cette voie, était enthousiaste et prit la nouvelle au sérieux !

Ce fut un tournant décisif dans ma vie, une sensation vertigineuse, la peur du vide, et en même temps, le début d'une nouvelle vie. J'allais donner ma démission pour être enfin en accord avec moi-même, enfin m'accomplir, pour enfin être **LIBRE**.
Rompre pour être libre. Être libre pour m'accomplir. M'accomplir pour réaliser ma mission de vie...

La vie d'artiste

Ne trouvant pas de satisfaction dans ma vie professionnelle, heureusement, je me suis épanouie en développant ma créativité et mon âme d'artiste. En effet, durant toutes ces années, la musique m'avait permis de survivre, souvenez-vous je voulais devenir musicienne professionnelle ! Je me souviens que, dès que je me mettais à mon piano, j'oubliais tout et je me laissais emporter par la musique. Ce fut ma thérapie pendant toutes ces années de vie dans l'entreprise, je me libérais de toutes mes angoisses, de toutes mes souffrances, de toutes mes peurs, de tous mes doutes grâce à la musique. Aujourd'hui, on reconnaît la puissance thérapeutique de la musique sur l'être humain (musicothérapie).

Parallèlement à ma carrière, et pour faire vivre cette passion, j'avais créé une association qui avait trois finalités :

- La transmission de la musique aux enfants et aux adultes,
- La rencontre entre musiciens,
- L'organisation de rencontres musicales.

Je n'ai donc jamais rompu avec ma première vocation. Ainsi pendant des années, tout en poursuivant mes différentes missions en entreprise, je continuais à jouer du piano et de la flûte, seule ou en m'investissant dans différents orchestres classiques ou jazz.

Je donnais aussi des cours de piano et d'éveil musical, j'organisais des soirées musicales et je participais à des stages pour musiciens professionnels… etc.

À travers la création de cette association, c'est aussi ma fibre entrepreneuriale que j'ai appris à développer. Aujourd'hui, je continue à pratiquer le piano, juste pour le plaisir, comme un hobby, en prenant moi-même des cours de manière à conserver ce plaisir de pouvoir jouer pour moi-même ou pour les autres, si l'occasion s'y prête.

Chapitre 3

MON PARCOURS DE RECONVERSION

« Si vous ne créez pas votre futur, vous acceptez de vivre votre futur sur la base de votre passé »

Dr. Joe Dispenza

Suite à ma formation de Praticien PNL et dans la continuité de cet apprentissage, j'ai découvert l'hypnose.
« L'hypnose, tu verras, tu vas adorer, c'est fait pour toi ! », m'avait dit ma meilleure amie Karine. En effet, elle avait vu juste et ses paroles bienveillantes, et encourageantes à l'époque ont accompagné mon changement :
« Tu as tout en toi pour faire le métier que tu aimes ! ».

Deux événements vont confirmer ses propos :

Le premier.
Dès le début de ma formation en Hypnose, mon inconscient m'envoie le message suivant :
« Ce n'est pas avec ton prénom Corinne que tu pourras devenir thérapeute mais avec le prénom de Sarah ! ».
Il se trouve que 25 ans auparavant, j'avais déjà choisi le prénom de « Sarah » au moment de mon mariage religieux. Ainsi, j'affirmais la nouvelle personne que j'étais en train de devenir. Le message est clair : pour devenir thérapeute, je dois changer de prénom, je dois changer d'identité !

Corinne, c'est le prénom qu'on avait choisi pour moi, tout comme cette nouvelle vie professionnelle m'était destinée.
Sarah, c'est le prénom que je me suis donnée et avec lequel **j'ai choisi ma vie.**

Sarah scelle le passage à l'âge adulte.

Par synchronicité ou par hasard, il se trouve que dans ce groupe de formation en hypnose, j'ai rencontré une jeune femme dont l'histoire personnelle m'a touchée et inspirée : elle avait choisi, plusieurs années auparavant, de changer d'identité et de s'appeler Aesa au lieu d'Isabelle. Aesa était le petit nom que son père lui donnait quand elle était enfant.

Sarah, celle qui choisit sa vie

Le second.
Juste après une semaine de formation de technicien en hypnose, je réussis à traiter *« un cas lourd »* : un client atteint de bégaiement depuis l'âge de 6 ans ; il en avait 36. Cet homme fut mon premier *« vrai client »* rencontré lors d'un stage de yoga.
On m'avait interpellée dans un premier temps pour l'aider à chanter et à jouer de la guitare devant le groupe car il prétendait ne pas avoir confiance en lui.
Je ne sais pas comment j'ai fait mais toujours est-il qu'après une heure de séance en hypnose, avec une métaphore et un accompagnement approprié, il ressort de la séance complètement transformée !
À la grande stupeur de sa femme, il retrouve, après la séance, confiance et fluidité dans la parole.
« Mais, qu'est-ce que tu as fait à mon mari ? »
À l'époque, j'ignorais que le changement était loin d'être écologique pour tout le monde. Ainsi le handicap de son mari lui avait permis jusqu'à présent d'être en position de supériorité vis-à-vis de son époux. Comment trouver sa place désormais pour elle avec un homme de dix ans de moins qu'elle, et qui retrouve toutes ses capacités ?

Après ce changement extraordinaire, une petite voix intérieure me dit : « C'est génial, je sens que je suis sur la bonne voie et que je commence à faire enfin ce pour quoi je suis faite ! »

Sortir un bègue de 30 ans de bégaiement me confirme que je suis à ma place, que je suis faite pour aider et accompagner les autres vers le changement !

À partir de ce moment-là, reliée à mon intuition, je suis poussée dans un cercle vertueux d'exploration et j'enchaine formation sur formation.

Et désormais les choses s'accélèrent très rapidement pour moi.

J'approfondis la PNL, je me forme au Coaching, à l'Hypnose, à l'EFT (« Emotional Freedom Technique » pour Technique de Libération Émotionnelle), au RITMO (un dérivé de l'EMDR étoffé de l'hypnose), à la Logosynthèse, à l'Analyse Comportementale, à Matrix Reimprinting (ou Ré-encodage matriciel), à la Cohérence Cardiaque, au Zéro Mental (ou Techniques de libération du mental), au Changement Rapide en Hypnose, à la Sophrologie, à l'Intelligence Relationnelle, aux Troubles de l'attachement… et j'enchaîne également diverses spécialisations comme le coaching anti-tabac, l'hypnose conversationnelle ou l'hypnose périnatale.
Et j'emmagasine à chaque fois un maximum de connaissances, un maximum de protocoles, un maximum de techniques, un maximum de modèles… Je bois les paroles de mes formateurs, je les modélise, je note fidèlement toutes les démonstrations pour être sûre de ne rien perdre… Je dévore tous les livres sur le sujet.
Confiante et sûre d'être au bon endroit, au bon moment avec les personnes qui me ressemblent, j'ai commencé à recevoir des clients et à traiter tous types de problèmes que la médecine traditionnelle ne réussissait pas à aider : les douleurs chroniques, des personnes atteintes de sclérose en plaques ou de Parkinson, la polyarthrite rhumatoïde, la préparation à l'accouchement sans douleurs, des personnes au stade de cancer généralisé qui ne supportaient pas leur traitement de chimiothérapie, des personnes atteintes de phobies ou d'acouphènes, des TOC, des TIC … Des améliorations à 80% voire à 100% se

faisaient sentir très rapidement. Je recevais tous types de clients, plus rien ne me paraissait insurmontable !
Tout était possible, parce que j'y croyais à fond : *« Tout ce qu'on croit, on finit par le vérifier »* clamait Napoleon Hill, un grand penseur du 20ème siècle, et ensuite repris par Frédéric Vincent aujourd'hui.

Tout ce qui peut aider l'être humain à changer, à évoluer, à se transformer me passionne.

J'avais enfin trouvé ma voie, j'étais à ma place après plus de 30 années d'errance… J'ai toujours eu l'impression que mon errance se rapprochait furieusement de l'errance du Peuple Hébreu dans le désert qui a duré près de 40 années… L'Univers m'avait-t-il fait un cadeau en écourtant mes années d'errance ?

Pourquoi avoir choisi l'Hypnose et la Thérapie Brève dans mon parcours de reconversion ?

Comme vous l'avez compris, mon parcours professionnel avant la thérapie, s'il devait se résumer en un mot, ce serait « *souffrance* ».

Pendant toutes ces années « *d'errance* », j'avais entrepris moi-même d'essayer de comprendre pourquoi je n'arrivais à pas m'épanouir quelle que soit l'entreprise où j'exerçais. Je percevais si fort cette souffrance et cette incompréhension des autres et de moi-même. J'avais donc décidé d'aller consulter. Je vis un premier psychothérapeute pendant 5 années, ce qui ne fit qu'accentuer mes souffrances de séance en séance ; il restait la plupart du temps sans rien dire devant mes paroles. En ce qui concerne le deuxième psychothérapeute que j'ai consulté pendant 3 ans et demi chaque semaine sans interruption, je ne préfère même pas y repenser tellement le souvenir de ces séances m'est difficile ! La frustration était tellement grande avant, pendant et après la séance que je ressortais en pleurs et sur les nerfs ; un état qui durait parfois jusqu'à la semaine suivante sans aucun changement, sans aucune amélioration mais toujours avec de belles paroles et de grandes promesses de changement ! Je me demande comment j'ai pu supporter cela si longtemps et je crois aujourd'hui que c'est ma grande persévérance et ma grande résilience qui ont fait que je continuais, toujours portée par l'espoir du changement.

Je me souviens qu'il me fallut ensuite deux à trois séances d'hypnose pour me libérer ensuite de la dépendance à ce dernier thérapeute et pouvoir enfin passer à autre chose. Ce fut une raison de plus pour moi de me jurer de ne jamais mettre le client en dépendance et de lui permettre d'avancer très rapidement afin qu'il puisse s'autonomiser très vite.

À partir de ce moment-là, j'ai effectué de nombreux stages de spécialisation, comme l'hypnose périnatale. Ce fut la première spécialisation que j'avais choisie au départ en me rendant vite compte que le domaine des femmes enceintes était préservé et que le travail en France serait beaucoup trop complexe. Cet investissement aurait représenté un travail de Titan pour moi et il me semblait qu'il aurait fallu déplacer des montagnes pour faire accepter le fait que des femmes enceintes puissent contribuer financièrement à leur bien-être avant, pendant et après leur grossesse. Cette prise en charge personnelle des femmes enceintes ne fait pas encore partie de la mentalité française !

Je recherche alors une autre spécialité pour me permettre de m'épanouir. Ce qui fait le plus sens pour moi à l'époque c'est le coaching anti-tabac et anti-addiction et en même temps, je n'ai pas encore tout à fait conscience que je me sens tellement proche de toutes ces personnes qui sont prises dans ce cercle vicieux.

Et voilà comment tout a démarré !

Ma propre histoire avec le problème de dépendance

Les dépendances auxquelles les êtres humains se soumettent, je les ai remarquées dès l'enfance et tout au long de ma jeunesse dans mon environnement. Dans ma propre famille, les personnes obèses et boulimiques étaient nombreuses.
Enfant, je me souviens des fêtes religieuses où j'allais avec mes parents et de ces buffets gargantuesques. En quelques minutes tout disparaissait et déjà, je m'interrogeais : qu'est-ce qui les poussaient tous à engloutir de telles quantités de nourriture en si peu de temps ? Question à l'époque sans réponse.
Des éléments de réponse sont apparus bien longtemps après à la thérapeute que je suis devenue. Dans la famille de ma mère, ils avaient tous souffert de la faim : les enfants, les frères et les sœurs de ma mère avaient connu le manque pendant la guerre. Quelque chose s'était-il transmis dans les générations suivantes ? Pourrait-on les laver de la génétique ? Pourquoi des années plus tard, 30 à 40 années après la guerre, mes cousines et cousins germains se précipitaient sur la nourriture, se goinfrant comme si la nourriture allait à nouveau manquer ?

Puis, malheureusement, je suis rattrapée par la vie quand je découvre que mes deux derniers fils adolescents sont addicts au cannabis. C'est comme si le ciel m'était tombé sur la tête ! Je fus désemparée et c'est pour les aider que j'ai commencé à me spécialiser totalement dans le domaine des dépendances.
Mes enfants souffrent. Ce fut le déclencheur d'un véritable parcours du combattant.
Nous consultons à l'hôpital des spécialistes en addictologie, des médecins addictologues, des psychothérapeutes, des psychiatres, des médecins en tout genre qui se révèlent incapables d'aider mes fils. Ils ont la plupart du temps des médicaments à proposer et pas réellement d'autres solutions. De temps en temps, des paroles pour essayer de

convaincre, et sinon pas grand-chose ! Nous consultons d'autres professeurs des hôpitaux, apparemment plus professionnels mais en vain et toujours sans aucun résultat.

Nous nous tournons également vers les thérapies brèves dans lesquelles les thérapeutes en général n'utilisent qu'une seule technique : soit l'hypnose, soit l'EFT, soit l'hypnose conversationnelle, soit le coaching, soit la PNL, soit la Maïeutique, et quoi d'autre encore ? Le parcours du combattant, je l'ai vraiment vécu pendant plusieurs années : je les ai accompagnés voir tellement de spécialistes que je ne suis pas sûre de me souvenir de toutes les personnes rencontrées à ce moment-là.

Néanmoins, je constate que certaines choses commencent à bouger mais peut-être pas suffisamment.
J'avais comme l'impression que le travail se faisait brique par brique et qu'il manquait vraiment une stratégie globale et holistique comme pour construire une maison. De simples briques ne suffisent pas, il faut vraiment élaborer un plan global pour construire une maison solide.
En même temps, je travaille parallèlement avec l'un de mes enfants avec mes propres techniques, car lui heureusement a envie d'être aidé parce qu'il a conscience de sa souffrance. Le travail est toujours orienté vers la solution : « qu'est-ce que tu veux vraiment ? »
Ensemble, nous constatons de plus en plus que c'est la rencontre de plusieurs personnes et la combinaison de plusieurs façons de faire qui lui permettent de changer. Je vois la qualité et l'efficacité du travail qui opèrent avec les différents thérapeutes qu'il consulte. Au-delà du travail que nous réalisons ensemble, il est de plus en plus ouvert au changement. J'observe l'efficacité de la thérapie brève composée de plusieurs techniques et outils qui permettent de reprogrammer l'inconscient, d'activer l'inconscient vers la solution.

Et c'est à cette époque, que je me suis mise à rêver ! Pourquoi n'existerait-il pas un « Master Thérapeute » qui maîtrise plusieurs techniques de thérapie brève et en même temps qui soit capable d'aider dans le domaine des addictions ? Ce rêve, je décide de le réaliser moi-même. Et c'est comme cela que commence mon parcours de formation avec la PNL, l'hypnose, tout type d'hypnose, l'EFT, La Logosynthèse, MATRIX, l'EMDR et bien d'autres techniques encore ! Pour chaque discipline, je fréquente plusieurs instituts, plusieurs écoles afin de croiser les connaissances, j'apprends les choses à fond, je m'investis totalement jour et nuit pour réaliser mon rêve !

Ce combat pour aider mes enfants

Je me lance dans ce combat pour aider mes enfants, pour aider mes clients.
Ma créativité est amplifiée : guidée par mon intuition et ma pratique, je commence à comprendre que si l'on utilise les techniques les plus puissantes qui existent actuellement, alors le pari de venir en aide à toutes les personnes qui souffrent d'addictions sera gagné ! Et non seulement pour agir sur le problème des addictions mais aussi sur tout autre type de problème. J'expérimente alors des combinaisons de techniques simples et efficaces.

Et je remarque des changements profonds à l'œuvre chez mes clients, au fur et à mesure de la thérapie.
Cette analyse sera le point de départ de la thérapie que j'ai surnommée ADIOS (Activation De l'Inconscient Orientée vers la Solution) !

La naissance de la méthode ADIOS

97% l'inconscient, 3% le conscient

Pour mettre en œuvre la méthode ADIOS, je me suis tout d'abord intéressée aux dernières recherches en neurosciences qui montrent que 97% de tout ce que l'on fait dans notre vie est contrôlé par l'inconscient et 3% par le conscient ! L'institut européen de recherches en neurosciences, NeuroSpin, a démontré, avec plusieurs études à l'appui, ces chiffres incroyables sur le fonctionnement du cerveau.

Pour moi, ce fut une révélation capitale alors qui sommes-nous ? Si tout ce que l'on fait dans notre vie, tout ce que l'on décide, tout ce que l'on dit, tout ce que l'on pense, tout ce que l'on croit et par conséquent, toutes nos émotions, tous nos comportements, toutes nos habitudes sont à 97% créés par l'inconscient, que reste-t-il finalement au conscient ? Il a en effet très peu d'influence sur notre vie. Ce qui implique que nous avons très peu de contrôle consciemment dans notre vie et que nous fonctionnons en automatique la plupart du temps.

Avez-vous Conscience de votre Inconscience ?

Avez-vous conscience de toutes vos pensées inconscientes, de tous vos comportements inconscients, de toutes vos habitudes inconscientes ?
Eh oui, ce n'est pas tout. Pour compléter ces données sur le fonctionnement du cerveau, les dernières recherches ont montré que nous avons 60.000 pensées par jour, et parmi ces 60.000 pensées, 95% sont identiques jour après jour.
À ce mode en automatique, s'ajoute le mode en répétition ; nous répétons chaque jour la même chose, les mêmes pensées, les mêmes comportements, les mêmes habitudes, les mêmes attitudes à 95% presque comme des robots. Car l'être humain adore les routines !

Et parmi ces pensées, savez-vous combien sont les vôtres ?
Toutes vos pensées proviennent de votre inconscient. Et à votre avis, qui a alimenté votre inconscient ?

Vos parents ou les personnes qui ont pris soin de vous quand vous étiez bébé, puis petit enfant et dans cette période jusqu'à l'âge de 6 ans, nous sommes en mode téléchargement automatique, ce qui veut dire que tout ce qui est vu, entendu, reçu, perçu glisse naturellement dans notre inconscient !

Ensuite, qui a alimenté votre inconscient ? Ce sont vos instituteurs, vos professeurs, vos amis, vos formateurs, vos patrons, votre environnement personnel et professionnel… Finalement qu'est-ce qui vient de vous-même ?

Une infime petite partie, n'est-ce pas ?

Stéphane Drouet, psycho-praticien passionné de physique quantique et de neurosciences va encore plus *loin : « ce 1% de conscience- qui pour moi reste fixe comme un canal espace-temps ouvert à de nouvelles informations, alimente notre inconscient en permanence pour le mettre à jour, et nous faire évoluer, en créant de nouvelles connaissances, qui passent de notre conscient à notre inconscient...ce qui est d'abord conscient devient inévitablement inconscient. »*

Si vous changez vos pensées, vous changez votre destin !

En effet, une pensée va créer une émotion puis une réaction dans le corps, ce qui va déclencher une sensation, entraînant un certain comportement, puis une habitude à force d'avoir le même comportement, cette habitude entraînant une attitude dans la vie et finalement l'attitude dans la vie ou dans certaines situations ce qui engendre un certain destin !

Par conséquent, si vous changez vos pensées, vous pouvez changer votre destin !

« *Avec le temps, le corps devient le miroir de l'émotion et des pensées correspondantes et lorsque l'énergie émotionnelle est piégée dans un ou plusieurs de ces centres énergétiques, le corps vit littéralement au passé. Cela signifie que vous n'avez plus d'énergie pour créer votre destin. Du coup, il ne reste plus beaucoup d'énergie pour les fonctions que sont la croissance, la régénération, la guérison, la créativité ou même un simple retour à l'équilibre* » **Joe Dispenza,** diplômé en Biologie cellulaire, Neurosciences et Chiropraxie, Conférencier International et auteur de best-sellers.

La révolution des connaissances

La deuxième révélation importante qui a révolutionné ma vision du monde et en particulier ma vision de la thérapie, c'est la vision apportée par le Dr **Bruce** Harold **Lipton.** Pionnier de la nouvelle biologie, il est connu à travers le monde pour promouvoir l'idée que les gènes et l'ADN peuvent être manipulés par les croyances de la personne, proposant réellement une conception non-académique de l'épigénétique.

« Les recherches alliant physique quantique, ingénierie électrique, chimie et biologie, sont particulièrement pertinentes, car elles pourraient donner naissance à des thérapies entraînant beaucoup moins d'effets secondaires que les médicaments. Or, ces recherches confirment ce que « savent » déjà, sans l'avoir réalisé, le scientifique et le non-scientifique : tout organisme, y compris l'humain, communique avec son environnement et le décode en évaluant les champs d'énergie. Comme l'humain dépend étroitement des langages parlés et écrits, il a négligé ses senseurs d'énergie en tant que système de communication….

Comment est-il possible que l'esprit surpasse le programme génétique ? Nous avons vu… que la matière et l'énergie sont enchevêtrées. Il en découle logiquement que l'esprit (énergie) et le corps (matière) sont liés de façon similaire, bien que la médecine occidentale ait vaillamment tenté de les séparer depuis des centaines d'années.

Le conscient est le créatif, celui qui peut créer les pensées positives. En revanche, l'inconscient est l'archivage d'actions-réactions mémorisées, archivage hérité de l'instinct et de l'expérience acquise. L'inconscient fonctionne uniquement par habitude. Il rejoue sans cesse les mêmes réactions comportementales aux signaux de la vie, et c'est déplorable.

Sur le plan des capacités neurologiques, l'inconscient est des millions de fois plus puissant que le conscient. Si la volonté du conscient entre en conflit avec la programmation inconsciente, laquelle des deux l'emportera à votre avis ? »

Bruce Lipton (Pionnier en Nouvelle Biologie Cellulaire et Épigénétique)

Les croyances contrôlent la biologie

« … nous avons la capacité d'évaluer consciemment nos réactions aux stimuli et de changer nos vieilles réactions n'importe quand … après nous être occupé du puissant inconscient… dès lors nous ne sommes donc pas esclaves de nos gènes ni de nos comportements autodestructeurs… »

Bruce Lipton

Placebo : l'effet croyance

En médecine, on enseigne aux étudiants, du moins en survol, que le mental peut affecter le corps. On leur apprend que certaines personnes vont mieux quand elles croient (à tort) qu'on leur administre des médicaments.

« Lorsque le patient se sent mieux après avoir avalé un comprimé de sucre, la médecine appelle ce phénomène, l'effet placébo. »

Bruce Lipton dans la Biologie des Croyances

Au regard de ses travaux scientifiques à savoir que « l'inconscient est des millions de fois plus puissant que le conscient », Bruce Lipton nous livre dans son film « La Révolution des Connaissances » de Yves Bilien, trois moyens pour l'être humain de changer son programme inconscient et de transformer sa vie :

- L'hypnose
- La psychologie énergétique
- La répétition

C'est donc sur les résultats de ces découvertes novatrices que la méthode ADIOS a été conçue en sélectionnant les techniques les plus puissantes existant actuellement, (qui sont) à base **d'hypnose, de psychologie énergétique et de répétition.**

Aussi cette méthode que j'ai mise au point à l'Institut ADIOS est un combiné de techniques de thérapie brève, lesquelles ont toutes le même objectif : guider et accompagner l'autre pour qu'il puisse trouver sa propre solution (au niveau conscient ou inconscient), au regard de sa problématique (d'addiction ou autre) et de son désir d'évolution.

La méthode utilisée aujourd'hui par l'Institut ADIOS est donc un combiné des douze techniques suivantes :

- La Cohérence Cardiaque
- L'EFT (Emotional Freedom Technique)
- Matrix Reimprinting ou la Réimpression de la Matrice
- Les techniques de Libération du Mental
- La Logosynthèse
- L'Hypnose (conversationnelle, classique, Ericksonienne, rapide)
- La PNL style Bandler
- La TSBH (Technique de Stimulation Bilatérale Hypnotique = EMDR hypnotique)
- Le Modèle du Système de Réintégration des Parties

Dans cette optique, l'accompagnement qui est proposé par l'Institut est orienté solution et résultat, et comme pour toutes les techniques de thérapie brève en général, on axe le travail par rapport à l'objectif de la personne.

Dans ce cadre, on ne consacre pas tout son temps à ressasser l'origine du problème sauf lorsqu'il s'agit de travailler avec certaines de ces techniques pour changer la perception des scènes du passé comme l'EFT, MATRIX, ou TSBH.

D'ailleurs, qu'il s'agisse de la réalité ou de l'interprétation de la réalité, on va très vite s'orienter vers la solution : de nouvelles émotions, de nouvelles cognitions, de nouvelles perceptions, de nouvelles sensations ! Et cela est fondamental pour toutes les personnes qui désirent entreprendre un programme ADIOS.

Cependant, lors de la première séance, pour aider la personne à déterminer son objectif, on consacre le temps nécessaire à une prise d'informations complètes (anamnèse) de manière à mieux orienter le travail d'accompagnement. Une ou plusieurs directions et techniques sont choisies par le praticien afin d'établir une stratégie qui permettra de guider le client par le biais de ses ressources, internes ou externes, conscientes ou inconscientes, vers l'atteinte de son objectif. L'objectif étant précisément de stopper tout type d'addiction, tout type de souffrance.

Cette démarche plurielle est parfaitement cohérente et a prouvé depuis de nombreuses années son efficacité. En effet, en utilisant un grand nombre de techniques qui permettent de communiquer avec l'inconscient, la méthode ADIOS respecte et exploite la plasticité du cerveau. En d'autres termes, la capacité du cerveau à créer à partir d'une illusion, une réalité !

Cette richesse de fonctionnement de l'individu amène à une multitude d'accompagnements et de thérapies possibles. D'où l'importance de ne pas se contenter d'une seule technique mais d'un ensemble de pratiques qui mène à une méthode « efficiente » ; efficiente dans notre modèle voulant dire efficace et rapide. Notre cerveau étant plastique, adaptable et transformable, il ne fonctionne pas seulement avec une seule technique mais avec un ensemble de techniques : une alliance à l'origine de la méthode ADIOS.

Pour reprendre ce qui existe en cuisine, un praticien n'utilisant qu'une seule méthode peut être comparé à un cuisinier ne préparant que des pommes de terre ou que des courgettes. Certes, les patates ou les courgettes peuvent être délicieuses et contiennent de nombreux nutriments mais ne remplissent certainement pas tous les besoins de l'être humain.

Un praticien maîtrisant diverses techniques serait lui comparable à un cuisinier ayant à cœur d'allier l'équilibre nutritionnel à des saveurs, des parfums, des textures et des couleurs faisant appel à nos cinq sens. Ce n'est qu'ainsi que l'être humain et son cerveau peuvent fonctionner à leur plein potentiel.

Ayant une connaissance élargie du monde de la thérapie brève, il n'existe que très peu de praticiens en France et en Europe, voire dans le monde qui utilisent autant de techniques avec un résultat aussi efficient pour traiter leurs clients ou leurs patients notamment dans le domaine des addictions.

À ce jour, à ma connaissance, et au moment où j'écris ce livre, il existe une seule personne en Suisse, une autre en Belgique (près de Bruxelles) et une autre en Israël (à Hébron précisément) qui utilisent un grand nombre de techniques de thérapie brève pour accompagner leurs patients sur tout type de problème et plus particulièrement sur les traumatismes. La plupart des thérapeutes n'utilisent que quelques techniques et la majorité se cantonnent à une seule, deux ou trois techniques au maximum.

Pour ma part, ayant fait de nombreuses recherches en ce sens, l'Institut ADIOS est le seul Institut en France, et en Europe et aujourd'hui, on pourrait dire dans le monde, à utiliser toutes ces techniques basées sur les dernières découvertes en Neurosciences et reconnues comme les plus puissantes et les plus efficientes actuellement, car combinées entre elles, elles donnent les meilleurs résultats en démultipliant les possibilités en un nombre limité de séances.

Cela est valable pour les addictions mais aussi bien-sûr pour tout type de souffrance lié à un traumatisme passé ou à un trouble de l'attachement.

Quand on est capable de traiter les dépendances, on est capable d'accompagner sur tout type de souffrance.

Chapitre 4

L'ADDICTION ET LA DÉPENDANCE

« La connaissance et l'information nous amènent à être plus conscients et plus attentifs. C'est le processus par lequel nous pouvons envisager de nouvelles possibilités »

Dr. Joe Dispenza

Comment sait-on que l'on est devenu addict ?

Peut-être que vous allez trouver la réponse évidente, cependant la plupart des gens ne savent pas y répondre lors des Conférences que je donne en France ou à l'Étranger. Eh bien, voici une réponse simple à cette question : c'est quand le comportement est devenu incontrôlable.

Qu'est-ce qui fait que l'on devient addict ?

C'est à la suite d'un traumatisme (simple ou complexe) ou d'un trouble de l'attachement que se développe la dépendance, en général à partir de l'adolescence et on peut dire que cela est vrai dans 99,9% des cas. Nous n'avons rencontré que très peu d'exceptions à cette règle : le cas du tabac puisque l'on peut devenir fumeur simplement par habitude et très exceptionnellement dans le cas de l'alcool. Tous les spécialistes un peu sérieux dans ce domaine s'accordent à le penser et pour ma part je l'ai vérifié dans ma propre expérience de travail avec les dépendants.

Qu'est-ce que l'addiction ?

Définition

L'addiction se caractérise par :

- L'impossibilité répétée de contrôler un comportement visant à produire du plaisir ou à écarter une sensation de malaise interne
- La poursuite de ce comportement en dépit de la connaissance de ses conséquences négatives

On parle d'addiction :
- Lorsque le besoin l'emporte sur le désir
- Lorsque la sensation remplace l'émotion et la relation
- Lorsqu'un produit ou un comportement envahit le champ des plaisirs possibles et devient prioritaire et impérieux pour obtenir du plaisir ou apaiser une tension
- Lorsque la passion l'emporte sur la raison

L'addiction peut se manifester par une addiction à des substances (drogues, alcool, médicaments, tabac, etc…) ou à des comportements comme les compulsions à manger, à jouer, à acheter, à travailler, par une addiction à des personnes, certains disent même à des idées.

Comment se crée l'addiction : le circuit de la récompense ?

Le circuit de la récompense existe de manière naturelle dans le cerveau. Les drogues vont agir sur ce circuit en augmentant la **libération de la dopamine**, alors la personne va se sentir très bien.

Ce **système** de *« **récompenses** »* est indispensable à la survie, car il fournit la motivation nécessaire à la réalisation d'actions ou de comportements adaptés, permettant de préserver l'individu et l'espèce (prise de risque nécessaire à la survie, recherche de nourriture, reproduction, évitement des dangers, etc.).

Cependant, le circuit de la récompense peut s'activer aussi si on fait une activité qui nous plaît, du sport, de la musique, une sieste, alors le cerveau va libérer de la dopamine et la personne va se sentir très bien aussi.

Ici, on comprend qu'il existe d'autres moyens d'activer ce circuit de la récompense sans tomber dans l'addiction.

L'**addiction**, quant à elle, va définir l'incapacité pour l'individu de s'empêcher de consommer la substance, tout en ayant connaissance des conséquences négatives qui s'ensuivront. **Elle est liée à la vulnérabilité de l'individu face aux signaux de plaisir envoyés par un neurotransmetteur dans son cerveau.**

Schéma du circuit de la récompense

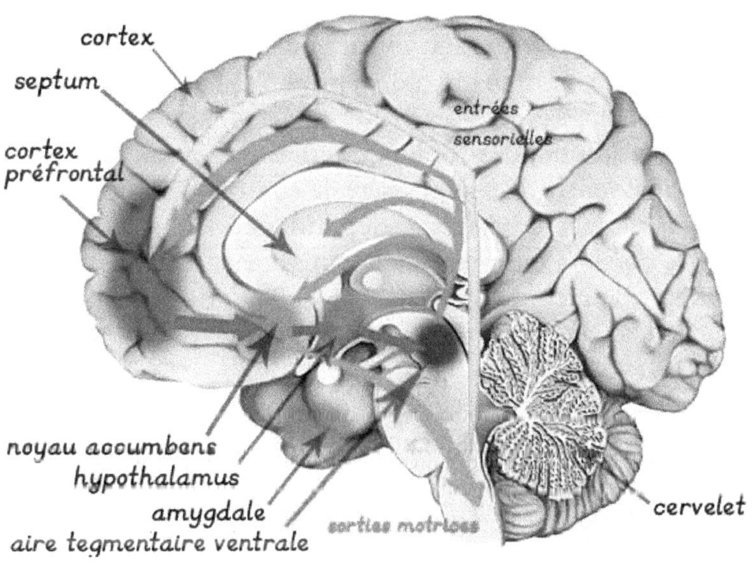

En général, il y a une impossibilité à contrôler ce comportement, même si l'on en connaît les conséquences négatives à différents niveaux, que ce soit sur la santé, le travail, la famille, etc…

On ne peut pas s'en empêcher : c'est comme si une partie de nous-mêmes nous y obligeait. En effet, il y a une partie en nous qui nous fait agir de cette manière en s'adressant à nous pour agir avec ce comportement hors de contrôle ! Et s'en empêcher peut-être synonyme de troubles physiques et/ou psychiques : alors on peut vivre cette situation comme une souffrance intense et réelle car il y a un véritable conflit interne qui agit de l'intérieur. En effet, une partie de nous voudrait bien stopper ce comportement et une autre n'est pas d'accord et nous en empêche.

Qu'est-ce que la dépendance ?

On parle de dépendance lorsqu'on souffre du syndrome de sevrage à l'arrêt brusque de la consommation d'un produit ou d'une substance : le sevrage doit se faire !
Il peut y avoir **addiction sans dépendance** par exemple pour la cocaïne, car on ne souffre pas si on arrête de consommer pendant une période donnée, mais également **dépendance sans addiction** comme dans le cas de la morphine où l'on n'est pas addict (il n'y a pas de comportement incontrôlable) mais on pourra constater ce phénomène de manque au sevrage.

La dépendance, c'est aussi un état, l'état de quelqu'un qui n'a pas son autonomie par rapport à quelque chose ou à quelqu'un, qui n'est pas libre d'agir à sa guise. Et cela va à l'encontre de son désir de contrôler sa vie, de son désir de liberté.

Comme nous l'avons déjà vu, il existe différentes dépendances : physique ou physiologique, psychologique, relationnelle.

On ne naît pas avec une addiction ou une dépendance. Nous ne sommes que le résultat de notre éducation, nos apprentissages, nos expériences. Notamment, dans notre façon de réagir à la souffrance, à la contrariété, au stress, aux difficultés diverses. Et cela, nous l'avons appris très tôt.

En effet, parfois, les addictions sont profondément enracinées en nous, et certaines racines remontent même à nos ancêtres. Par exemple, il peut exister un facteur culturel : dans les régions viticoles françaises, l'alcool est un « remontant ». On a aussi appris dans certaines régions « qu'il vaut mieux faire envie que pitié ». Et selon les cultures, on fera envie si l'on est plutôt enrobé, ou si l'on est plutôt mince.

Les addictions ou dépendances sont des mécanismes d'adaptation, des réflexes, des habitudes, orientés dans la recherche de la satisfaction d'un besoin (pour la dépendance) ou d'un plaisir (pour l'addiction).

Prenons l'exemple d'un enfant qui éprouve une souffrance, physique ou psychologique. Il a besoin qu'elle soit apaisée. On lui a peut-être appris à l'apaiser en lui procurant de la douceur, par des câlins, un petit bisou sur la main, des sucreries, ou des petits cadeaux. On lui a peut-être appris à la taire, parce que dans sa famille, « on ne se plaint pas » ; et il aura ainsi appris à s'apaiser par lui-même, par n'importe quel autre moyen. C'est ainsi que, très tôt dans la vie, on a mis en place des stratégies pour apaiser sa souffrance, des stratégies que l'on ne remet pas en question car elles sont inconscientes et qui ont pu devenir des manies, des addictions, peut-être des fardeaux lourds à porter, des contraintes, des obligations qui entraînent de la souffrance psychologique et physique chez la personne qui les porte, mais également pour son entourage.

Au départ, ces comportements physiques ou ces attitudes psychiques avaient pour objectif de satisfaire un besoin. Au départ, l'intention était probablement bonne. C'était le seul moyen de satisfaire ce besoin qui n'est plus approprié maintenant à l'âge de la personne et à sa situation de vie.

Imaginez ce petit enfant en souffrance. Il a maintenant 30 ans. Si on lui a appris à apaiser sa souffrance par des sucreries depuis tout petit et s'il s'y est habitué, il y a de fortes chances que ce comportement ait des répercussions sur sa vie d'adulte. Encore à l'âge adulte, il va probablement tenter d'apaiser toutes ses souffrances par des sucreries ce qui va créer à long terme des conséquences évidemment néfastes sur sa santé (diabète, problèmes cardio-vasculaires, etc…) !

Et c'est ainsi que fonctionne tout type de dépendance ! Ainsi, la difficulté d'en finir avec une dépendance vient en partie du fait que c'est une stratégie qui est devenue une habitude, puis un réflexe, un fonctionnement automatique, le résultat d'un apprentissage. C'est un automatisme qui s'est installé à force de répétitions, et qui ne passe pas par le filtre du cerveau rationnel. Tout comme il nous a fallu bien des mois pour apprendre à marcher en automatique, il en est de même pour beaucoup d'autres apprentissages.

Les comportements de dépendance sont devenus des comportements automatiques que l'on exécute sans y réfléchir. Et comme on est naturellement disposé à rechercher le confort, la facilité, l'inconscient se saisit de la SOLUTION la plus facile à atteindre, tout de suite disponible, alors qu'il y en a certainement beaucoup d'autres ...

Avec notre méthode ADIOS, on peut apprendre à modifier ces apprentissages avec l'inconscient et cela se fait parfois naturellement quand on n'a plus le choix. Par exemple, si du jour au lendemain on ne peut plus écrire avec la main dominante, on apprendra à écrire avec l'autre main. Il pourrait apparaître de l'inconfort propre à ce nouvel apprentissage, parce qu'on ne se sent pas encore complètement compétent, parce qu'on n'a pas encore trouvé complètement la bonne façon de faire, parce que le résultat est moins rapide. Tout ceci est dû au manque d'habitude. Mais on finira par y arriver ; c'est la plasticité cérébrale maintenant reconnue dont on a déjà parlé qui permet de le faire et de changer facilement.

Et c'est la même chose avec ADIOS, on va apprendre au cerveau une nouvelle manière de faire et d'être, une nouvelle habitude, une nouvelle attitude bien-sûr avec une matière première de base essentielle : la motivation du client.

La prise de décision

Une « consommation problématique » est une consommation qui entraîne chez la personne des **difficultés physiques, psychologiques, affectives, familiales ou professionnelles**. Malheureusement, il n'est pas toujours évident de s'en rendre compte.

Le préalable à tout sevrage est **la prise de conscience du trouble** et il faut réellement prendre du recul par rapport à son intoxication pour en évaluer l'importance du retentissement sur sa vie personnelle, familiale et professionnelle. En général, c'est l'entourage de la personne qui en prend conscience rapidement. Il est également possible **d'évaluer sa dépendance** en essayant de s'arrêter et de voir si l'on est capable de le supporter.

Par contre, si l'on n'est pas capable de s'arrêter seul, **il faut absolument se faire aider !**

Malheureusement, la nature humaine nous fait résister au changement jusqu'à ce que la situation soit réellement critique et qu'elle nous gêne à tel point que nous ne pouvons plus vraiment fonctionner normalement. Ceci est vrai autant pour une société ou une entreprise que pour un individu. Nous attendons que la crise, le traumatisme, la maladie ou la tragédie se manifestent pour regarder réellement ce que nous sommes, ce que nous faisons, ce que nous vivons, ce que nous ressentons avant d'effectuer un changement réel.

Il faut malheureusement souvent le pire scénario pour que nous nous décidions à améliorer notre santé, nos relations, notre famille, notre entreprise, notre société, notre futur.

Les 6 stades de la dépendance

Il existe 6 stades dans la dépendance et surtout dans le processus de changement :

1. **La Pré-contemplation** ou stade de « déni-défense » : la personne ne pense pas qu'il y a un problème.

2. **La Contemplation** : la personne a de vagues plans de changements

3. **La Préparation** : la personne se prépare à changer, cependant elle est encore bloquée, elle attend le bon moment

4. **L'Action-Planification** : elle prend enfin la décision de changer et éventuellement de se faire accompagner ; elle modifie son environnement et commence à faire le deuil de sa dépendance.

5. **La Maintenance** : elle risque de replonger dans certains cas, il faut maintenir la vigilance !

6. **La Terminaison** : le but ultime est atteint, la dépendance est totalement terminée, oubliée, il n'y a normalement plus de risques de replonger sauf si elle décide volontairement de le faire !

La rubrique pratique chez vous

En étant conscient de ces différents stades ou étapes au niveau de la dépendance, et si vous êtes concernés par ce problème ou tout autre type de souffrance, il est plus simple et plus facile de prendre conscience de là où vous en êtes aujourd'hui et de ce que vous voulez vraiment pour vous ou pour l'un de vos proches.

Je vous invite à prendre un moment pour écrire maintenant sur un petit carnet réservé à cet effet ce que vous apporterait ce changement que vous aimeriez tant voir se réaliser ?

- Où en êtes-vous dans votre motivation à réellement changer ?
- Pour quelles raisons profondes voulez-vous changer ?
- Il peut s'agir d'un comportement, d'une habitude probablement néfaste pour vous, ou d'autres choses qui vous font souffrir aujourd'hui, n'est-ce pas ?
- Quelles sont les valeurs sous-jacentes à ce changement ?
- Pour qui ce changement serait-il bénéfique ?
- Qu'est-ce qui pourrait s'opposer au changement, soit à l'intérieur de vous-mêmes, soit dans votre environnement ?

Surtout gardez bien le cap : imaginez votre futur.
Fermez les yeux un instant.
Que serait votre vie sans ce problème ?

Posez vos points cardinaux : votre vie affective, votre vie personnelle, votre vie professionnelle, votre vie spirituelle (éventuelle) et vous.
Quels sont vos désirs, vos envies, vos motivations, vos buts ? Soyez précis car plus vous serez précis, plus il y aura de détails et plus l'inconscient sera à même de vous aider !

Vos motivations sont fondamentales, toute méthode a besoin de la motivation réelle de la personne, sans laquelle rien n'est possible !

Dans la méthode ADIOS, il nous paraît plus facile d'aider un client à se libérer de la dépendance ou de tout autre type de souffrance parce que nous savons là où il en est exactement, ce qui nous permet d'accueillir les personnes au téléphone, en visio-conférence ou en présentiel pour un premier rendez-vous afin d'accompagner plus facilement dans ces différentes étapes et proposer un programme personnalisé de changement !

En général, c'est dans les trois premiers stades de la dépendance que la famille peut jouer un rôle significatif pour la prise de conscience.

Ensuite, les personnes qui viennent nous voir sont déjà au stade numéro 3, la phase de préparation au changement. C'est à nous en tant qu'accompagnateur de les aider à parcourir les trois dernières étapes.

Chapitre 5
L'ENJEU DES DÉPENDANCES

« Celui qui n'a pas d'objectifs ne risque pas de les atteindre »
De Sun Tzu

Chez ADIOS, nous traitons tout type de dépendance. Il est important de comprendre que nous pouvons tout à fait agir en collaboration avec le médecin, le psychologue ou le psychiatre qui ne font pas du tout le même travail que nous et c'est parfait comme cela.
D'ailleurs, lorsqu'il existe déjà un suivi médical psychiatrique ou psychologique, nous demandons à la personne qu'il soit maintenu pendant toute la durée du travail et jusqu'à la fin du programme.
Voici donc ci-après, toutes les dépendances que nous traitons plus spécifiquement au Centre ADIOS.

Dépendance à l'alcool

L'alcool n'est pas une substance neutre : il a certaines propriétés qui peuvent faciliter la dépendance. La consommation fréquente d'alcool peut conduire au développement d'une « **tolérance** » ou à l'apparition de symptômes de sevrage.

Les symptômes de sevrage apparaissent lorsque l'organisme « **réclame** » encore de l'alcool parce qu'il a développé une tolérance à l'alcool.
Avec l'alcool, la « **tolérance** » et les symptômes de sevrage vont apparaître progressivement contrairement à d'autres drogues où cela apparaît plus rapidement. C'est pourquoi la dépendance à l'alcool est insidieuse, car on ne s'en rend pas vraiment compte au début et puis ensuite c'est souvent le déni, car elle met du temps à s'installer et c'est une substance légale, voilà donc toute la difficulté !
Effectivement, la difficulté avec l'alcool, c'est qu'il est très facile d'en acheter dans n'importe quel magasin et à n'importe quel coin de rue

et il est tout à fait usuel et même acceptable d'en boire à toutes les occasions possibles de célébrations et en de nombreuses circonstances ! En effet, quelqu'un qui ne boit pas à ces occasions peut être réellement regardé bizarrement, et c'est souvent ce qui nous est rapporté la plupart du temps, ce qui est très gênant au départ pendant la période de sevrage !

Or, **le cerveau et le système nerveux sont particulièrement sensibles aux méfaits de l'alcool**. En effet, l'alcool est une substance psychoactive c'est-à-dire qu'il est capable de **modifier l'activité du cerveau** au niveau du mental (fonctions cognitives ou affect), des sensations et du comportement. De plus, étant **neurotoxique**, il perturbe les mécanismes de transmission de l'information nerveuse lorsqu'il est consommé à fortes doses et peut même **détruire les neurones**. Ainsi, l'absorption fréquente d'alcool produit **la mort des neurones formés dans l'hippocampe du cerveau humain**, siège de la mémoire et de l'apprentissage.

Chez ADIOS, l'alcool est la dépendance la plus importante au niveau des demandes d'accompagnement et sur laquelle heureusement nous avons les meilleurs taux de réussite non seulement dans nos Instituts mais aussi partout en France et je dirais même dans le monde. En effet, vu l'expérience que nous avons acquise dans ce domaine nous pouvons affirmer humblement, aujourd'hui que nous avons des résultats très efficients en ce qui concerne cette dépendance particulière (cela veut dire que nous obtenons des résultats rapides et durables en un certain nombre de séances, en moyenne 30H et parfois même beaucoup plus rapidement).

Dépendance au Tabac et à la cigarette électronique

En ce qui concerne le tabac, il existe trois types de dépendance :

- **La dépendance physique** à la nicotine : en réalité, cette dépendance est celle qui a le moins d'importance dans la dépendance au tabac car en général, elle s'élimine en quelques jours, 3 jours maximum. En effet, les fumeurs passifs (les proches des fumeurs, enfants ou partenaires) sont aussi intoxiqués tous les jours par la nicotine et ne ressentent aucun besoin impérieux de fumer en raison du manque de nicotine, n'est-ce pas ? Les idées reçues sur la dépendance physique sont seulement des croyances vivaces, et il n'est nullement nécessaire de prendre des substituts nicotiniques pour se libérer de la cigarette : ces idées sont simplement répandues par les fabricants de ces substituts qui ont bien intérêt à vous faire croire le contraire !

Cependant, il est à préciser que la cigarette et tous les produits associés à la fumée de cigarette recèlent tout de même jusqu'à 4000 composés chimiques (dont au moins 50 sont cancérigènes) spécifiquement sélectionnés pour créer plus de dépendance !

- **La dépendance psychologique** : toutefois, la cigarette est principalement une dépendance psychologique. En effet, quand on est fumeur, la cigarette est un moyen de se faire plaisir, de gérer son stress ou son anxiété, de surmonter ses émotions, de se stimuler, de se concentrer, etc…En fait, ce sont tous les prétextes que les fumeurs se trouvent en général pour continuer à fumer et que l'on entend généralement au sein de nos cabinets. Dans notre vision des choses, ce sont simplement des associations qui se sont créées avec le temps entre ces déclencheurs et le fait de fumer ; il suffit de couper le lien avec ces associations pour retrouver sa liberté !

  Cependant, la cigarette a tout de même un effet psychoactif sur l'être humain ce qui donne l'impression qu'elle procure du plaisir, de la détente et une stimulation intellectuelle, ce qui n'est pas la réalité : 101 études ont conclu que la plupart des travaux publiés n'ont pas permis de mettre en évidence un effet d'amélioration des performances cognitives dû à la nicotine. Par contre, elle a probablement une action anxiolytique, antidépressive et coupe-faim car le tabagisme joue tout de même un rôle sur la régulation des émotions et de l'humeur et c'est pourquoi il est si difficile de s'arrêter seulement avec la volonté !

- **La dépendance environnementale** : elle dépend de la pression sociale et conviviale. Le tabac est en effet associé à des circonstances, des personnes et à des lieux qui suscitent l'envie de fumer. C'est pourquoi, selon notre vision également, il est important de couper le lien entre les différents contextes et le fait de fumer ! Tout n'est constitué que d'associations dans le cerveau !
- **Dépendance à la Cigarette électronique :**
    - Les fumeurs et ex-fumeurs doivent être informés et conscients des dangers qui planent sur l'utilisation chronique de la cigarette électronique même en remplacement de la cigarette normale, car finalement elle induit plus une nouvelle dépendance qui s'avèrerait peut-être plus dangereuse que la cigarette et expose finalement à une double dépendance « cigarette + cigarette électronique ».
    - En effet, l'OMS précise que les cigarettes électroniques sont incontestablement nocives et augmentent le risque de maladie cardiaque et de troubles pulmonaires. D'après ses conclusions, elles sont encore plus dangereuses pour les adolescents car d'une part, elles favorisent le tabagisme adulte, d'autre part parce que le cerveau termine son développement autour de 25 ans. Le vapotage passif exposerait donc ceux qui le subissent à la nicotine et à d'autres produits chimiques dangereux. Effectivement, les liquides utilisés dans ces appareils sont souvent constitués de substances toxiques dont la nicotine bien-sûr mais aussi le propylène glycol/glycérine végétale et les arômes, soupçonnés d'augmenter les "symptômes de type bronchite, l'augmentation de l'asthme, l'essoufflement", mais aussi d'accroître le risque de

lésions pulmonaires et d'immunosuppression, comme une susceptibilité accrue aux infections bactériennes ou virales : asthme, bronchite, broncho-pneumopathie chronique obstructive (BPCO) ou emphysème : ce sont les principales maladies pulmonaires susceptibles de toucher les vapoteurs d'après les études de l'OMS.

- Pour ADIOS, il n'y a pas de différence entre la cigarette électronique et la cigarette, c'est la même dépendance qui s'exprime de manière différente. En effet, l'addiction au tabac ou à la cigarette électronique peut s'avérer être une addiction aussi importante que les autres addictions sur le plan de l'intensité, et c'est pourquoi les addictologues ou autres praticiens spécialisés en tabacologie se retrouvent souvent désarmés face aux personnes fumeuses qui se tournent alors vers notre Institut. Pour cette addiction, nous faisons la différence entre un tabac simple et un tabac complexe. Si nous considérons que l'addiction au tabac est complexe, alors nous identifions ce type de personnes comme étant addicts au tabac avec une addiction importante identique aux autres addictions, c'est-à-dire pas seulement une habitude née au moment de l'adolescence, mais une addiction créée par un trauma ou un trouble de l'attachement !
- Aussi sera-t-elle traitée la plupart du temps comme les autres addictions.

Il y a en général beaucoup de demandes chez ADIOS, en ce qui concerne le tabac, qui nous parviennent uniquement lorsque les personnes ont vraiment tout essayé ailleurs car nous avons des résultats très probants en la matière et une façon de travailler totalement différente des addictologues et autres praticiens spécialisés dans l'arrêt du tabac. Par contre, il existe très peu de demandes de sevrage à ce jour pour la cigarette électronique, car les personnes concernées pensent paradoxalement qu'elles sont déjà sevrées et qu'elles en ont fini avec la dépendance, ce qui n'est pas réellement le cas si vous avez compris que l'addiction au tabac a été remplacée par la cigarette électronique qui peut-être plus dangereuse encore !

Dépendance aux médicaments

- Insomnies, douleurs, migraines, crises d'angoisses, recherche d'état second : différentes raisons peuvent pousser à consommer beaucoup de médicaments.
  Ils peuvent être nécessaires, à un moment donné, pour atténuer ou faire disparaître une souffrance physique ou psychique. Dans ce cas, c'est la prescription médicale qui détermine le produit et la dose à utiliser.
- Pourtant **cela n'aboutit pas toujours à un réel soulagement**.
  - Au bout d'un moment, le corps peut, selon le type de traitement, s'habituer au médicament. Il faut en prendre plus et plus souvent pour avoir le même effet.
  - À force d'en prendre, sans s'en rendre compte, c'est l'escalade, on peut devenir très dépendant.

  - Si l'on arrête brutalement, cela provoque un **syndrome de manque** qui ressemble souvent, en plus intense, aux symptômes à l'origine de la prise de médicament.
- Les médicaments concernés sont nombreux : tranquillisants, somnifères, antalgiques, stimulants... Le plus souvent, il s'agit de **médicaments psychoactifs**, c'est-à-dire de tranquillisants, de somnifères, d'antidépresseurs et de neuroleptiques.
  Tous ces médicaments, tranquillisants, somnifères, antidépresseurs, et surtout neuroleptiques entrainent une véritable dépendance dont il est difficile de se défaire ensuite. Normalement, la prise d'antidépresseurs doit être limitée dans le temps, cependant de nombreux patients en prennent depuis plus de 20 ans et malheureusement l'effet de ces médicaments sur l'organisme est plus dommageable que bénéfique, conclue

l'étude du biologiste évolutionniste Paul Andrews de l'Université McMaster (Hamilton, Ontario). "La sérotonine est une ancienne substance du point de vue de l'évolution. Elle régule intimement plusieurs processus différents, et quand vous interférez avec ceux-ci vous pouvez vous attendre, dans une perspective évolutionniste, que cela cause du tort", dit Andrews.

- Certaines personnes sont particulièrement vulnérables à cette dépendance : les personnes âgées confrontées à la solitude, les personnes soumises à une surcharge de responsabilités, celles exposées au stress ou à un événement éprouvant. C'est pourquoi, il est indispensable de se faire accompagner comme pour toute autre dépendance pour se libérer de l'addiction aux médicaments toujours en lien avec le médecin, qui peut aider au sevrage du patient en diminuant les doses de médicaments progressivement en lien avec notre Institut qui lui pourra agir sur le comportement et son origine grâce à la méthode ADIOS.

Dépendance aux drogues

Dans ce paragraphe, nous avons résumé un certain nombre d'éléments d'étude en lien avec toutes les substances addictives (y compris l'alcool et le tabac).

Chaque drogue présente un potentiel de nuisance dans trois domaines :

- Un potentiel **intoxicant**
- Un potentiel **agressogène**
- Un potentiel **addictif**

❖ **Potentiel intoxicant :**

Chaque drogue présente, à des degrés divers, un **potentiel intoxicant somatique** (physique), c'est-à-dire capable de léser certains organes, pouvant aller jusqu'à la mort par overdose pour certaines d'entre elles, et un **potentiel intoxicant psychique**. Les risques correspondants sont détaillés ci-après.

❖ **Potentiel agressogène :**

Propre des produits stimulants qui suppriment les inhibitions et donnent un sentiment de toute-puissance, mais aussi de l'alcool et de certains produits dopants. Il conduit à surestimer ses capacités et son appréciation du danger et à passer à l'acte d'où les actes de violence (agressions, violences conjugales et familiales) et les accidents (accidents de la route, professionnels ou domestiques).

❖ **Potentiel addictif :**

C'est la propriété des drogues de conduire à la dépendance. Le potentiel addictif est variable selon les drogues, en puissance et rapidité d'installation, **mais toujours présent.**
Très rapide pour le tabac, le crack, la méthamphétamine et les opiacés, il se manifeste plus ou moins vite avec les autres drogues (cocaïne, benzodiazépines, cannabis) en fonction du mode de consommation et de l'état psychique de l'usager.

En ce qui concerne les hallucinogènes, on ne peut parler de dépendance car il serait impossible de vivre en permanence avec les effets produits par leur consommation.

La dépendance peut être physique et/ou psychique et on peut le résumer dans le tableau suivant :

	Dépendance physique	**Dépendance psychique**
Alcool (si abus)	***	***
Tabac	*	***
Cannabis	*	**
Cocaïne	*	***
Héroïne	***	***
Ecstasy	???	**
Hallucinogènes	???	???

Légende : ** faible, ** moyen, *** fort, ??? peu étudié*

Les dangers et les risques

Les dangers et les risques varient d'une drogue à l'autre selon son potentiel de nuisance et sont de différentes natures. Comme les effets, ils dépendent aussi de la sensibilité du consommateur, de son état physique et psychique.

On recensera :

- ❖ Le risque **somatique** (physique)
- ❖ Le risque **psychique**
- ❖ Le risque **maternel et fœtal**
- ❖ Le risque **social**
- ❖ Le risque **somatique**

Le risque somatique est la capacité pour la drogue à léser certains organes (foie ou système nerveux pour l'alcool, destruction des neurones pour l'ecstasy, cancer pour le tabac ou le cannabis, etc.) et à induire des maladies parfois irréversibles.

Le risque somatique est résumé dans le tableau suivant :

	Poumons	**Foie**	**Cœur**	**Cerveau**	**Digestif**
Alcool		***	***	***	***
Tabac	***		***		***
Cannabis	***			**	
Cocaïne	***		***	**	
Héroïne			*	*	*** (dents)
Ecstasy				***	
Hallucinogènes				???	

Légende : ** faible, ** moyen, *** fort, ??? peu étudié*

❖ **Le risque psychique**

Ce sont les troubles psychiques temporaires ou durables, plus ou moins graves :

Les risques temporaires apparaissent au moment de la consommation ou peu après. Ils incluent : modification de l'humeur, anxiété, dépression, crises d'angoisse et de panique, perte de contrôle de soi, troubles du comportement, délire, épisodes psychotiques, troubles de la personnalité, paranoïa. Les effets les plus marqués sont produits par les hallucinogènes (LSD, champignons, etc…) L'alcool, le cannabis, les opiacés et les amphétamines en ont également à un degré dépendant de la quantité consommée et du mode de consommation.

Les troubles, s'ils sont répétés, deviennent durables et peuvent conduire à des affections psychiatriques graves : dépression, psychose, paranoïa ou schizophrénie chroniques.

❖ **Le risque maternel et fœtal**

Consommées par une femme enceinte, les drogues, pour la plupart, traversent le placenta et atteignent le fœtus. Elles ont alors un effet délétère aussi bien sur le déroulement de la grossesse que sur l'enfant à naître. Elles entraînent : fausse couche, mort in utero, accouchement prématuré, malformations du fœtus, mort subite du nourrisson, retard de croissance, anomalies mentales.

❖ **Le risque social**

Toute consommation de drogue induit un risque social. Il peut être ponctuel ou durable selon la quantité consommée et le niveau de dépendance. Il inclut : échec scolaire professionnel et familial, isolement, marginalisation, exclusion sociale, violences, accidents.

❖ **Le risque ponctuel**

Ce risque peut apparaître dès la première consommation. Il est souvent lié aux effets immédiats de la drogue comme l'ivresse alcoolique ou cannabique, la perturbation des perceptions visuelles ou auditives, ou le sentiment d'invulnérabilité induit par les stimulants.

Il s'agit essentiellement des risques d'accident : accidents de la route, accidents domestiques, accidents professionnels **mais également des risques de violence** souvent exprimée en violence conjugale ou violence familiale envers les enfants.

Un accident, selon sa gravité, peut entraîner des blessures et un handicap à vie pour les autres ou pour soi-même ainsi que des dommages à réparer et à payer durant des années, voire une vie entière.

❖ **Le risque durable :**

Lié à la répétition des consommations et particulièrement à la dépendance, il inclut :

- **Les échecs scolaires et professionnels** causés par la démotivation ou l'incapacité à accomplir certaines tâches.
- **Les échecs de la vie conjugale et familiale** causés par la difficulté, pour les proches, de supporter le comportement et les réactions du consommateur, que ce soit des comportements de passivité excessive ou au contraire, de violence.
- **La délinquance** pour se procurer l'argent nécessaire à l'achat de drogue (vol avec ou sans violence, chantage, etc.), cette délinquance s'exprime à l'extérieur ou au sein de la famille. Elle peut conduire à la prison et à de lourdes peines d'amende.
- **La marginalisation** allant de la mise à l'écart au sein de la famille ou de son cercle d'amis, jusqu'à la perte de son emploi et/ou de son logement et la mise à la rue.

En conclusion

- Tous ces produits, s'ils procurent à court terme un plaisir ou un soulagement, sont dangereux à court, moyen et long terme pour la santé physique et psychique et généralement perturbateurs de la vie sociale.
- **Pour quelques instants de plaisir, ils peuvent conduire à la dépendance et à des années d'enfer.**

Les personnes qui se tournent vers nous sont plus généralement des consommateurs de Cannabis, Cocaïne, Crack ou de Subutex, qui est un substitut à l'héroïne. Nous remportons généralement dans ce domaine d'excellents résultats, en sachant qu'il est indispensable que ces personnes continuent à être suivies médicalement par un médecin ou un addictologue, notamment pour la diminution progressive aux substituts comme le Subutex.

Les Dépendance à la nourriture : la boulimie

La boulimie : qu'est-ce que c'est ?

La boulimie fait partie des troubles alimentaires ou des troubles du comportement alimentaire (TCA) tout comme l'**anorexie mentale** et l'**hyperphagie**.

La boulimie se caractérise par la survenue de **crises de boulimie** ou **crises de suralimentation** durant lesquelles la personne ingurgite d'énormes quantités de nourriture sans pouvoir s'arrêter. Certaines études évoquent une absorption pouvant aller de 2000 à 3000 kcals par crise. Les personnes boulimiques ont l'impression de **perdre totalement le contrôle** pendant les crises et se sentent **honteuses** et **coupables** après celles-ci. Après la survenue d'une crise, les personnes mettent en place des comportements compensatoires non appropriés afin d'essayer d'éliminer les calories ingurgitées et d'**éviter de prendre du poids**. Les personnes boulimiques ont souvent recours aux **vomissements**, à l'usage abusifs de médicaments (laxatifs, purgatifs, lavements, diurétiques), à la pratique intensive d'exercices physiques ou encore au jeûne.

Différemment des personnes anorexiques en sous poids, la personne boulimique présente **un poids habituellement normal.**

En résumé, la boulimie est une maladie qui se caractérise par la survenue de crises durant lesquelles la personne a l'impression de perdre tout contrôle sur son comportement qui l'amène à absorber rapidement **une énorme quantité de nourriture**. S'en suit la mise en place de comportements compensatoires inappropriés pour éviter la prise de poids.

Hyperphagie boulimique

L'**hyperphagie boulimique** est un autre trouble du comportement alimentaire. Il est très proche de la boulimie. On observe la présence de crises de suralimentation mais il n'y a pas de comportements compensatoires permettant d'éviter la prise de poids. Les personnes atteintes d'hyperphagie boulimique sont souvent en excès de poids.

Anorexie avec crises de boulimie

Certaines personnes présentent à la fois les symptômes de l'anorexie mentale et de la boulimie. Dans ce cas, on parle non pas de boulimie mais d'**anorexie avec crises de boulimie**.

Prévalence

La boulimie en tant que trouble est décrite depuis les années 1970. Selon les études et les critères diagnostics (larges ou restrictifs) utilisés, on retrouve une prévalence allant de 1 % à 5,4 % de **jeunes filles** concernées dans les sociétés occidentales. Cette prévalence en fait une maladie encore plus répandue que l'anorexie mentale, d'autant plus que le nombre de personnes atteintes continue à augmenter. Enfin, elle toucherait 1 homme pour 19 femmes concernées.

Bien que les signes de la boulimie apparaissent souvent vers la fin de l'adolescence, le diagnostic n'est posé en moyenne que 6 ans plus tard. En effet, ce trouble du comportement alimentaire fortement associé à la honte ne conduit pas facilement la personne boulimique à consulter. Plus la pathologie est identifiée précocement, plus l'intervention thérapeutique peut débuter tôt et les chances de guérison sont ainsi augmentées.

Les causes de la boulimie

La boulimie est un trouble du comportement alimentaire mis en évidence depuis les années 70. Depuis, de nombreuses études sont menées sur la boulimie mais les causes exactes à l'origine de l'apparition de ce trouble sont encore méconnues. Toutefois, des hypothèses, encore à l'étude, tentent d'expliquer la survenue de la boulimie. Les chercheurs s'entendent pour dire que de nombreux facteurs seraient à l'origine de la boulimie notamment des **facteurs génétiques, neuroendocriniens, psychologiques**, **familiaux** et **sociaux**.

Bien qu'**aucun gène n'ait été clairement identifié**, des études mettent en avant un risque familial. Si dans une famille, un membre souffre de boulimie, il y a plus de chance qu'une autre personne de cette famille soit atteinte par ce trouble que dans une famille « saine ». Une autre étude menée sur des jumelles identiques (monozygotes) montre que si une des deux jumelles est touchée par la boulimie, il y a 23% de chance pour que sa jumelle soit également atteinte. Cette probabilité passe à 9% s'il s'agit de jumelles différentes dizygotes. Il semblerait donc que des éléments génétiques jouent un rôle dans l'apparition de la boulimie.

Au **niveau neurologique**, de nombreuses recherches mettent en lien un dysfonctionnement sérotoninergique avec un trouble de la sensation de satiété souvent observé chez les boulimiques. La sérotonine est une substance qui assure le passage du message nerveux entre les neurones au niveau des synapses. Elle est notamment impliquée dans la stimulation du centre de la satiété, zone du cerveau qui régule l'appétit. Pour de nombreuses raisons encore méconnues, on observe une diminution de la quantité de sérotonine chez les personnes boulimiques et une tendance à l'augmentation de ce neurotransmetteur après la guérison.

Sur le **plan psychologique**, de nombreuses études ont fait le lien entre l'apparition de la boulimie avec la présence d'une **faible estime de soi** basée en grande partie sur l'image corporelle. Les hypothèses et les études analytiques retrouvent certaines constantes dans la personnalité et les sentiments éprouvés par les adolescentes boulimiques. La boulimie touche souvent de jeunes personnes qui rencontrent des difficultés pour exprimer ce qu'elles ressentent et qui ont même souvent du mal à cerner leurs propres **sensations**

corporelles (sensations de faim et de satiété). Les écrits psychanalytiques évoquent souvent un **rejet du corps** comme objet sexuel. Ces adolescentes souhaiteraient inconsciemment rester des petites filles. Les troubles engendrés par les troubles des conduites alimentaires mettent à mal le corps qui « régresse » (absence de menstruations, perte des formes avec la baisse de poids associée). Enfin, des études menées sur la personnalité des personnes touchées par la boulimie, retrouvent certains traits de personnalité communs tels que : le **conformisme**, le **manque d'initiatives**, le **manque de spontanéité**, une **inhibition du comportement** et des **émotions**, etc...

Au **niveau cognitif**, les études mettent en avant des **pensées automatiques négatives** conduisant à de fausses croyances souvent présentes chez les boulimiques telles que « la minceur est un gage de bonheur » ou « toute prise de graisse est mauvaise pour la santé ».
Enfin, la boulimie est une pathologie qui touche davantage la population des pays industrialisés. En effet, il est très rare de voir ce type de problématique apparaître en Afrique ou en Inde par exemple. Les **facteurs socioculturels** jouent donc une place importante dans le développement de la boulimie. Les images de « la femme parfaite » qui travaille, élève ses enfants et contrôle son poids y sont largement véhiculées par les médias. Ces représentations peuvent être prises avec de la distance par des adultes bien dans leur peau mais elles peuvent avoir des effets dévastateurs sur des adolescents en manque de repères.

Troubles associés

On retrouve principalement des troubles **psycho pathologiques** associés à la boulimie. Toutefois, il est difficile de savoir si c'est l'apparition de la boulimie qui va entraîner ces troubles ou si c'est la présence de ces troubles qui conduit la personne à devenir boulimique.

Les principaux troubles psychologiques associés, sont :

- La dépression, 50 % des personnes boulimiques développent un épisode dépressif majeur au cours de leur vie ;
- Les troubles anxieux, présents chez 34 % des boulimiques ;
- Les **conduites à risques**, telles que l'abus de substances (alcool, drogue) touchent 41 % des personnes boulimiques ;
- Une très **faible estime de soi** rend les personnes boulimiques plus sensibles à la critique et surtout une estime de soi excessivement reliée à l'image corporelle ;
- Un **trouble de la personnalité**, concerne 30 % des personnes atteintes de boulimie.

Les périodes extrêmes de jeûne et les comportements compensatoires (purges, utilisation de laxatifs, etc....) entraînent des complications pouvant provoquer de graves problèmes rénaux, cardiaques, gastro-intestinaux et dentaires.

Personnes à risque et facteurs de risques

La boulimie commence vers la **fin de l'adolescence**. Elle affecte plus fréquemment les **filles** que les garçons (1 garçon atteint pour 19 filles). La boulimie comme les autres troubles des conduites alimentaires touche davantage les populations des **pays industrialisés**. Enfin, certaines professions (athlète, acteur, mannequin, danseur) pour lesquelles il est important d'avoir une certaine **maîtrise de son poids** et de son **image corporelle**, compteraient plus de personnes souffrant de troubles des conduites alimentaires que d'autres corps de métier.

La boulimie débute 5 fois sur 10 au cours d'un **régime amaigrissant. Pour 3 personnes sur 10, la boulimie a été précédée d'une anorexie mentale. Enfin, 2 fois sur 10, c'est une dépression qui a inauguré la survenue de la boulimie.**

Rappelons dans ce cadre qu'à l'Institut ADIOS, nous avons d'excellents résultats dans ce type d'intervention vis-à-vis des personnes boulimiques. Il est important de noter également que, dans le cadre de ce type de prise en charge, la famille a le droit de s'exprimer aussi sur sa souffrance et ses difficultés à faire face à cette situation toujours sans jugement de notre part. C'est bien au contraire en collaborant avec la famille que nous obtenons de bien meilleurs résultats dans ce domaine. C'est pourquoi, des prises en charge également de type « thérapie familiale » ou thérapie individuelle ou de couple pour les parents (ou la famille) sont possibles chez ADIOS et ont montré tout leur intérêt dans la prise en charge de tous types d'addictions.

L'anorexie mentale

Elle fait partie des troubles de l'alimentation ou des troubles du comportement alimentaire (TCA) tout comme la boulimie et l'hyperphagie.

La personne qui souffre d'anorexie mène un combat acharné et dangereux contre toute prise de poids. Elle est la victime de nombreuses peurs irraisonnées pouvant s'apparenter à de véritables phobies en lien avec les conséquences de s'alimenter, comme prendre du poids ou devenir obèse. Le résultat est une restriction alimentaire obstinée et souvent dangereuse.

Le contrôle qu'exerce la personne anorexique sur son alimentation est excessif et permanent. L'appétit est la plupart du temps conservé mais la personne lutte contre le besoin et le désir de s'alimenter. Elle s'impose une perte de poids graduelle pouvant aller jusqu'à l'émaciation (maigreur extrême).

Au cœur des comportements anorexiques, il y a une véritable phobie de la prise de poids, tellement intense qu'elle pousse la personne à éviter les situations ou les comportements qui pourraient amener à une prise de poids : manger des aliments inconnus, manger sans faire d'exercice physique, etc. La perception qu'elle a de son corps est déformée, on parle généralement de **dysmorphophobie**. Ces comportements inadaptés vont induire des complications médicales plus ou moins graves (malaises, attaques de panique, aménorrhée…) et vont amener la personne à s'isoler socialement.

Chez ADIOS, nous avons beaucoup de demandes dans le domaine des TCA en particulier pour tous les types de boulimie, et nous avons des résultats très prometteurs en ce domaine puisque la plupart sauf exception sortent de la boulimie ou de l'hyperphagie assez rapidement, en quelques mois. Nous travaillons aussi avec des cas d'anorexie et ces personnes retrouvent la confiance en elles et leur liberté par rapport à la nourriture si elles suivent leur programme jusqu'au bout.
Cependant, jusqu'à présent, très peu d'anorexiques concèdent à venir suivre un programme dans notre Institut car elles sont déjà pour la plupart extrêmement médicalisées dans des structures hospitalières et ont déjà perdu confiance en la thérapie depuis longtemps (soit elles-mêmes, soit leurs familles) ou alors elles sont découragées par le monde médical pour venir nous rendre visite.

La Dépendance Affective

Il nous arrive souvent aussi de recevoir des personnes pour la dépendance affective même si cette dépendance est encore très peu connue, car elle est très difficile à vivre pour les personnes qui en souffrent !

Vous ne saviez peut-être pas jusqu'à aujourd'hui à quel point la dépendance affective peut gâcher une vie, n'est-ce pas ?

Qu'est-ce que la dépendance affective ?

- La dépendance affective soumet complètement la personne qui en est victime à celle qu'elle aime. Cela peut concerner tout type de relation : familiale, amicale…
- La dépendance affective en amour se trouve être la plus courante !

- En effet, les personnes souffrant de dépendance affective en ont une vision déformée. À cause de cela, elles ont des attentes démesurées dans une relation : elles voudraient que la preuve d'amour de l'autre leur soit constamment donnée.
- Le dépendant affectif sera toujours dans l'attente et analysera la moindre chose que peut dire ou faire la personne dont il dépend. Ainsi, même si la relation est saine (c'est-à-dire que l'autre personne apprécie vraiment le dépendant et le lui montre), le dépendant sera aux aguets et s'inquiète toujours au moindre signe d'essoufflement de la relation !

Quels sont les symptômes ?

- Une insatisfaction permanente avec une sensation d'abandon ou de rejet
- Un manque d'estime de soi : ces personnes font en effet preuve d'un immense manque d'estime de soi
- Une jalousie excessive avec des comportements envahissants et des réactions excessives ce qui risque de provoquer la rupture (ce qu'elle craint le plus…)
- L'hyper sensibilité et l'anxiété (tremblement, épuisement, difficulté de concentration, etc.…)

Dépendance aux jeux d'argent

Être addict aux jeux d'argent présente des risques à bien des niveaux, qu'ils soient financiers, familiaux, professionnels ou personnels. Il est important de déterminer son niveau de dépendance pour mieux se libérer. Il est en effet possible de se libérer de l'addiction aux jeux d'argent grâce à la méthode ADIOS comme tout autre forme de dépendance.

Comment se définit l'addiction aux jeux d'argent ?

La dépendance aux jeux d'argent est une forme d'addiction dite comportementale. Cette notion est établie dès lors que l'activité ne se limite plus au simple plaisir. Devenue excessive, elle n'est plus adaptée à la vie quotidienne, se répète et persiste au point de devenir la seule préoccupation du joueur. L'intéressé devient alors un joueur pathologique. Dans certains cas, il adopte une conduite compulsive. Il est incapable de se libérer de son habitude et de décider librement l'arrêt de son activité addictive. Le jeu d'argent est pour lui une réelle obligation. La dépendance aux jeux d'argent est tout à fait similaire à d'autres formes de dépendance comme celle à l'alcool, à la pornographie ou aux médicaments par exemple puisque les origines sont communes.

Conséquences de l'addiction aux jeux d'argent

L'addiction aux jeux d'argent a plusieurs conséquences néfastes pour la personne concernée : en effet, elle entraîne un investissement financier de plus en plus important, voire sans aucune mesure avec les moyens du joueur pathologique.

Les conséquences sont également d'ordre social. Le joueur pathologique s'exclut de son cercle familial et/ou amical, car la pratique du jeu d'argent occupe la majeure partie de son temps. Chaque perte d'argent donne lieu à l'envie irrépressible de tenter de regagner la somme perdue, ou de se « refaire ».

L'addiction aux jeux d'argent peut en outre être constatée chez les personnes qui souhaitent fuir leur quotidien pour diverses raisons : difficultés professionnelles, problèmes de couple, mésentente familiale, insatisfaction personnelle. En réalité, nous retrouvons très souvent les mêmes raisons que pour les autres addictions, un ou plusieurs traumatismes ou un trouble de l'attachement : c'est en s'intéressant à ces problématiques d'origine devenues inconscientes que ces joueurs pathologiques peuvent s'en sortir tout comme n'importe quel dépendant !

Ce type d'addiction risque d'entraîner le joueur pathologique qui a perdu beaucoup d'argent à emprunter à des membres de sa famille ou à des amis. À défaut, il peut se tourner vers des solutions illégales pour tenter de combler ses pertes financières. Parmi ces solutions, on retrouve le plus souvent le détournement de fonds et le vol.

Addiction aux jeux d'argent : se faire aider

Un joueur pathologique peut bien évidemment se faire aider pour se libérer de sa dépendance. Comme pour toute autre addiction, et pour ce faire, il a la possibilité de s'adresser aux professionnels de l'Institut ADIOS. Un entretien et un test d'évaluation sont indispensables pour évaluer le niveau de dépendance du joueur pathologique et surtout l'origine de la problématique pour mettre en place un suivi parfaitement adapté et personnalisé.

Aussi, nous voyons beaucoup apparaître de nombreuses demandes dans ce domaine, vue l'ampleur de la publicité actuellement sur ce sujet, mais la plupart du temps, les personnes annulent leur programme thérapeutique au dernier moment même s'ils se sont engagés ou ne sont pas solvables et c'est donc assez rare, qu'ils aillent jusqu'au bout de leur programme, sauf exception ! Cependant, si une personne a vraiment la motivation pour s'en sortir, le praticien va l'accompagner jusqu'à l'arrêt total et définitif de son addiction. La personne pourra retrouver une vie normale et se reconstruire progressivement en retrouvant une vie sociale et professionnelle satisfaisante et en redonnant un sens à sa vie.

Dépendance aux techno-addictions

Le syndrome de la nomophobie

La nomophobie est une **forme d'addiction qui concerne « toutes les personnes qui donnent l'impression d'abuser de l'usage des nouvelles technologies »**, c'est-à-dire qui utilisent les outils technologiques (ordinateur, tablette, smartphone, réseaux sociaux) dans l'excès. Le terme de nomophobie reste peu connu mais peut équivaloir à celui de cyberdépendance. Cette attirance prononcée pour les technologies agit directement sur notre quotidien car elle **développe sans cesse notre disponibilité et nos besoins d'interactivité**.

Comme le note Jean-Michel Rolland, spécialiste dans ce domaine « avec les technologies, on ne sait plus être absent ! ».

Les symptômes de la nomophobie

Si après avoir lu ces lignes, vous commencez à vous poser des questions au sujet de votre dépendance aux technologies, il existe plusieurs signes qui peuvent vous mettre la puce à l'oreille. **Les nuits entières passées sur Internet** peut être l'un des premiers signes annonceurs. Si **vous ne pouvez plus éteindre votre téléphone ou délaisser votre écran**, comme si ces outils étaient devenus des prolongements de vous-même, tels des « prothèses ». Si **vous arrivez à jongler entre télévision, ordinateur et smartphone**, tout cela en même temps… Si vous constatez que depuis quelque temps, **votre capacité à anticiper a grandement diminué**… Alors vous avez de grandes chances d'être devenu **nomophobe**.

L'impact de la nomophobie dans le monde de l'entreprise

Si l'apparition et la banalisation des outils technologiques facilitent le travail à distance et mettent les personnes en relation, ils ont en même

temps engendré d'importants bouleversements dans le monde professionnel.
Ces évolutions technologiques favorisent en effet une communication sans limite autant pour les échanges personnels que professionnels, ce qui rend difficile la dissociation entre vie pro et vie perso. En effet, un cadre est ainsi dérangé toutes les 3 minutes par un mail au bureau. La question de la maîtrise des outils technologiques devient une préoccupation majeure de l'entreprise. Autre conséquence : **l'utilisation massive des messageries donne lieu à des jeux en interne**. La messagerie évite les confrontations et son usage à des fins stratégiques se banalise. On en vient à oublier que *« derrière l'outil, il y a l'être humain »*.

Que faire face à la dépendance ?

Tout commence par la prise de conscience : « s'il y a une demande, c'est que l'on est conscient qu'il y a un abus ! ». Et **la prise de conscience est l'élément fondamental d'une désintoxication sur la base du volontariat**. Nous vous suggérons tout d'abord de « faire un audit de vous-même et de son utilisation ».

Il faut s'accorder du temps pour essayer d'analyser son rapport à l'usage des nouvelles technologies pour avoir une vision concrète de leur utilisation. Après quoi, il est important de distinguer quels sont les éléments que l'on estime dérangeants dans son utilisation pour pouvoir mettre en place des « alertes » qui rappelleront l'excès. Il est possible d'**installer un compteur sur son ordinateur pour voir combien de temps nous passons en ligne**, tout comme limiter son accès à Internet grâce à un système qui coupe la connexion après un temps défini.

Il est aussi vivement conseillé de soigner sa dépendance technologique en pratiquant d'autres activités. Mais la remise en question face aux outils technologiques ne tient qu'à vous. En effet, libre à vous de vous demander si la dépendance a vraiment une influence négative sur votre vie professionnelle ou sur votre vie personnelle.

Le XXIe siècle a engendré tant d'innovations technologiques qu'il paraît aujourd'hui difficile de nous en passer, tant celles-ci ont révolutionné notre vie. Mais ces outils qui ont bouleversé notre communication nous imposent aussi implicitement d'être toujours présents et connectés et entraînent, de fait, une dépendance basée sur le « fantasme de ne plus couper le lien ».

Addiction aux jeux vidéo

Le jeu vidéo est aujourd'hui un loisir qui concerne toutes les tranches de la population. Une enquête montre que 53 % des Français jouent régulièrement et 68 % occasionnellement. Qui joue le plus ? À quel type de jeu ? Pourquoi certaines personnes deviennent-elles addictes ? Quels sont les signes d'alerte d'un usage excessif ? Comment traiter cet usage problématique ?

Qui joue ? À quelle fréquence ?

Les derniers chiffres (octobre 2017) montrent que les plus gros joueurs se situent dans les tranches d'âge : 10-14 (95 %), 15-18 (92 %) et 19-24 (91 %). Ils sont 24 % à jouer tous les jours ou presque, 29 % jouent régulièrement (au moins 2 fois par semaine), 23 % jouent de temps en temps (2 ou 3 fois par mois) et 24 % jouent à l'occasion (2 ou 3 fois par an). Les jeunes de 17 ans joueraient pour 5 % d'entre eux entre cinq et dix heures par jour. De plus, en raison du temps passé devant les écrans, 23 % d'entre eux disent avoir rencontré, au cours de l'année écoulée, un problème avec leurs parents, 5 % avec leurs amis et 26 % à l'école ou au travail.

À quel type de jeu jouent les joueurs ?

Dans le classement 2017 des 10 premiers jeux vendus en France toutes plateformes confondues, on trouve :

- FIFA 18 (jeu de football)

- Call of Duty WWII (First person shooter-FPS : tir à la première personne)
- The Legend of Zelda Breath of The Wild (jeu en monde ouvert d'action-aventure)
- Assassin's Creed Origins (action-aventure/Jeu de rôle)
- Mario Kart 8 Deluxe (jeu vidéo de course)
- Super Mario Odyssey (jeu de plateforme)
- Horizon Zero Dawn (jeu de rôle incorporant des aspects de jeu d'action-aventure)
- Grand Theft Auto V (action-aventure, conduite, tir en vue à la troisième personne, occasionnellement jeu de rôle, et infiltration)
- Star Wars Battlefront II (jeu vidéo de tir à la première et troisième personne)
- Tom Clancy's Ghost Recon Wildlands (jeu vidéo de tir tactique en monde ouvert).
- Les jeux de rôle en ligne massivement multi-joueurs (Massively multiplayer online role-playing game- MMORPG) dont « World of Warcraft » (WOW) et les arènes de bataille en ligne multijoueur (Multiplayer online battle arena-MOBA) dont « League of legends » (LOL) sont des jeux présentant potentiellement un caractère addictif. Ils se jouent en équipe où les joueurs doivent se coordonner pour espérer gagner. Chaque joueur incarne un héros dont les pouvoirs varient selon sa classe.

Comment savoir si je suis « addict » aux jeux vidéo ?

Le consensus sur l'expression à employer pour décrire un usage excessif des jeux vidéo a toujours fait débat. Le terme d'addiction ne fait pas l'unanimité de par ses connotations. Dans la dernière version de la classification internationale des maladies (CIM-11) de juin 2018, l'Organisation Mondiale de la Santé (OMS) a inclus un trouble du jeu vidéo, le *« Gaming disorder »*.

On retrouve dans l'utilisation problématique des jeux vidéo, des similitudes que l'on note aussi dans la consommation de substances psychoactives.

Les facteurs de risques d'une addiction aux jeux vidéo

Certains adolescents vont avoir des fragilités psychologiques qui vont les rendre plus sensibles à l'usage abusif des écrans. Parmi ces facteurs de risques, on trouve :
Une humeur dépressive (perte de goût et de plaisir pour ce qui était habituellement agréable) qui peut aller jusqu'à la dépression…

L'anxiété avec des pensées obsédantes (sur son avenir, sa scolarité future, les liens avec la famille, les copains), une mauvaise estime de soi avec une attitude de repli, d'inhibition

La phobie sociale, cette peur des autres peut devenir invalidante au point de rester cloué chez soi. On trouve également un risque de développer une addiction au jeu vidéo chez des adultes étudiants ou demandeur d'emploi pour lesquels, le temps libre et la liberté n'entravent pas le temps de jeu.

Les caractéristiques de l'addiction aux jeux vidéo

Le trouble du jeu vidéo inclus en juin 2018 dans la CIM-11 caractérise le jeu vidéo par :

- Un comportement de jeu persistant ou récurrent
- Des difficultés à contrôler les épisodes de jeu (fréquence, intensité, durée, cessation…)
- La priorité accrue accordée au jeu (le jeu l'emporte sur les autres centres d'intérêts personnels et activités quotidiennes)
- La poursuite ou l'intensification du jeu malgré les conséquences négatives que cela peut engendrer

- Un délaissement important pour tous les autres domaines composant la vie (personnel, familial, social, éducatif, professionnel…)
- Le comportement de jeu peut être continu ou épisodique et récurrent
- Ces comportements de jeu sont observés sur une période d'au moins 12 mois pour qu'un diagnostic puisse être posé

Les statistiques sur les joueurs addicts

Sur 27 études réalisées entre 1998 et 2016 et dans 14 pays d'Europe, 8 pays d'Asie du Sud-Est, les États-Unis, l'Australie…on a trouvé un pourcentage moyen de prévalence de 4,7 % (nombre de cas dans une population donnée).
Une autre étude européenne menée en Italie, donne 15,2 % de joueurs problématiques et 2,1 % de joueurs vraiment *« addicts »*.
Une étude menée dans différents pays (Estonie, Allemagne, Italie, Roumanie et Espagne) montre une prévalence de joueurs pathologiques de 3,62 %...
La seule enquête française disponible est celle du Programme d'étude sur les liens et l'impact des écrans sur l'adolescent scolarisé (PELLEAS) réalisée en 2013 qui révèle qu'un élève sur huit avait un usage problématique des jeux vidéo (panel de 2000 élèves de la région parisienne).

Les conséquences de l'usage excessif de jeu ?

L'addiction au jeu impacte toute la vie de la personne dans tous les domaines : scolaire, professionnel, affectif, familial !
Les MMORPG (Massively Multiplayer Online Role Playing Game) comme par exemple World of Warcraft (WoW) qui proposent des quêtes dans un univers persistant et continu avec la création d'un avatar donnant un fort sentiment de reconnaissance font partie des jeux les plus addictogènes. En effet, ils renforcent chez l'adolescent la dimension sociale d'appartenance à une communauté. En plus, ces

jeux proposent des récompenses aléatoires et rapides qui plaisent aux adolescents. C'est de cette manière, que se crée l'addiction !

La problématique avec les jeux vidéo

Celle-ci reste le plus souvent marquée par la faiblesse de l'engagement affectif, du fait du confinement de la relation sociale dans l'univers du jeu. Il ne s'agit donc pas de diaboliser le jeu vidéo mais seulement de relever que, pour certains joueurs en situation de vulnérabilité psychique, un excès d'activités vidéo-ludiques peut engendrer un isolement et un retrait social.

Quelle est la prise en charge proposée à un joueur ?

Notre Institut peut prendre en charge ce type d'addiction comme tout autre type d'addiction. La construction d'une bonne alliance thérapeutique est essentielle car la demande de soins est souvent plus initiée par l'entourage que par le joueur lui-même.

Le praticien peut questionner le joueur par exemple sur sa « consommation » de jeux (à quel jeu il joue, combien de temps, joue-t-il avec des copains ou des personnes qu'il rencontre en ligne, quelle est la relation avec sa famille, ses amis, etc…) : l'important pour le praticien étant d'établir une relation thérapeutique de confiance avec l'adolescent ou la personne concernée.

Le rôle de la famille

Le fait d'avoir des parents sachant définir clairement ce que leurs enfants ont *« le droit de faire »* et qui ont établi des conditions d'utilisation des écrans (durée limitée autorisée, moments autorisés dans la semaine, contrôle parental...) agit comme facteur de protection à l'égard du risque d'usage problématique de jeux vidéo. Et il est important que dans le cadre d'une prise en charge, la famille puisse s'exprimer sur la situation, sur sa souffrance et ses difficultés à faire face à cette situation. Des prises en charge également de type « thérapie familiale » ou thérapie individuelle ou de couple pour la famille sont possibles chez ADIOS et ont montré tout leur intérêt dans la prise en charge de l'addiction aux jeux vidéo.

Et les adultes joueurs ?

La plupart des joueurs ne souhaitent pas arrêter, mais réduire leur temps de jeu. Au début de la prise en charge, le praticien va évaluer la motivation de son client au changement de comportement (encourager le changement et réduire la résistance au changement) par des techniques hypnotiques appropriées. Une fois que la personne a pris sa décision et qu'elle est motivée pour changer, LA méthode ADIOS est tout à fait adaptée pour aider à réaliser les changements et à les consolider.

Quand faut-il s'alerter ?

Un parent ou une personne de l'entourage va s'inquiéter lorsque l'espace individuel ludique va venir envahir tous les autres domaines de la vie du sujet : école, travail, environnement affectif et familial…Enfin, généralement, ce sont plutôt les parents ou les proches qui sont désemparés et demandeurs d'aide plutôt que les personnes concernées. En effet, jusqu'à présent, il est très rare que nous rencontrions ces jeunes directement car ils sont la plupart du temps dans la phase de déni et donc très peu demandeurs pour traiter leur addiction. Ayant très peu conscience de la problématique vis-à-vis de leur addiction, ils sont très peu enclins à venir et s' ils le font, ce sera la plupart du temps pour faire plaisir à leurs proches mais pas réellement pour eux-mêmes et dans ce cas, la thérapie a très peu de chances d'aboutir sans la motivation nécessaire !

Chapitre 6

DEUX PASSIONS : L'ACCOMPAGNEMENT AU CHANGEMENT ET LA TRANSMISSION

« Rien n'est permanent sauf le changement »
Héraclite d'Ephèse -VI siècle av JC

Ma vision de la dépendance

À l'Institut ADIOS, à la différence de la vision médicale, nous appréhendons les addictions et les dépendances sous l'angle du comportement et non de la maladie.

Les personnes en prise avec la dépendance ne se sentent plus malades comme on a bien voulu leur faire croire pendant si longtemps, ce n'est plus une fatalité contre laquelle on ne peut rien faire. Au cours de leur accompagnement, elles comprennent que la dépendance ne relève pas de leur identité, mais d'un comportement que l'on peut changer. Cette compréhension bouleverse tout, dans leur perception du problème et donc dans leur vision d'elles-mêmes !

De ce fait, en considérant que l'addiction est simplement un comportement et non une maladie, nous avons pu mettre au point une méthode puissante de changement ne se limitant pas seulement aux addictions.

Avec notre méthode, le changement, c'est facile, c'est fluide, c'est rapide, et c'est efficient ! Elle s'applique non seulement au comportement humain mais à tout type de problèmes.

En effet, à partir du moment, où l'on peut travailler sur le changement du comportement dysfonctionnel ou sur la résolution de la problématique, et qu'il est possible de revenir à l'origine de ce comportement ou problématique, alors tout est possible !

Chez ADIOS, notre croyance principale est notre credo : *« IL N'Y A RIEN DE LOURD, NI DE GRAVE, TOUT EST POSSIBLE, TOUT EST RÉALISABLE À PARTIR DU MOMENT OÙ IL Y A LA MOTIVATION PRÉSENTE À 100% CHEZ NOTRE CLIENT ! »*

Dans la pratique, nous acceptons de prendre en charge des personnes qui ne relèvent pas du domaine psychiatrique et qui sont motivées au moins à 50%, car cela fait partie du travail du praticien désigné de créer des leviers de motivation et donc de changement pour le client pendant tout le programme et également à chaque séance.

La reprogrammation mentale rapide est efficace et va bien au-delà de tout ce qui peut se faire par ailleurs !

Volet accompagnement

Bien qu'ayant diversifié mon activité, le fait de rester connectée avec les problématiques de mes clients reste le plus important à mes yeux, et surtout de continuer d'exercer en tant que Praticien pour toujours progresser, apprendre et ensuite, pouvoir transmettre !

J'ai effectivement commencé d'abord par l'accompagnement de personnes en manque de confiance, puis les femmes enceintes, ensuite les personnes en situation de dépendance par rapport au tabac, aux problèmes de poids, à l'alcool, au cannabis et la cocaïne, enfin à tout type de souffrance et de dépendance.

Aujourd'hui, nous recevons dans les Instituts ADIOS en France, en Belgique, en Suisse et au Maroc ; selon ma vision, ce premier développement est appelé à grandir partout dans le monde !

Pour l'instant, c'est le monde francophone qui en bénéficie, et bientôt le monde anglophone et bientôt partout dans le monde.

Et pourquoi ne pourrait-on pas se libérer partout dans le monde ? Des personnes en souffrance qui se libèrent en donnant un sens à leur vie accompagnées par des Praticiens compétents et bienveillants de la Méthode ADIOS ?

Et puisque vous lisez ce livre, pourquoi ne pas en bénéficier vous aussi pour vous-mêmes ou pour votre entourage ?

Parce qu'effectivement, le travail à distance est en train de voir le jour et montre en ce moment-même des résultats très prometteurs alors que nous vivons une nouvelle ère avec cette période de pandémie du coronavirus. Le travail à distance permet en effet de travailler avec n'importe quelle personne connectée dans le monde. Il y a tellement de personnes en souffrance dans ce domaine !

Et par ailleurs, nous considérons que le travail sur soi est à la base de l'épanouissement personnel pour une vie plus alignée, plus en harmonie avec soi-même, le self et que la responsabilité de ce travail revient à chacun d'entre nous, quelle que soit notre situation, notre profession, le milieu d'où l'on vient, notre environnement. Il existe toujours des possibilités pour se faire accompagner et, vous l'avez compris, il n'y a que des bénéfices à en tirer !

Et si vous êtes en train de lire ce livre, c'est que vous avez déjà la conscience de cette notion de travail sur soi et d'évolution personnelle et que vous êtes probablement déjà prêt à démarrer un travail sur vous-mêmes !

Notre objectif est d'accompagner toutes les personnes en souffrance qui souhaitent se libérer de leur souffrance et de leur dépendance, qu'elles vivent en France ou ailleurs dans le monde.

Volet transmission

Le défi : accepter de transmettre !

Le volet transmission est axé sur tout type de dépendance puis sur tout type de souffrance.

Je crois qu'il faut vraiment avoir accumulé beaucoup d'expérience pour transmettre ce type de méthode, tellement elle est complète et complexe à assimiler et ensuite à transmettre.

Depuis 2005, de nombreuses sessions de formation ont déjà été organisées : des dizaines et des dizaines de praticiens ont pu en bénéficier pour, à leur tour, devenir compétents et exercer partout en France, en Belgique, en Suisse, au Maroc et bientôt partout dans le monde.

En effet, après la formation, celle-ci étant essentiellement orientée sur la pratique, les praticiens sont directement opérationnels. Ils peuvent pratiquer de manière indépendante en spécialiste anti-addiction ou en praticien généraliste car vous l'avez compris, il est aussi possible de traiter tout autre type de problème avec la méthode (burnout, peur, phobie, anxiété, TIC, TOC, acouphène, déprime, etc…).

Il est également possible d'ouvrir sa propre franchise avec ADIOS, ou de travailler en prestataire indépendant pour ADIOS.

Chapitre 7
ADIOS EN RÉSUMÉ

« Il n'y a pas d'innovation sans désobéissance » **Michel Millot**

ADIOS : Activation de l'Inconscient Orientée vers la Solution

Cette approche se base fondamentalement sur ce que les patients font de bien, sur leurs ressources, sur leurs capacités, leurs potentialités et sur ce qu'ils veulent vraiment, leurs désirs, leurs buts, leurs motivations et leurs attentes profondes, leur objectif, plutôt que sur leur problématique.

Même si parfois, il y a nécessité d' aller chercher le symptôme et ses déclencheurs, pour comprendre de quelle manière il fonctionne de manière à le laisser partir, l'objectif du praticien est toujours d'aller vers la solution pour son client.

Même s' il y a par moment un retour vers le passé pour traiter l'origine de la problématique, pour *« dégommer »* les scènes du passé traumatiques, on s'orientera plutôt et le plus souvent possible vers *« un retour vers le futur »* !

L'originalité de cette approche

L'originalité de cette approche est d'avoir combiné plusieurs techniques reconnues comme les plus puissants ensembles pour donner une méthode efficiente, c'est-à-dire une méthode efficace et rapide.

Pourquoi cette méthode est-elle si efficiente ?

Tout simplement parce qu'elle intègre l'hypnose, la psychologie énergétique et la répétition qui sont reconnus aujourd'hui comme les seuls moyens de changer pour l'être humain en intégrant le travail sur les émotions, les cognitions et les sensations du corps.

D'ailleurs, un grand nombre de scientifiques reconnus internationalement (Brice Lipton, Joe Dispenza, Dawson Church, etc…) s'accordent à dire que comprendre ce qui se passe ou ce qui s'est passé ne suffit vraiment pas pour changer.

« Toute approche de développement personnel qui n'intègre pas les émotions et les sensations corporelles et la répétitivité est pour moi un travail de surface qui ne dépasse pas la membrane cellulaire et reste extérieure à notre noyau, donc extérieure à nos gènes, donc extérieure au renouveau et à la transformation durable…Motion is emotion. Les émotions donnent du mouvement à ces nouvelles informations portées par des neurotransmetteurs, enzymes et marqueurs pour traverser la membrane et le noyau et nous transformer profondément….
Dans la plupart des cas, comprendre ne suffit plus à nous transformer : ce qui explique le caractère obsolète de certaines psychothérapies classiques et l'essor des thérapies brèves. » **Stéphane Drouet** dans l'Intelligence Quantique du Cœur.

D'après de très nombreuses expériences dans le domaine du changement avec la méthode ADIOS, nous pouvons ouvrir la porte à un changement de paradigme dans nos anciens systèmes de pensées par rapport au changement : « ***il n'est même pas nécessaire de comprendre ni d'y croire pour changer !*** »

Par ailleurs, j'aimerais préciser que l'efficience d'ADIOS vient aussi du fait que nous travaillons en se synchronisant aux **trois cerveaux** de notre client : **le cerveau du ventre, le cerveau de la tête et le cerveau du cœur**.

*« **Le cerveau du ventre** est lié à la survie et nous dit comment nous nourrir du regard extérieur, des nutriments, des émotions extérieures pour avoir le sentiment d'exister. C'est une intelligence d'intégration. Il donne le sentiment d'exister dans la relation avec l'autre à travers son regard…**c'est le cerveau de l'enfant** …c'est le stade de l'évolution de l'humanité associé à **la survie**. »*

*« **Le cerveau de la tête** est lié à l'évolution personnelle et à l'action et nous apprend comment nous réaliser dans ce monde…. C'est une intelligence de projection de la pensée. **C'est le cerveau de l'adolescent.** C'est le stade de l'évolution de l'humanité associé à **la réalisation personnelle** »*

*« **Le cerveau du cœur** nous donne les moyens de nous mettre en lien avec les autres, de sentir que nous sommes plus grands en communauté en faisant des liens entre les choses de la vie, le spirituel et le scientifique, de prendre conscience que chaque évènement est relié à tous les autres. Que nous sommes universels à ce titre…il voit et perçoit les liens entre toutes les choses, les êtres, les évènements. Il perçoit la justesse de la vie et son sens profond. **C'est le cerveau de l'adulte.** C'est le stade de l'évolution de l'humanité associé à **l'évolution universelle.**»*
Stéphane Drouet dans l'Intelligence Quantique du Cœur.

Le fait d'intégrer **les trois cerveaux de l'être humain** dans notre accompagnement ainsi que les trois moyens uniques de changer pour l'être humain dans notre approche nous permet d'aller plus vite et plus loin vers le changement rapide ! C'est pourquoi, si je devais qualifier les praticiens que j'ai formés à la méthode ADIOS, je dirais pour faire simple :
« Des Spécialistes en Dégommage Rapide »

D'ailleurs, suite à la formation, et sous réserve qu'ils aient pratiqué un certain nombre d'heures la méthode pour réellement l'intégrer, les stagiaires reçoivent un diplôme dont l'intitulé est :
« Praticien en Reprogrammation Mentale Rapide »

Chapitre 8
LA THÉRAPIE INDIVIDUELLE À L'INSTITUT ADIOS

« Le changement est notre force vitale, la stagnation notre glas » **David M. Ogilvy**

Dans ce chapitre, je raconte les différents cas de thérapie avec certains de mes client(e)s boulimiques, anorexiques, alcooliques, fumeurs, drogués au cannabis, etc… et c'est certainement leur parcours de changement qui vous intéresse, n'est-ce pas ?

Bien sûr, dans ces histoires vraies, les prénoms ont été modifiés de manière à respecter la confidentialité par rapport à ces personnes concernées.

Nous avons traité tellement de personnes, par milliers, venues pour une addiction ou pour une autre problématique, qu'il nous a été difficile de choisir quels étaient les cas les plus intéressants pour vous en tant que personne mobilisée par le thème du changement pour vous-même ou pour votre vocation professionnelle en tant que futur(e) stagiaire.

J'ai donc pris le parti de relater certains des cas qui m'ont le plus touché de par leur histoire et de par leur courage, ces personnes ont expérimenté les changements les plus extraordinaires dans leur vie.
Dire que les personnes qui viennent nous consulter sont en général au bout du rouleau, c'est peu dire, et il arrive souvent que j'entende en début de thérapie ce type de discours : « je suis tellement fatigué(e) avec cette souffrance que je n'en peux plus de ma vie, je me demande si je ne devrais pas y mettre fin !».

L'état de dépendance génère souvent des pensées négatives, néfastes, morbides qui peuvent générer un certain type de mal-être, de culpabilité, de honte et de dépression incommensurable.
J'entends souvent comme leitmotiv « Je n'en peux plus » parce que les personnes dépendantes sont rongées par le stress et l'anxiété liés à des sentiments de mort et d'abandon.

Cas de François (Alcool)

Ce programme suivi avec François a été volontairement détaillé pour que vous puissiez vous rendre compte de la profondeur du travail réalisé avec ADIOS.

Première session

Qui est François ? Un homme qui a pris la décision d'arrêter l'alcool "cette saloperie".

Il a 40 ans. Conducteur de travaux, divorcé, père de 2 enfants.

François a déjà passé son premier entretien de motivation et il dit être très motivé pour arrêter. Sa consommation s'élève à six bières par jour, des bières à 12° ; il est en arrêt de travail et suite aux conseils de son généraliste, il a pris sa décision : se prendre en charge et pour cela il a choisi la méthode ADIOS.

C'est aussi un homme qui, à l'idée d'arrêter l'alcool, est très stressé : « Comment va-t-il faire ? Comment va-t-il s'en passer ? ». Depuis qu'il a pris sa décision, « la terreur », mot qu'il répète, l'a saisi. D'autant qu'il a peur d'échouer. Afin qu'il se sente bien immédiatement, je prends l'initiative de traiter ce qui vient : l'émotion, la peur, la terreur de François qui l'agite et de connecter la personne avec ses sensations corporelles… Une peur noire, localisée dans le plexus, grande, énorme et qui le ronge d'angoisse…

Je lui explique que c'est en effet un grand jour, le début d'un grand changement ; même si au fond de lui, François a des doutes, et c'est normal, il est présent et avec cette prise de sa décision, il a parcouru 50% du chemin, et il est très important de le souligner pour lui.

Cerner l'objectif : sortir de la dépendance.

François dit qu'il est fatigué de vivre avec ça, de ne pas pouvoir s'en passer. Il veut vivre sans l'alcool systématique, qui n'a plus rien de festif, c'est quotidien, du matin au soir et même parfois la nuit. Dans l'idéal, François aimerait boire occasionnellement…

Quand il fait du sport avec ses enfants le week-end, dans la journée, il arrive à y parvenir, à ne pas boire puis paf, ça le rattrape le soir jusqu'à « se mettre KO », comme il dit.
Toutefois et il faut le savoir, quand on est dans la dépendance, ce côté occasionnel n'est pas possible et tout le travail consiste à faire le deuil de l'alcool.

Travail sur l'objectif et les motivations.
Depuis quelques semaines, François a perdu goût à toutes activités.
Alors ici, François exprime le désir de ne plus boire, s'il pouvait ne plus boire, oui mais comment, il se demande comment ? Il n'y croit pas vraiment !
Ce que veut la personne est essentiel pour ce travail… Car c'est ce que la personne ressent à l'intérieur d'elle-même qui va être précieux pour le travail.

Objectif fixé : arrêter de boire.
François boit une demi-douzaine de bières de 50 cl ; il boit régulièrement depuis une dizaine d'années. Que s'est-il passé il y a une dizaine d'années ? Puisqu' avant c'était occasionnel ?
François dit que c'est peut-être lié à la solitude, qu'il s'est retrouvé seul, seul dans la journée, il ne travaillait pas tous les jours mais des jours d'affilée, il buvait dans les journées de récupération. À cette époque, il vivait en couple, il venait même d'être papa - un événement positif – cependant, le fait d'avoir des responsabilités a été très difficile à vivre. François précise que lorsqu'il est devenu père. Il est à nouveau beaucoup dans les émotions, il s'est rendu compte qu'il n'a peut-être jamais autant aimé et eu aussi peur, quand il est devenu père, c'est ce qu'il a ressenti. Heureux et terrifié à la fois d'être devenu père, c'est le monde qui lui a paru terrifiant pour son petit garçon. François libère des larmes qui soulagent. Tout au long de cette évocation du passé, la naissance de ses enfants, François répète l'amour et la peur ressentis de manière concomitante à la naissance de ce premier enfant.

Je demande alors à mon client si à sa naissance à lui, quelque chose se serait passé. François ne voit pas, non.

Alors je passe à l'enfance, François a-t-il été un enfant heureux ?
Avec sa mère, c'était difficile, la mère n'allait pas bien, elle a toujours été dépressive durant toute son enfance mais elle était proche, il se souvient très jeune que déjà, elle prenait des cachets. Sa mère avait beaucoup d'amour mais peut-être qu'elle ne pouvait pas exprimer tout l'amour qu'elle portait à l'intérieur à ses enfants ? Elle aussi avait un problème d'alcool. François a un frère et une sœur et c'est la grande sœur qui s'est suicidée l'année dernière.

À l'évocation du suicide, François est à nouveau bouleversé. Je l'invite à faire le lien entre son enfance et la peur ressentie pour son premier enfant, surtout le premier.
Nous apprendrons qu'il s'est mis à boire régulièrement deux mois après la naissance de son premier enfant. Avant cet événement, François faisait beaucoup de sport et buvait occasionnellement.
Ici, on constate un trouble de l'attachement évident avec une mère dépressive, et plusieurs traumatismes : le suicide de la sœur, et la naissance du premier enfant.

Retour sur le présent. François est en arrêt de travail à cause de l'alcool depuis 15 jours.
Depuis 15 ans, François a-t-il essayé de faire quelque chose pour arrêter de boire ? Non, il n'a jamais rien tenté parce qu'il était persuadé que c'était quelque chose de normal. C'est seulement depuis quelques mois qu'il a pris conscience que c'est un problème. C'est la femme qu'il a rencontré qui a mis le doigt dessus mais c'est vrai qu'il voyait les choses différemment, par exemple, reprendre une bière après le dîner, pour lui, c'était normal, c'était devenu une habitude mais pas pour sa petite amie qui ne comprenait pas pourquoi.

Après la prise de conscience, il lui a fallu encore quelques mois pour prendre sa décision : rappelez-vous les 6 différentes phases de la dépendance !
« Ne plus être esclave de cette saloperie », cela dit « comment va-t-il faire car c'est le seul truc qui l'apaise, l'alcool » ! Ça le calme des angoisses qui se sont multipliées depuis un an. Le suicide de sa sœur. Elle ne buvait pas, elle a pris des cachets. Une sœur très proche de lui. Les paroles sont interrompues par le flot de larmes. Le sujet de la sœur ne sera pas repris dans l'immédiat. Je décide de faire le travail avec toutes les parties de lui-même, conscientes et inconscientes.

Travail sur les leviers de motivation
Et à la question : en quoi est-ce important cet objectif de ne plus boire ?
Voici la réponse :
Parce qu'il n'est plus jamais dans son état normal.
C'est quoi un état normal ? Se lever le matin et avoir envie de faire plein de trucs depuis qu'il a rencontré sa nouvelle amie, elle lui a donné l'envie de faire des choses mais ça lui demande une volonté… Une vie normale, c'est faire plein de trucs, être fonctionnel sans avoir besoin de ça. Et quoi d'autres ? Reprendre sa vie en main, faire d'avantages de choses, des choses comme s'installer avec son amie et ses enfants, ne plus mettre son pognon là-dedans.
Nous travaillons sur les leviers de motivation et ils sont nombreux !

Pour François, les premiers signes concrets qui lui montreront qu'il a changé, c'est ne pas rentrer le soir avec cette envie. Et se sentir moins mal en se réveillant le matin, plus calme et plus serein. Il peut encore sentir un peu le calme quand il accompagne son grand à l'athlétisme, un samedi sur deux. Donc, il connaît ces états où il est plus serein, plus calme, ça lui arrive parfois, il arrive encore parfois à le ressentir, il y a une partie en lui qui sait se sentir plus calme, plus serein.
Pour réaliser ses projets, il souhaite retrouver la confiance, il aimerait aller à la montagne, emmener ses enfants à la montagne, partir à la montagne avec son amie et ses enfants mais il ne peut pas l'imaginer

pour l'instant, ce serait trop beau, d'abord s'installer, ce serait déjà très bien : il n'a plus de domicile depuis le divorce.

Quelles sont les ressources de François qui vont rendre ce changement plus facile ? Il a fait plein de choses dans sa vie. Il s'est occupé de ses garçons. Il a toujours été proche de ses garçons, présent malgré les difficultés, il a toujours favorisé le dialogue, essayé de transmettre, le sport et la musique entre autres. Il est persévérant. Il a cette qualité, mais il a du mal à le reconnaître, il ne s'aime pas beaucoup.
Quels sont alors les obstacles au changement ? De fausses croyances ou bénéfices secondaires, comme « penser qu'on est plus amusant, plus bavard et de meilleure humeur quand on boit ! »

Proposition préalable de travail pour se libérer de l'anxiété : cohérence cardiaque pour activer les hormones du bien-être et faire baisser le stress et l'anxiété. L'idée, c'est de retrouver naturellement en soi calme et sérénité. La cohérence cardiaque fait partie intégrante de la méthode ADIOS. Il est recommandé de pratiquer chez soi tous les jours dès que le stress, l'anxiété ou l'envie de boire sont présents.

Retour sur les obstacles au changement.
Séquence EFT sur les peurs d'échouer, de ne pas réussir, d'échouer et le pire : d'en mourir. La séquence abordera également toutes les émotions liées à la peur, la colère de ne pas y arriver, la culpabilité, la honte… La dépendance à l 'alcool est un comportement qui l'empêche d'avancer, il sabote tout.

Une séquence d'EFT avec travail sur les inversions psychologiques.
Je demande à François de répéter ses pensées négatives et croyances limitantes : « on ne peut pas me faire confiance » et maintenant la pensée qui pourrait vous faire du bien, même si vous ne la pensez pas vraie pour l'instant : « je suis quelqu'un de bien ».

Trop de peur empêche d'avancer, d'atteindre son objectif. Cette séance EFT sera enregistrée afin que le client puisse pratiquer chez lui.

Le but de la méthode ADIOS est en effet de rendre les personnes autonomes et à même de faire quelque chose pour eux, quand ils sont seuls face à eux-mêmes.
Vous aussi, si vous avez un problème avec l'alcool, vous pouvez l'expérimenter. Surtout, n'oubliez pas d'évaluer avant de commencer votre séance de stimulation des points votre niveau de gêne, d'inconfort ou de stress afin de mesurer les résultats.

Séquence EFT complète :
Même si j'ai peur d'échouer, je m'accepte tel que je suis et comme je suis
Même si j'ai peur d'échouer, j'ai du mal à y croire, je m'accepte tel que je suis
Pour l'instant j'ai peur d'échouer, même si j'ai peur d'échouer, je m'ouvre à la possibilité de m'accepter tel que je suis et comme je suis et je me pardonne
Je n'y crois pas
Je pense que je ne suis pas capable
J'ai peur de ne pas y arriver
C'est normal que je ressente tout ça
J'ai peur d'être en échec
J'ai peur de ne pas réussir car pour l'instant je n'ai pas réussi
J'ai peur parce que pour l'instant je n'ai pas réussi
Il y a toute cette colère en moi
Toute cette colère dans mon corps
Toute cette colère dans mon cœur
Toute cette colère dans mon esprit
Toute cette colère contre moi car j'ai peur de ne pas y arriver
C'est normal que je n'y sois pas arrivé jusqu'à présent parce que je n'avais pas conscience de mon problème
Je n'avais même pas conscience que c'était un problème
Je pensais que c'était normal
Je ne suis pas la maladie
Certains pensent que c'est une maladie mais je ne suis pas une maladie

Je suis l'espace qui a accueilli ce comportement à un moment donné de ma vie
C'est un comportement qui m'a été utile à un moment donné, peut-être qu'il a servi à quelque chose dans le passé, apaisé quelque chose en moi et il y a en moi une partie qui le sait
Aujourd'hui, je m'ouvre à la possibilité de changer, d'évoluer, de me libérer de tout ça, parce que ça m'a bouffé ma vie, n'est-ce pas ?
Je n'ai plus d'envie pour faire des projets dans ma vie
Je bouffe mes économies, ma santé
Toutes ces peurs en moi
Toute cette colère en moi
Parce que pour l'instant, je n'ai pas réussi en même temps, je n'ai pas essayé mais aujourd'hui je suis prêt
Aujourd'hui j'ai pris la décision de me libérer de tout ça, de me libérer de la dépendance
Je libère et je lâche tout ce qui est à l'origine de cette situation
Je ne suis pas la dépendance
Je suis l'espace qui accueille cette dépendance
J'ai toujours peur d'échouer
C'est normal
C'est normal que j'aie du mal à y croire
C'est normal que j'aie du mal à y croire parce que je ne me fais pas confiance, alors on ne me fait pas confiance
Alors je m'ouvre à la possibilité de pouvoir me faire confiance, de croire en moi
J'ai toutes les ressources en moi
J'ai toutes les ressources en moi, les capacités pour pouvoir le faire, pour pouvoir réussir
Même si j'ai du mal à le reconnaître
Il y a une partie de moi qui le sait
J'ai fait plein de belles choses dans ma vie donc je suis encore capable de faire pleins de chose
Je m'ouvre à la possibilité de franchir un cap, pouvoir être celui que je suis au fond de moi, pour moi et ceux qui m'aiment, ma compagne, mes enfants

C'est normal que j'aie du mal à y croire parce que je ne me fais pas confiance, alors on ne me fait pas confiance
Alors je m'ouvre à la possibilité de croire
J'ai toutes les ressources en moi les capacités pour pouvoir faire, pour pouvoir réussir
Alors je m'ouvre à reconnaître que je suis quelqu'un de bien, que je suis capable, j'ai fait plein de belles choses dans ma vie
Je m'ouvre à la possibilité de me faire confiance pour réaliser tous mes projets, tous mes objectifs pour moi-même et tous ceux que j'aime, mes enfants, ma compagne.
La peur d'échouer qui était à 10 est descendue à 5 en 5 minutes, ainsi que la colère. Puis séquence de clôture par le biais de la Technique de Stimulation Bilatérale Hypnotique (TSBH).

François constate qu'il a fait un grand pas en avant.
Je lui confirme qu'il a toutes les ressources pour se libérer, bien se faire confiance et le remercie ainsi que son inconscient d'avoir fait tout ce travail pour lui.

Préconisations :

- ✔ Baisser le taux d'alcoolémie des bières
- ✔ Faire les exercices (séance EFT enregistrée et cohérence cardiaque)
- ✔ Prendre un complément alimentaire (Kudu) pour aider au sevrage progressif
- ✔ Consulter un médecin

Comme vous l'avez constaté, les personnes sont terrifiées quand elles arrivent, il y a beaucoup de stress et quand elles sortent de la séance, elles se sentent vraiment libérées !

La **méthode ADIOS** part du principe qu'à l'origine d'une dépendance, il y a soit un traumatisme, soit un trouble de l'attachement, soit les deux, vous l'avez compris. Dans ce cas précis, il y a un trouble de l'attachement avec la mère dépressive et alcoolique

et le traumatisme avec le suicide de la sœur, ce qui a accéléré la détresse.
Les plus grands freins sont parfois les personnes de l'entourage, en effet, sa compagne est peu encourageante dans son cas.

Deuxième séance
François ressent beaucoup de fatigue, précise qu'il va toujours au frigo'. Mais il a modifié quelque chose dans ses habitudes : il boit des bières moins alcoolisées. De plus, et c'est un résultat comptable : il boit 5 bières au lieu de 6. Résultat qu'il juge insuffisant ! Je l'encourage à être bienveillant avec lui-même. C'est noté, il ne boit plus dès le matin et il a pratiqué chez lui les exercices respiratoires de la Cohérence Cardiaque ; mais dans un sourire avoue avoir connu une 'petite rechute' : « un soir qu'il n'était pas bien, vraiment pas bien, il en a pris une sévère ! ».
Je souligne bien-sûr tous les points positifs et les progrès réalisés et François enchaîne avec force et objection. Cela dit, la veille, il a réussi à passer une bonne journée et ça faisait bien longtemps que ça ne lui était pas arrivé : sortir avec ses enfants et passer une bonne soirée avec son amie même si ce partage lui demande un effort phénoménal. C'est surtout quand il se retrouve tout seul avec lui-même qu'il ne résiste pas à l'appel de l'alcool.
Intensité du problème qu'il mesure à 9.
L'envie de boire est associée à l'image de canettes dans le frigo ; le pire pour François fut la journée où il s'est noyé dans l'alcool… mots qui seront réutilisés tels quels lors d'une nouvelle séquence EFT et TSBH pour concilier les contraires, la partie forte de François qui veut arrêter l'alcool et une autre qui ne veut pas.
J'encourage François, qui se sent plus détendu, à répéter les séquences EFT, une à trois fois, pour faire diminuer l'envie, et les pensées et les émotions qui y sont attachées afin de laisser venir une nouvelle façon d'être. Encore une fois, Sarah ne vous demande pas d'être à zéro, seulement diminuer les bières, passer de 5 à 1 désormais.

Pour aller encore mieux et créer davantage de détachement sur l'image des canettes dans le frigo et les pensées qui attachent François à l'envie de boire, je propose de travailler avec la Technique des 5 phrases qui appartient à la grande famille de la Psychologie énergétique. Cette technique a pour but de dissoudre les énergies figées et de dégager la ou les images obsédantes de l'espace personnel. Plus on répète les phrases, plus on crée du détachement et plus on se libère de l'envie.
À l'image des canettes dans le frigo et sur la pensée associée, François se dit : *« je vais m'en boire une, ça va me faire du bien »* ; on travaille sur l'image et sur la pensée.
Les phrases sont répétées plusieurs fois, à plusieurs reprises lors des sessions. L'image des cannettes qui était partout, devant et derrière est désormais devant lui. L'image obsessionnelle se stabilise ; l'emprise diminue. J'invite toujours la personne à observer le changement, avant et après les séquences de travail.

À cet instant de la séance, je précise à François que jusqu'à présent, le travail effectué a porté sur le symptôme et que peut-être maintenant, ensemble, ils pourraient aborder l'anxiété ou l'angoisse à l'origine de l'envie. Aussi un travail de détachement est proposé à François par rapport à la grande sœur, la personne la plus proche de lui, tristesse à l'origine de la dépression. La tristesse et son cortège d'émotions douloureuses telle la colère d'être encore ici, *« pourquoi elle et pas moi ! »*, la honte par rapport à ses propres enfants de songer à pareilles pensées etc.

Précisons que le travail de détachement n'annule pas les sentiments que l'on porte à la personne décédée. Suite à ces séquences éprouvantes sur le plan émotionnel, une séance d'hypnose destinée à redonner des ressources à la personne est proposée et enfin une futurisation sur un nouveau comportement.

Troisième séance
François est toujours en arrêt de travail, cependant son objectif est atteint : il est passé de 5 bières à 4. Rappelons qu'il est parti de 6 bières

voire plus. Ce sevrage progressif ne le remplit pas de joie alors que c'est visible, il a changé, son visage est tellement moins rouge et moins gonflé, son visage est désormais celui de quelqu'un en bonne santé. Il mentionne sa honte… honte de boire encore. D'ailleurs son entourage ne comprend pas pourquoi ce sevrage n'est pas radical et définitif. Parfois, l'entourage prend le relai du critique intérieur et n'est vraiment pas aidant pour celui qui fait le travail !
Une grande partie de la séance sera consacrée à la motivation de François qui tombe parfois dans des trous ; et nombreux seront les moments dans le parcours consacré à revenir sur les objectifs de François.

Apprendre à gérer ses émotions, travailler sur les leviers de changement
Arrêter de boire pour retrouver la santé, faire du sport, reprendre les bonnes habitudes, se promener avec son amie, partager du temps avec les enfants, son amie, ensemble, aller mieux moralement.
Je lui demande alors s'il sait comment c'est d'aller mieux. Oui, il sait : « c'est déconner ». J'insiste sur cet aspect, qu'est-ce qui le porte dans la vie ? « Le sport, dit François, m'a peut-être aidé à supporter pendant des années. » Voilà mais l'idée là, c'est d'explorer comment c'est pour lui, François de se sentir bien, car François a oublié.
Puis qu'est-ce qu'il l'a fait souffrir cette semaine, qui a ralenti le processus de changement ?

« Voir souffrir ses parents. Déjà qu'ils ne vont pas très bien, il s'en veut de leur rajouter ses problèmes : ils auraient plutôt besoin d'avoir un fils qui va bien. Sa mère est à plat. Il reconnaît qu'à une époque, il avait déménagé pour mettre de la distance entre lui et sa mère. »

Afin que François soit beaucoup moins affecté par ses parents, je propose un travail de détachement sur la mère et le père afin que la culpabilité liée à ses parents n'envahisse plus autant son espace personnel et que François puisse retrouver plus d'énergie, d'envie, de désir et de santé.

Je précise que le travail porte autant sur le symptôme, l'envie que la souffrance : un travail préparatoire pour la Reprogrammation Mentale rapide par rapport au comportement.

Quatrième séance

François se sent beaucoup mieux ; appréciation confirmée par l'entourage, la famille et les collègues. En effet, François a repris et le travail et le sport, il se sent davantage vivre.

Au niveau de l'alcool, il arrive à tenir un jour sur deux sans boire de la journée, ne boit plus jamais le matin. Le soir, il boit encore deux à trois bières. Il a retrouvé la faim, certes il s'est forcé un peu à manger dès le matin et fut surpris tous ces derniers jours à se réveiller en ayant plus faim que soif.

Appliqué, il fait ses exercices tous les jours, il pratique tous les jours sans exception Cohérence cardiaque et EFT. Sarah l'encourage à pratiquer l'EFT le soir sur l'envie quand il est assailli par des angoisses liées à la situation actuelle. Quand il rentre du travail, il connaît l'ennui et l'alcool est sa récompense.

Adolescent, il se souvient que le sport était sa récompense des années durant, pendant tout le collège et le lycée. Peut-être qu'il y a encore une partie de lui enfant qui est dans l'ennui et la solitude. Une partie qui a oublié. Une mère dépressive n'est peut-être pas très présente pour ses enfants ?

François a honte de boire, il n'arrive pas à se contrôler et c'est l'estomac qui trinque : ça serre et ça se contracte, avec du rouge partout. Ce stress se charge aussi en pensées. Et, honte aussi, il n'a aucune confiance en lui, et en peur, la peur de ne pas y arriver. Je lui rappelle qu'il est quelqu'un de bien et qu'il fait du mieux qu'il peut. De nombreux recadrages seront apportés dans cette nouvelle séquence EFT sur l'envie de boire et la charge mentale qui l'accompagne. Pour le moment, la bière est encore une récompense.

La séquence EFT glisse sur l'ennui, cette émotion profonde peut-être à l'origine du comportement. L'ennui ressenti enfant adolescent, surtout adolescent quand il déjeunait seul le midi, qu'il rentrait du collège et que sa mère dormait. Il y a une partie en lui qui a oublié la

solitude, le vide, l'ennui. Aussi derrière cette compensation, il y a cette intention positive : le protéger de l'ennui et son cortège de sensations douloureuses, négatives.
Rappelons-nous de ce que François avait dit du sport : ça permet de supporter. Quoi ? Toute cette douleur, tout cet ennui.
Petit à petit, le travail proposé au client va porter sur le trouble de l'attachement à la mère dépressive.
À nouveau, je propose un travail de détachement sur les nouvelles images et les nouvelles pensées liées à l'envie. Ce qui déclenche l'envie. L'idée c'est de corriger l'image liée à l'envie, voir ce qui change à l'intérieur : maintenant quand il a envie c'est lui qu'il voit en train de prendre une canette. Comme il fait des efforts, c'est sa récompense, ainsi il se sentira moins stressé et il pourra dormir.
On évalue toujours avant et après l'envie de boire ou l'intensité du problème pour que le client prenne conscience du changement réalisé rapidement avec la séquence de travail.
La préconisation est de pratiquer le soir aussi quand l'envie est présente afin qu'elle diminue et qu'elle disparaisse complètement.

Hypnose pour le changement de comportement, reprogrammation du comportement où il sera question d'aller chercher toutes les intentions positives liées à l'ancien comportement « boire de l'alcool » et de faire appel à la partie créative de l'inconscient pour proposer de nouvelles solutions alternatives en respectant les intentions positives et les valeurs telles le bonheur et la santé.

Cinquième séance
François a repris le travail et là-bas, on le laisse tranquille, on lui fiche la paix. Il boit une à deux bières par jour, toujours le soir. Ce qu'il fait pour lui : tous les exercices préconisés pour s'apaiser.
Il se dit sorti d'affaires quand il sera bien stabilisé, qu'il ne se focalisera plus sur l'alcool, qu'il retrouvera la liberté et le plaisir de faire des

choses plus utiles pour lui. Je lui propose d'utiliser l'hypnose pour créer d'autres routes et poser le sens interdit sur l'autoroute de l'alcool. Ses motifs d'inquiétude tournent autour de sa mère ; aussi le travail se poursuit-il autour de la mère, devenue alcoolique quand il eut 12 ans, à la mort du 4ème enfant, un enfant mort à la naissance et comme nous l'avons déjà dit, elle prenait déjà des médicaments et peut-être qu'elle buvait déjà un peu. Et alors qu'il déjeunait avec elle le midi, il était seul. Elle lui glissait des feuilles sous l'oreiller, des feuilles de détresse. « Elle avait des secrets pour mon père qu'elle n'avait pas pour moi ! »
Une séquence EFT est à nouveau proposée sur le manque, le fait qu'il était seul : personne à qui parler, le manque et le vide (trouble de l'attachement évident dans ce cas) puis Matrix Reimprinting.
François fait maintenant le lien direct entre le manque affectif et la compulsion à l'alcool. Probablement est-ce antérieur à l'âge de 12 ans, François ne s'en souvient pas ; son inconscient le sait mais lui il a oublié !

Sixième séance : François va bien, il s'est remis au sport, il pratique les exercices préconisés, il n'a plus envie de boire, il est fier de lui. À présent, François est prêt pour poursuivre le programme : la reprogrammation de l'inconscient et amplifier les ressources : poser un sens interdit sur l'autoroute de l'alcool. « Plus jamais ça » ! François s'en retourne confiant et serein.

La thérapie est terminée, une dernière séance de contrôle est préconisée quelques semaines plus tard de manière à valider l'état d'être de François et le sevrage de manière définitive.

Cas de Marie (Alcool et tabac)

« Que dire d'une personne qui nous a sauvé la vie ! »
Belle femme, 50 ans, yeux verts, d'une grande sensibilité et finesse, Marie buvait depuis très longtemps, depuis l'âge de 25 ans. Je l'ai rencontrée au moment où elle se séparait de son mari avec qui elle avait été vraiment malheureuse. Marie buvait pour oublier l'emprise menaçante de cet homme. Elle assumait tous les aspects du mariage : l'éducation des enfants, le financement de la maison et du ménage… Et en plus, cet homme la maltraitait.

Un jour, Marie se saisit d'un prospectus qui traînait à la boulangerie, entre cours particuliers et gardes d'enfants, sur lequel elle distingue deux mots : Hypnose et Addictions. Elle appelle le cabinet, expose sa situation et elle entend une voix qui lui répond : *« Je peux vous sortir de là ! ».*

Marie fut étonnée qu'on puisse lui dire qu'on allait la sortir de là. Elle vivait dans une grande solitude, seule avec ses deux enfants, les gens ignoraient qu'elle buvait, du moins c'est ce qu'elle pensait.
« Boire, dit-elle, me mettait dans un espoir, un état jovial ». Je buvais, précise encore Marie, pour faire des choses, comme par exemple, diriger un orchestre, donner des cours, chanter, ce que je n'imaginais pas sans alcool. »

Comment vivre sans alcool ? C'est une question récurrente pour elle. Marie n'a plus le choix, elle sait qu'elle ne peut plus continuer ainsi, elle est au bord du précipice. Si elle veut continuer à s'occuper de ses enfants, elle doit impérativement s'en sortir. Elle est au clair avec les raisons pour lesquelles elle veut arrêter l'alcool :

- Être un modèle pour ses enfants
- Être fière d'elle
- Faire des économies (alcool + tabac : 250 à 300 euros/mois)
- Éviter surtout la pire des conséquences du fait de boire.

En effet, les enfants sont au cœur de ses motivations : elle craint d'en perdre la garde avec le divorce. Elle subissait la violence de son mari qui lui faisait procès sur procès pour la faire déchoir de ses droits de mère.
Qu'est-ce qui a déclenché sa décision de se libérer enfin de cette dépendance à l'alcool ? Marie a pris cette décision radicale pour ses enfants.
En 3 ou 4 sessions, le problème avec l'alcool fut traité. À l'issue de la troisième session, elle achète une bouteille de whisky qui reste non débouchée sur la table. À l'issue de la quatrième session, invitée à un stage professionnel qu'elle encadre où l'on buvait des vins excellents, elle boit de l'eau.

Elle se sent fière :
« Plus que de la fierté, c'est un triomphe, une force retrouvée et puis tu vois la beauté de la vie… Avant, comme tu n'as plus aucune valeur, tu ne vois plus la vie, ce qui vit, le vivant et soudain tu vois la mer. »

Dans la foulée, je propose à Marie de se libérer du tabac dont elle est dépendante depuis 40 ans. Elle oppose de fortes résistances mais au bout de trois séances, elle finit par lâcher prise. En effet, elle n'imaginait pas non plus sa vie sans cigarettes, depuis le temps qu'elle fumait ; et paradoxalement, une fois libérée, elle se demande comment elle a fait pour fumer pendant tant d'années. Aujourd'hui, et depuis 8 ans, Marie n'éprouve plus aucune envie de fumer ou de boire, même dans des contextes propices à la tentation, par exemple en compagnie de gens qui boivent ou qui fument.

Marie réfute l'idée selon laquelle on reste fumeur toute sa vie même quand on a arrêté ; en revanche avec l'alcool, elle est plus mesurée : « Sentir l'alcool comme le rhum dans une glace, c'est terrifiant ! J'ai dû recracher très vite ! »
Dans ce cas, avec des résultats aussi positifs, on peut vraiment parler d'une réussite exceptionnelle.

Elle commence à s'affirmer. Ce travail agit dans tous les domaines de la vie d'une personne, et on le constate a posteriori, au fur et à mesure que le travail avance.
Marie aime à dire qu'au-delà des techniques au demeurant très douces par rapport à la violence d'une addiction, elle est touchée par la voix de la praticienne :
« C'est surtout la force de conviction de Sarah, sa foi dans des techniques auxquelles elle croit, auxquelles elle donne un sens. Je me sentais aussi comprise, écoutée et rassurée quand Sarah me disait *« j'ai une technique spéciale pour vous »* ou alors *« j'ai une phrase pour vous »*.

La méthode ADIOS est en effet adaptée à chaque personne en fonction de sa problématique car chaque cas est différent même s'il s'agit de la même dépendance.
Marie insiste aussi sur le retour des sensations, alors qu'elle ne ressentait plus rien car elle était totalement dans « un no man's land ».
Arrêter l'alcool et le tabac, pour Marie, ce n'est pas seulement se libérer, c'est aussi retrouver ses forces et redonner un sens à sa vie !
« On a l'impression qu'elle tire un fil ou deux qui te ramènent à la surface ».

Avec Marie, très abîmée par son mari, qui ne cessait de la dévaloriser, j'ai beaucoup travaillé sur l'estime de soi avec la psychologie énergétique et avec l'hypnose pour créer un changement de comportement. En effet, l'hypnose permet de créer de nouvelles habitudes, de créer de nouveaux comportements, d'autres habitudes de vie.

Par ailleurs, au fur et à mesure des sessions, Marie observe des changements plus subtils, qui vont représenter de réels changements dans sa personnalité : elle qui était très effacée, un jour, elle ose répondre à la directrice de son fils. Elle s'affirme et elle en est très surprise !

Pour Marie, le regard des autres a changé, ils sont très impressionnés :

« J'ai fait quelque chose dont peu de gens sont capables, le fait de savoir que l'on peut changer, que l'on peut passer à autre chose, que l'on peut tout changer dans sa vie. Cela fortifie la foi en soi, c'est une preuve vivante, criante que le bonheur existe et que c'est un chemin magnifique qui n'a pas de fin » nous livre Marie.

Un vrai témoignage poignant !

Cas de Stéphane (Alcool)

Homme de 40 ans, ingénieur, Stéphane buvait depuis l'âge de 12 ans suite à la mort de sa mère et de sa sœur qui élevait ; coup sur coup, il a donc perdu sa mère puis sa sœur !
Est-ce bien utile de préciser que Stéphane subit un traumatisme lourd avec la perte de sa mère puis de sa sœur qui sont ses principales figures d'attachement et que dans cette histoire, l'alcool endort le chagrin dévastateur ? Dès le jour de l'enterrement de sa mère, il s'est mis à boire : *« être bourré pour être fort »* ; au Cameroun, précise Stéphane, l'alcool coule comme le lait. Sa devise à partir de ce moment-là devient la suivante : *« je ne faillirai jamais, je boirai toujours ».*
Dans son travail, parce qu'il sentait l'alcool - il buvait même le midi - on ne lui confiait plus aucune responsabilité. Il n'aurait pas pu les assumer. Il subissait une sorte de quarantaine.
« Un jour, en grande réunion, on m'a fait comprendre que je puais l'alcool ! »
Stéphane, de constitution solide, parce qu'il n'avait pas un nez en forme de fraise, pensait que personne ne s'en rendait compte. Vivant dans le déni, ce jour-là, il a honte ; l'émotion agit comme un déclencheur.
Chaque jour, en Afrique, il pouvait boire jusqu'à 8 litres de bière puis en France, pour éviter la goutte, 6 litres de vin rouge. Boire de l'alcool limite son potentiel et sa vie affective. C'est d'ailleurs sa femme qui l'envoie au cabinet. Sa femme, et il aime à le rappeler, ne lui fait aucun chantage du style : c'est l'alcool ou moi.
Cela dit, l'alcool est une barrière entre eux et Stéphane n'est pas disponible pour ses proches. Bref, il avait touché ses limites, écoutant sa femme, thérapeute de métier, qui avait repéré mes coordonnées sur internet.
Il écrit – « je vous ai bu sur internet au lieu de je vous ai vue sur internet ! », ajoute Stéphane, honnête et plein d'esprit.
Certes, il est volontaire mais dubitatif.
« Je vois cette petite dame, et je me dis aussitôt, celle-là, elle ne m'aura pas ! Les gens qui boivent me comprendront ! »

Malgré de fortes motivations, il n'y croyait pas ; il faut dire qu'il avait tout essayé. En deux sessions, il parvient à s'affranchir de l'alcool.
« Comment elle fait ? Je ne sais pas ! »
Est-il nécessaire de tout comprendre ? Stéphane ressent le changement en lui très rapidement ; avec angoisse, il voyait la date de son anniversaire approcher et redoutait de replonger : cette fois-ci, il prendra du Coca-Cola.
Avec Stéphane, j'ai essentiellement travaillé sur le deuil de sa mère et de sa sœur. Un traumatisme est bien souvent lié à une perte, perte d'une personne, d'un travail, de la santé, d'argent… Quand il y a perte de quelque chose, cette situation crée de l'énergie figée ; j'ai donc utilisé des techniques particulières comme la Logosynthèse pour fluidifier l'énergie figée et faire en sorte que l'énergie circule à nouveau. Aujourd'hui, Stéphane est heureux, aussi bien dans sa vie personnelle que professionnelle et mène une vie harmonieuse au sein de sa famille.

Quant à son épouse, elle a enfin retrouvé l'homme qu'elle aime et dont elle est fière : ils ont enfin décidé de se marier et de le faire en grande pompe en Afrique ; autrefois avec l'alcool, ce n'était pas possible, après cette libération, tout était possible ! De nouvelles opportunités dans sa carrière se sont présentées à lui : il est donc à nouveau proactif dans ses projets. Touchée par le travail que j'avais fait avec son mari, son épouse a voulu à son tour aider les personnes dépendantes et a suivi mon enseignement. Formée à la méthode ADIOS pour traiter le problème de l'alcool, elle a ouvert un centre de désintoxication au Cameroun.

Cas de Rolande (Alcool et dépression)

J'ai rencontré Rolande en situation d'urgence à mon cabinet : elle a sonné, accompagnée de ses enfants alors qu'elle était en pleine crise. Au cours de l'entretien préalable où j'explique mon travail, je ressens une situation très tendue. Rolande est confiante alors que ses deux filles sont sceptiques par rapport à la thérapie que je propose. Rolande insiste tellement que je démarre immédiatement un travail thérapeutique alors que normalement, on laisse toujours une période de réflexion à la personne pour s'engager avec motivation et détermination dans le programme qui lui est proposé.

Rolande avait subi de graves traumatismes : à l'âge de huit ans, elle a vu sa mère mourir sous ses yeux et perdu en plus de sa mère, cinq autres membres de sa famille. Abandonnée puis violée par le père, elle grandit sans famille, ballotée de droite à gauche, chez une tante puis chez une autre où elle est traitée comme une *« Cendrillon »*.
Puis le mariage est arrivé :
« Croyant découvrir les clés du bonheur, j'ai découvert les clés de l'enfer ! ».

La maltraitance d'une partie de son enfance s'est reproduite dans son mariage. Elle subit là encore beaucoup de violence, verbale et physique. De cette union, naîtront six enfants. Elle finit par obtenir le divorce. Mais malheureusement elle n'est pas arrivée au bout de ses peines : soudain on lui annonce qu'elle a un cancer et qu'elle en a pour six mois à vivre. Comment peut-on survivre avec tant de malheur ? À la suite de tous ces événements, Rolande tombe en dépression et passe de psychiatres en psychologues :
« On me bourrait de psychotropes, puis un jour je découvre l'alcool et je trouve ça formidable. Le problème c'est que dès que j'avais bu un verre il m'en fallait un autre immédiatement jusqu'à faire une crise ! »

Yolande faisait des crises de delirium tremens, hallucinations au cours desquelles elle entendait des voix. Sa vie devenait un chaos. Ses enfants, inquiets, voient la situation se dégrader et cherchent autre

chose pour aider leur mère. En effet, elle a déjà consulté des addictologues qui n'ont pas trouvé de solution à son problème. Ils ont choisi l'Institut ADIOS.
Dans un premier temps, avec Rolande, j'ai travaillé sur le stress, l'anxiété et le sentiment de solitude qu'elle ressentait comme une oppression dans la poitrine. Avec beaucoup de détermination, elle applique avec assiduité toutes les préconisations.
« Avec Sarah, il ne faut pas croire, on ne fait pas que bavarder, on travaille ! » précise Rolande.

Dans un deuxième temps, j'ai travaillé sur la rage par rapport à son mari qui non seulement l'avait maltraitée toute sa vie mais avait également été loin dans la perversion jusqu'à ramener ses maîtresses à la maison ou encore manipuler ses enfants pour la détruire ! J'ai aussi beaucoup travaillé sur la culpabilité vis-à-vis de ses enfants.
Ensuite, un travail sur les douleurs qu'elle ressentait dans son corps fut nécessaire.

Rolande, guérie de son cancer, libérée de son addiction, a trouvé un travail et s'est découvert un talent pour la peinture. Aujourd'hui, elle a retrouvé une relation harmonieuse avec ses enfants ainsi que dans sa vie personnelle et professionnelle. Et c'est toujours avec beaucoup d'émotion que je repense à elle.

Cas de Delphine (Boulimique)

Pour Delphine, responsable ressources humaines dans l'administration, la nourriture et le poids ont toujours été une obsession. Au cours des différentes thérapies qu'elle a suivies durant toute sa vie, elle a compris que son problème était relié à sa mère, ce qui est généralement le cas avec la nourriture.

« La nourriture a toujours été un problème parce que j'ai toujours eu un problème avec ma mère ; elle voulait des enfants parfaits, minces, beaux et intelligents ; d'ailleurs, pour elle et dans son modèle du monde, elle ne mangeait que du fromage blanc à 0%. »

Enfant, Delphine est déjà traînée de médecin en médecin pour ses problèmes de poids. Adolescente, Delphine alternait entre des périodes où elle se remplissait et à l'inverse des périodes où elle ne mangeait plus du tout. Avec toujours le souci d'avoir en sa possession de la nourriture en réserve, elle volait dans les placards tout ce qu'elle pouvait pour le cacher dans sa chambre au cas où. Adulte, elle a suivi de nombreux régimes alimentaires. Malgré une opération de l'estomac où elle perd 50 kg, le comportement demeure anarchique.

Le déclencheur pour Delphine, c'est se poser sur son canapé le soir : c'est ce qui déclenche le besoin compulsif de remplissage, elle ne peut pas se poser sans penser immédiatement à la nourriture :
« Si je ne mange pas tout de suite, je deviens hargneuse alors je mange vite, vite jusqu'à me faire mal à l'estomac, puis je me fais vomir ».

La nourriture, pour elle, c'est de la douceur, du bien-être, c'est rassurant, apaisant.

La boulimie fut une obsession avec laquelle elle vécut longtemps jusqu'au jour où elle reprit espoir en découvrant notre Institut. En effet, Delphine, quand je la rencontre, s'est donnée deux objectifs : changer de vie et se libérer de la boulimie. Suite à un burnout et n'ayant plus rien à perdre, elle se lance corps et âme dans un master en ressources humaines dans le cadre d'un Fongécif.

Elle veut tout changer, elle ne supporte plus son travail, ne supporte plus son corps et rentre dans une véritable dynamique du changement à tous les niveaux de sa vie : « vous savez la boulimie, c'est dégoûtant, on vomit, on a une très mauvaise image de soi et il faut user de stratagèmes pour ne pas que les gens autour de soi s'en aperçoivent. ».

Delphine dont *« le temps est mangé »* par son obsession veut se libérer pour entamer sa reconversion et sa métamorphose.

Delphine est séduite par la méthode ADIOS pour deux raisons : thérapie brève et transformation furent les deux termes qui l'ont interpellée sur le site.

« J'en ai vu beaucoup des psychologues et des thérapeutes » dit-elle, *« moi je savais que le problème venait de mon enfance mais qu'est-ce qu'on en fait une fois qu'on sait ? Les psys mettent des mots sur le problème sans parvenir à le traiter ; un jour on m'a même dit que j'en aurais pour plus dix ans pour me libérer de la boulimie ! »*

Alors suivre un programme en thérapie brève, malgré des doutes, elle veut y croire.

Dans un premier temps, je travaille sur les émotions, les pensées négatives avec l'EFT, avec la Logosynthèse pour transformer ses croyances et dès la première session, elle enregistre déjà des résultats significatifs.

Delphine est déjà moins préoccupée par la nourriture.

Les pensées récurrentes sont :

- Je hais mon corps

- Je n'ai pas confiance en moi
- Je ne me contrôle pas
- Il y a quelque chose de cassé en moi

Des pensées associées à des émotions sous-jacentes qui dans son cas étaient la tristesse, le dégoût, la colère, la culpabilité.
On a beaucoup travaillé sur ses croyances et ses pensées négatives, ainsi que sur les déclencheurs et le changement de comportement.

Delphine, perfectionniste, brillante et à haut potentiel progresse en appliquant à la lettre toutes mes recommandations.

Delphine, qui aujourd'hui, arrive à manger normalement et qui a retrouvé sa confiance et son estime de soi, a réussi brillamment son Master en Ressources Humaines. Elle déclare fièrement :
« Il y a un avant et un après Sarah ! ».

Cas de Caroline (Boulimique)

Son objectif : *« reprendre ma vie en mains, se débarrasser de mes vieux démons. »*
Caroline a 21 ans, elle travaille chez McDonald's, elle n'aime pas du tout ce travail mais pour elle, c'est juste alimentaire.
Les problèmes avec la nourriture, elle les connaît depuis sa plus tendre enfance. Elle se qualifie d'enfant introvertie et colérique.
Dès l'âge de 5-6 ans, elle a des tocs alimentaires : *«je mettais 3H à manger. Cela ne plaisait pas trop aux parents mais ils ne cherchaient pas à comprendre pourquoi. Ils me punissaient et je devais soit finir très vite ma nourriture soit aller au lit sans manger !* » se souvient-elle.
Déjà à l'époque, la nourriture était un problème pour elle, un prétexte peut-être pour qu'on s'occupe d'elle. Elle avoue elle-même avoir beaucoup manqué d'affection et s'être sentie « rabaissée » dans son enfance.
Des crises de boulimie, elle en fait 3 par jour en général, et parfois plus… beaucoup plus que 10 crises par semaine, c'est sûr !

Elle a une vision très précise des mauvais aliments : transformés, pas naturels, industriels, des plats déjà préparés, des gâteaux industriels, et des aliments avec très peu de valeur nutritionnelle.
Quand il n'y a pas de crise, elle fait très attention à ce qu'elle mange et cuisine de bons petits plats comme elle dit.
Elle raconte : « vers mes 8-9 ans, j'avais énormément grossi, je mangeais beaucoup, ils m'ont accusé de faire n'importe quoi : *« t'es grosse et t'es grasse »* me disaient-ils.
Le plus difficile pour moi, c'était ce que me disait mon père. Mes parents ont très vite instauré une différenciation entre mon frère et moi : *« lui, il était bien, mais moi je n'étais pas bien ! »*

Au niveau intellectuel, quand je faisais mes devoirs à la maison, mon frère était doué en maths, il était adulé ; moi, on me disait, *« tu fais exprès, tu ne fais pas d'efforts »*. Je voulais trouver un sens logique à tout cela : *« tu fais et tu te tais »* et comme on ne m'expliquait pas, je faisais une crise de nerfs. Je me souviens, en primaire, ma mère essayait de m'apprendre les tables de multiplication de force. *« Lui, il était mis sur un piédestal et moi j'étais le vilain petit canard, lui il était félicité et moi j'étais fustigée. Cela m'a beaucoup fait souffrir pendant mon enfance. Mon père a toujours été violent physiquement et psychiquement et quand il a commencé à boire tous les jours, il s'enfilait une bouteille tous les soirs et les coups partaient plus facilement. Quant à ma mère, elle était d'une nature à se laisser faire, elle avait un côté mazo assez prononcé ! Je n'ai appris que bien plus tard que mon père avait été diagnostiqué bipolaire. J'avais beaucoup de colère et beaucoup d'incompréhensions à l'intérieur. »*

Toutes ces choses me donnaient de la haine, car tout partait en vrille à la maison.

« Et puis, c'est plus moi qui aidais ma mère que l'inverse : à partir de 9 ans, j'ai commencé à devenir la maman de ma maman ! Et toujours avec ce manque de confiance en moi ! »

Dans cette histoire, il y a malheureusement tous les ingrédients pour créer un énorme trouble de l'attachement : violence verbale et physique, différenciation dans la fratrie, rôle d'adulte joué par l'enfant, etc…

Il n'en faut pas plus à Caroline pour créer un important trouble de l'attachement dès son plus jeune âge qui va entraîner plus tard de grosses crises d'anxiété, de dévalorisation d'elle-même et ensuite de boulimie. Souvenez-vous, une différenciation même légère entre 2 enfants d'une même fratrie peut provoquer une énorme souffrance pour l'enfant ! Et en plus, des parents violents et déséquilibrés psychiquement… Cela fait beaucoup pour cette petite fille qui va jouer le rôle de parent pour sa mère !

Alors, effectivement il y avait beaucoup de travail à réaliser avec Caroline. J'ai commencé à me pencher sur ce sentiment de vide qui est un point commun à toutes les personnes qui ont un style d'attachement très Insecure.

Puis elle voulait retrouver de la confiance en elle, et l'estime d'elle-même, c'était essentiel pour elle. Nous avons alors beaucoup exploré ses pensées négatives qui tournaient en boucle avant de faire une crise : un travail spécifique sur les pensées, les déclencheurs, les images et les croyances limitantes peuvent changer la perception que l'on a vis à vis de soi-même mais aussi sur le comportement !

« Quand j'étais petite, il fallait que je sois parfaite et je ne l'étais jamais assez alors autant que je ne le sois pas du tout ! »

Je travaille beaucoup sur ce type de croyances autodestructrices et cette partie en elle auto-saboteuse.

Un travail a été entrepris sur les sensations du corps, les émotions, les images quand les crises sont sur le point d'arriver avec l'EFT, la Logosynthèse et la PNL également.

Et effectivement, on a travaillé aussi sur ces scènes violentes du passé et fait un travail aussi de résolution de conflit entre 2 parties, celle qui veut continuer et celle qui veut s'arrêter !
Je lui ai appris aussi comment faire taire les pensées en pratiquant des techniques de libération du mental par exemple en répétant comme un mantra *« Tout est faux »*, dès qu'une pensée négative arrive !
Et un jour, miracle, elle s'est mise à lister d'elle-même toutes les choses qui lui paraissaient naturelles quand elle était petite :

- Hypersensibilité
- Sensibilité exacerbée
- Créativité
- Lunaire (océan de pensées dans ma tête)
- Gentillesse
- Amour

Et c'est ce jour que j'ai réellement compris qu'elle commençait à aller mieux !

Nous avons continué à travailler sur ses anciennes croyances de manière à intégrer de nouvelles croyances plus positives pour elle. Progressivement, les envies de crise ont totalement disparu, son aménorrhée a disparu et elle est redevenue une vraie et belle jeune fille.

Elle a démissionné de son job chez Mcdonald's pour se construire une nouvelle vie, s'est réinscrite au Lycée pour Adultes pour finir ses études qu'elle avait abandonnées. Elle savait désormais qu'elle était sur la bonne voie et qu'elle prenait les bonnes décisions pour elle.

Nous avons terminé sa thérapie par une *« Mission de vie »,* un protocole spécifique pour redonner un sens à sa vie et travailler sur son arbre généalogique.

Aujourd'hui elle éprouve de la gratitude par rapport à cette thérapie qui l'a mise sur un nouveau chemin de vie. Elle a également la certitude qu'elle a sa place dans le monde.

Cas d'Oriane (Anorexique, Boulimique)

Comme pour toutes les autres histoires, et afin qu'il n'y ait aucun recoupement possible avec la vraie cliente, le prénom a été modifié : tout le reste est issu de la vraie réalité de la cliente !

Oriane a 26 ans, elle vit en couple et a déjà un enfant. Elle est conseillère culinaire et réussit professionnellement. Elle est anorexique-boulimique et elle oscille entre des périodes d'anorexie et des crises de boulimie. Elle a fait plusieurs séjours à l'hôpital qui l'ont traumatisée. Elle prend des anxiolytiques et des antidépresseurs. Elle a commencé à être anorexique à l'âge de 11 ans quand sa mère l' a abandonnée. (Pourtant, quand elle vient me voir pour la première fois, elle dit ne pas savoir pourquoi elle est devenue anorexique, y a un hic !) et elle s'est retrouvée à devenir la femme de la maison à 11 ans, chez son père, à devoir tout faire à la place de sa mère (elle avait un petit frère dont elle s'est occupée aussi) : « Pour être aimée, j'ai continué à être la gentille petite fille » (cf. le petit ange).

Sa mère était alcoolique et son père addict au sexe ; elle fait le même poids et la même taille qu'à l'âge de 14 ans (38 kg pour 1M55), elle n'a pas pris un gramme, ni un cm depuis l'âge de 14 ans ; voici le travail détaillé qui a été réalisé avec elle :

1ère Session :

Détermination d'objectif : détachement/ pensées aux images de nourriture

LOGO SUD = 10 ; paquets de gâteaux dans le placard à 1m ; j'ai du mal à y aller et j'ai du mal à me les représenter ; ça me paraît plus loin ; SUD = 0 ; envie de manger les gâteaux ; un cake ou muffin, il est tout proche de moi ; après 2ème séquence, j'ai du mal à le revoir ; envie de manger=2 ;

LOGO SUD = 10 ; *« tiens t'as faim, mange ce gâteau, fais-toi plaisir, tu en as envie mange-le »* ; la petite voix elle n'est plus là et je pense à autre chose ; l'envie de manger le gâteau n'est plus là.

2ème Session :

Une amélioration dès la 2ème Session, quelque chose a bougé. Pour la 1ère fois, il y a eu 2 ou 3 jours d'accalmie après la séance.
Séquence d'EFT sur le fait qu'elle s'interdit de manger autre chose que de la soupe et des fruits, sauf pendant les crises de boulimie.
Et nous travaillons également sur la croyance : *« j'ai le droit de manger des aliments interdits alors que je les aime »*
Travail en LOGO sur l'envie de chocolat Kinder. SUD passé de 10 à 2

3ème Session :
Elle continue à se faire vomir 3 fois par jour mais ses envies sont différentes. Elle observe ses envies qui changent et elle est surprise : elle a maintenant des envies de salé plutôt que de sucré. C'est normal, on travaille sur le détachement et donc tout ce qui est sucré. Elle prend confiance car elle se rend compte que certaines choses peuvent bouger très rapidement. On travaille sur la cible en EFT : même si je me fais vomir
Voici toutes les émotions négatives présentes : peur, tristesse, colère, honte, culpabilité, dégoût. Les cognitions négatives : je suis honteuse, je hais mon corps, je ne mérite pas, je ne suis pas comme les autres, j'ai dû faire quelque chose de mal, je n'ai pas confiance en moi, je ne peux pas exprimer mes émotions, je ne peux pas laisser tomber, je ne me contrôle pas, je suis faible, je ne peux pas faire ce que je veux, je ne peux pas y arriver, je suis impuissante, j'ai quelque chose de cassé en moi.
Nous avons également démarré un travail de résolution de conflit entre deux parties en hypnose.

4ème session
Dans l'ensemble, elle dit « ne pas aller trop mal ; toujours 1 à 2 crises par semaine alors qu'avant ça pouvait être 3 à 6 crises par jour ».
J'ai eu envie de faire une crise, j'ai tenu jusqu'à 17H (les crises commencent à s'espacer). J'arrive à les sentir arriver. Niveau alimentaire : je mange mieux »

« J'ai eu une prise de conscience, j'ai le même corps qu'à l'âge de 14 ans ».
Séquence d'EFT sur les croyances sur la nourriture.
Séquence de TSBH sur l'image du corps ;
Elle fait encore des crises de sucré, tout ce qu'elle ne s'autorise pas.

5ème Session
Les cibles EFT :

- Même si je m'interdis de manger entre les repas
- Même si j'ai peur de grossir et de devenir obèse.

6ème session :
Les changements : *« Je suis plus maître de ce qui se passe pour moi maintenant, je mange beaucoup plus lentement »*. L'idée de manger à heure fixe est complètement passée. **Le sentiment de fierté** ; et en même temps, depuis la fin de la semaine dernière, **sentiment de trahison, colère,** quand elle est stressée. Elle remange des choses du passé. Ce sont ces sentiments **de manque de reconnaissance, trahison et colère** qui lui font faire **des crises ;**

Cible EFT :
Même si je suis en colère et que ça me réactive les crises ;
Sensations : l'estomac noué ;
Émotions : colère, déception, trahison de ma propre famille.

Des révélations :
« Ma mère qui est partie sans nous prévenir ! J'ai été la mère de la famille »
« Mon Père était un obsédé sexuel qui nous mettait des films X alors que nous étions des enfants ; j'ai dû être l'adulte de la famille et je n'ai jamais pu être un enfant ; je crois vraiment que j'ai eu des attouchements sexuels ».

7ème session
« On ne m'a pas respecté dans l'enfance » : me dit-elle.
Ça vient vraiment de l'enfance. Je vais souvent sur des aliments qui me rappellent l'enfance (des Kinder par exemple). Au fond de moi, je

suis persuadée qu'il s'est passé quelque chose. Mon père est un obsédé sexuel, il est tout le temps en train de parler de sexe. Bizarrement, ma grande sœur est aussi boulimique et anorexique. Ma mère a été probablement abusée quand elle était jeune, et moi j'étais le vilain petit canard »

SUD=8/10 « Même si je suis en colère parce qu'on m'a fait du mal » (ma famille, mes parents, mes 2 sœurs). »
« Elle m'a laissé sombrer, elle m'a abandonné, elle n'a pas été présente quand j'avais besoin d'elle » !

Les croyances limitantes ou cognitions négatives à renverser :
- *Je ne mérite pas (de guérir, d'aller mieux, de réussir),*
- *On a toujours essayé de me couper l'herbe sous le pied,*
- *On m'a dévalorisé, « elle va replonger »),*
- *Je ne suis pas digne,*
- *Je ne suis pas comme les autres ».*

LOGO SUD = 10/10 ; colère : « un volcan au loin dans sa totalité ; je le vois plus je suis une plage avec l'eau ».

8ème session
LOGO 10/10 « tablette de chocolat blanc et magnum chocolat blanc » juste en face ;
LOGO SUD 10/10 ; problème de la boulimie ; « épée au-dessus de ma tête »
LOGO SUD = 8/10, Vrai = 8/10 ; « je ne mérite pas de guérir », plus vrai, donc ok ;
LOGO « Je n'ai pas le droit de guérir » J'ai le droit de guérir =10 ;
LOGO SUD = 10 ; mère ; sur mon épaule derrière ; SUD=8 ; après 1èreséquence, elle est toujours là derrière ; Après 2ème séquence, ensuite, elle est devant moi ; puis elle s'en va, il reste une ombre ; elle a été aspirée ; SUD = 1 ;
J'ai l'impression d'être dans la lumière ;
LOGO SUD = 7/10 ; la sœur Sandrine en face de moi ; SUD=0 ;

Oriane repart apaisée et sereine ;

9ème session
Debriefing : Motivation = 8/10 ;
Les doutes et les peurs = 2/10 :
En Colère (10/10), contre mon père -> il m'a appelé la semaine dernière et pour m'inviter ; Il essaie de me rabaisser -> ça m'a attristé, ça m'a mis en colère ; je me suis mise à refaire des crises de plus belle ; je ne suis pas capable de lui dire ce que je pense ;

Séquences EFT

- Même si je suis en colère contre mon père ;
- Même si je suis encore boulimique

Émotions négatives :
Le désespoir, la fatigue, la peur, la tristesse, la colère, la culpabilité
Sensations négatives : j'ai mal au ventre ;
Cognitions négatives : je fais du tort à tout le monde, je hais mon corps, je ne mérite pas et je ne suis pas comme les autres ; j'aurais dû faire quelque chose, je n'ai pas confiance en moi, je ne peux pas me protéger, je ne peux pas exprimer mes émotions, je ne peux pas laisser tomber, je ne me contrôle pas, je ne peux pas agir là-dessus, je ne peux pas faire ce que je veux, je suis impuissante
Cognitions positives : je peux faire ce que je veux, je peux me contrôler, je peux avoir confiance en moi, je mérite, je peux reprendre le contrôle de ma vie

10ème session
Combler un vide temporel et physique ; l'ennui et le vide ;
Le vide : j'étais dans la chambre avec ma mère et quand elle est plus là, c'est cette sensation de me sentir seule ; cette sensation d'être mise à l'écart dans plusieurs situations ;
8/10 séquence EFT même si je ne supporte pas l'ennui et le vide ;
Puis MATRIX sur la scène du passé ;

11ème session
Elle dit aller beaucoup mieux, les crises s'espacent de plus en plus ;
Une session de MATRIX des scènes du passé a suivi ;

Bien qu'elle aille de mieux en mieux, elle m'annonce qu'elle fait un break dans la thérapie et tombe enceinte sans aucun traitement hormonal : ce qui est une très bonne nouvelle pour elle ;
Quelques sessions supplémentaires de suivi et de consolidation du travail auraient été nécessaire et une séance Matrix du futur aurait été la bienvenue !

Aux dernières nouvelles récentes, son bébé n'a pas réussi à être réanimé à la naissance au mois de janvier, mais elle dit que concernant son anorexie-boulimie, elle va bien ; elle remange normalement et n'est plus obsédée par la nourriture ; il lui arrive de temps en temps de repenser à ses crises du passé, mais c'est de plus en plus rare ! Elle souhaite revenir pour travailler sur la perte de son bébé mais n'a pas pris le temps de revenir à ce jour !

Cas de Thomas (Alcool)

Thomas est célibataire, c'est un brillant artiste comédien qui aime son métier d'acteur au théâtre.

Il dit avoir plus des problèmes de riche que de pauvre car il a de la chance d'avoir toujours du travail et il est plutôt obligé d'en refuser plutôt que d'aller en quémander. Au-delà de monter sur scène pour différentes représentations avec sa troupe, il enseigne l'improvisation dans une école reconnue dans son domaine et qu'il dirige depuis de nombreuses années.

Son objectif est d'arrêter de boire de l'alcool. Il se dit être dans une démarche active pour l'arrêt de l'alcool, il se sent prêt et a confiance en nous, en notre Institut malgré quelques réticences au départ.

Il se souvient avoir beaucoup bu quand il était adolescent en voulant tester ses limites. Il allait de plus en plus loin quand il faisait la fête avec ses amis ; il dit qu'il a commencé à boire pour s'amuser, pour le plaisir, pour l'ivresse.

Il pense avoir eu « une enfance chouette » comme il dit, cependant il dit de sa mère qu'elle n'était pas très démonstrative en paroles d'amour ou en câlins. (Il n'en faut pas moins pour créer un trouble de l'attachement important pour un bébé et un enfant !)

Il boit 2 litres et demi de bière par jour régulièrement tous les soirs à 18h, avant le spectacle et systématiquement dès qu'il y a quelque chose à dire ou à fêter avec ses compagnons de spectacle.

Il a été capable d'arrêter de fumer il y a quelques mois, et il en est vraiment fier et dit vouloir en faire autant avec l'alcool. Cependant, il sent qu'il a sérieusement besoin d'être accompagné cette fois-ci.

Travail sur les leviers de changement

En quoi c'est important ce changement ?

- Une satisfaction personnelle, une envie de changer ;
- Changer le rapport au temps, aux loisirs, aux gens ;
- Être en meilleure forme ;

- Retrouver ma liberté ;
- Le sentiment d'être sur fausse route (une fausse voie) ;
- D'être plus vrai dans le rapport à l'autre ;
- Je voudrais reprendre le contrôle de ma vie ;
- Une valeur importante pour moi, c'est la santé, car je sais que ce n'est pas bon pour le cerveau ;
- Je me lève le matin et je ne sais pas ce que j'ai fait la veille.

Les raisons et les excuses pour lesquelles vous buvez :

- Habitude
- La recherche d'ivresse -> l'absence de contrôle, car je contrôle beaucoup autrement ;
- Je fais de l'improvisation pour rechercher l'absence de contrôle ;
- L'alcool est joyeux pour moi et ce n'est pas si simple de s'en défaire ;
- Je me sens timide, vulnérable, méfiant, pudique ;
- Le métier de comédien m'a rendu extraverti, l'alcool m'a aidé ;
- La volonté de ne pas souffrir ;
- Pour fuir tout ce qui peut faire mal ;
- Quelqu'un de douillet physiquement ;
- Pour éviter les choses qui me dérangent ;
- Je ne vais pas aller dans les situations dangereuses ;
- Dès que c'est compliqué, je prends de la distance plutôt que de la confronter.

Ici, on reconnaît clairement le comportement et l'attitude d'une personne ayant un trouble de l'attachement avec le profil de *« l'évitant détacher »* (cf. chapitre sur les troubles de l'attachement).

1ère session

Démarrage du travail avec la cohérence cardiaque, puis une séquence EFT sur la peur du changement, la peur de l'ennui.

La peur de ne pas réussir à gérer, ces moments où il y avait de l'alcool, etc…Il se pose des questions :

Est-ce que je vais éprouver autant de plaisir ?

Est-ce que je ne vais pas regretter l'ancien moi, quand il y a aura le nouveau moi ?

SUD = 5/10 ; l'image de l'ennui, la peur de l'ennui ;

Émotions : peur, anxiété, honte de ne pas y arriver ; de se sentir pas assez bon ; peur d'être chiant, peur d'être dans la normalité plutôt que l'artiste maudit qui picole, peur d'être plus normatif -> la peur d'être comme les autres

Sensations : lourdeur bleu-violet dans les épaules ; abattement, morosité ;

Les croyances ou cognitions limitantes : je suis incapable ; c'est fade, je suis fade ; je ne peux pas m'en sortir ; je ne peux pas me faire confiance, ni faire confiance aux autres ; j'ai fait quelque chose de mal ; j'aurais dû faire quelque chose ; je ne suis pas fiable ; je suis faible, je suis coincé, prisonnier, je n'ai pas le contrôle, je ne le supporte pas.

Les croyances ou cognitions positives ou aidantes : je suis quelqu'un de bien ; j'ai le courage ; je suis loyal/moi-même ; mon engagement ; je suis lucide, proactif, je suis clairvoyant ; je peux me faire confiance ; je suis capable, je peux réussir ; je suis bon malgré mes erreur, je peux être moi-même; j'ai le choix maintenant ; je peux obtenir ce que je veux ; je peux choisir à qui je fais confiance, je suis capable de le gérer

Préconisations jusqu'à la séance suivante : Cohérence Cardiaque et séquence EFT à pratiquer chez soi.

L'idée à chaque fois, est d'impliquer pleinement la personne dans son processus de changement.

2ème session :
Comment allez-vous ? Je vais bien ; je ne crois pas que j'ai été un très bon élève sur :

- Les exercices que vous m'avez demandés
- La réduction des quantités

Le point positif : y'a des moments où ça allait, y a des moments où j'aurais dû prendre des bières et je n'en ai pas pris ;

Je décide de travailler avec la Logosynthèse.
« Je vais arrêter de boire et j'ai peur de devenir chiant et de m'ennuyer » : 7-8 ; 7 ; (but social, environnement, place sociale, bon vivant), confus ;
« Je vais arrêter de boire et je vais rester moi-même » : 3-4 ; 4 ; confus ;

Logosynthèse SUD = 8-9, sur l'image : Je vois une pinte de bière sur un comptoir, image 30cm, 50cm ; j'ai reculé d'un pas, plus éloigné, çà a moins d'importance, la bière est plus petite ;

Puis Logosynthèse sur la pensée ou la petite voix qui me dit :*« chouette, on va se prendre un verre »* ou *« je vais me prendre un verre »* ;

Après la répétition des phrases, il me dit : *« Ça a remué un peu plus »* - et là c'est la prise de conscience de Thomas de son addiction.

3ème session
Ça va bien ? Ça va beaucoup mieux ;
Ça marche bien, c'est impressionnant !

Qu'est-ce qui fait qu'il a encore besoin d'alcool ?
« Quand on est un peu énervé et quand ça ne se passe pas comme on veut ! Pour fuir certaines pensées ; pour fuir le conflit »

Hier soir, co-animation ; « je n'avais pas eu envie de boire, je voulais juste un Perrier, un Schweppes, mais j'ai bu quand même un peu car l'idée d'y aller pas à pas me convient bien ».

Il a bu entre un demi-litre et 1 litre, ce qui est déjà très bien.

De quoi vous avez besoin ?
Je dirais qu'il y a besoin de renforcer certaines images.
J'ai besoin de la *« **récompense** »* du travail bien fait, je finis le travail et je prends une bière ; cette zone de plaisir que je m'accorde, cette pause, donc cette bière ;

Travail sur les croyances avec la Logosynthèse
« *Je vais arrêter de boire et j'ai peur de devenir chiant et de m'ennuyer* » : 7-8 ; 7 ; (but social, environnement, place sociale, bon vivant), 5-6 ; plus éloigné ;
« *Je vais arrêter de boire et je vais rester moi-même* » : 3-4 ; 4 ; 5 ; 5-6
« *Je vais arrêter de boire et je vais devenir la meilleure version de moi-même* » :4

4ème session
Pas de gueule de bois depuis 4 jours ;
Ya encore cette habitude :
Travail sur l'habitude avec la Logosynthèse :
« Le verre de bière, c'est mon moment de pause, c'est ma récompense » : on passe de 7-8 à 6-7
En général, après un cours, après un spectacle, on va prendre un verre !

Le changement de croyance par une autre croyance : *« j'ai plein de possibilités pour vivre mon moment de pause d'une autre manière qu'avec le verre de bière »* VOC = 4 ; cette nouvelle croyance, il l'intègre à 4/10,

Le VOC voulant dire en anglais, *« Veracity Of Cognition »* ce qui veut dire, véracité de la croyance en français.

Image de la pinte de bière sur le comptoir plus floue, moins évidente à solliciter ;
A quelle distance vous la voyez maintenant ? 1m10 ;

Nous faisons un dernier travail sur l'image avec la Logosynthèse :
Logosynthèse sur Image de la pinte de bière sur le comptoir : après la répétition des phrases, elle est plus petite et le verre est plus petit ;
Il est plus difficile à atteindre, ça se confond plus dans la masse, c'est plus ridicule et plus comique ; Plus neutre -> plus étranger : envie de la pinte descendue à 5/10 ;
Ensuite, nous faisons de la
Logosynthèse sur la pensée : *« chouette, on va se prendre un verre »* ou *« je vais me prendre un verre »* ; 6-7 ;
Puis
Logosynthèse sur le *« Mouvement de se lever pour aller recommander »* :
SUD=7-8 ; le mouvement est moins présent maintenant ; SUD= 6 ;
Plus vague ; ça se confond, et j'ai une image moins précise ;

5ème session
Travail sur la motivation et les leviers de changement
Alors qu'est-ce qui vous empêche d'atteindre ton objectif ? Plus rien
Comment serez-vous quand vous aurez atteint votre objectif ?

- Souriant ;
- Je tiens droit ;
- Avenant ;
- Moins peureux, plus aventureux ;
- Plus sincère, moins de mécaniques sociales ;
- Plus indépendant / aux autres ;
- Plus aérien ;
- Plus léger ;
- Plus farfelu ;
- Plus joyeux ;
- Plus joueur ;

- Plus concentré ;
- Plus authentique ;
- Il aime suffisamment ;
- Libre de la dépendance ;
- Libre de recevoir l'amour des autres ;
- Pas besoin de courir après les témoignages.

- **Plus d'indépendance, plus de liberté ;**
    - Un autre moi : une meilleure version de moi-même

    - **Les bienfaits sur mon corps :**

    - Biologiquement, sur ma santé,
    - Socialement, humainement,
    - Et intellectuellement, la mémoire
    - Je me sentais emprisonné par l'alcool ;
    - Plus de pêche ;

6ème session
J'ai très bien dormi et j'ai redécouvert ce que c'est que la matinée et de se réveiller en forme ;
Je vais très bien ; les choses s'arrangent pour moi ; je suis plus cool ;
Encore des points positifs : la routine de ne pas trop boire ;
Se lever en forme le matin ;
Je ne l'ai pas dit à mes amis que j'étais en train d'arrêter de boire, alors ça les surprend ;
Dimanche, fête de famille : c'était rigolo car je n'ai pas bu : tout le monde était surpris aussi ;
Dès qu'il y a des évènements, il y a toujours de l'alcool : il y un rapport très social avec l'alcool ;

Aujourd'hui, je suis en roue libre ; je me sens plus léger ;

Le moment important : c'est la sortie du spectacle ;
J'ai senti plus de mal à ne pas boire ;

Le matin un peu embrumé si je bois, 1/2h de gueule de bois ;
J'ai l'impression d'être à une étape ;
Réguler ma consommation : 1 litre de bière : 2 grands verres ou 4 petits verres ;
Des valeurs différentes : j'avais un rapport à l'alcool de fête ;

Maintenant c'est franchir cette étape : l'alcool de fête
Cette sensation de gérer ;
J'ai encore besoin d'alcool ;
Je ne suis pas ivre avec 1 litre d'alcool ;
L'idée de la récompense ou de la journée ou du travail fait ;
Plus une logique de récompense ;
À des moments très spécifiques ;
Sentiment de dénoter trop/ aux autres.

Je remarque encore des croyances limitantes chez Thomas :
« Tout le monde le fait, donc j'y vais »
« J'ai bien travaillé, je mérite une bière »

Mon objectif : *« je suis confiant et serein »*

Retour sur la Séance d'hypnose

- Waouh : c'était super, j'ai plongé très loin ;
- Des pensées parasites ;
- Le sentiment d'avoir choisi de mettre de l'air dans son corps ;
- Sentiment nouveau ;
- Prise de conscience ;
- De l'air dans mes épaules dans mon bassin ;
- Des choses en mouvement permanent ;
- Des visualisations qui prennent du temps ; et des états libérés de ça ;
- Des découvertes ;
- La découverte d'un inconscient.

7ème session

Comment allez-vous ?

« Des petites contrariétés » ;

Elle s'est imposée à moi cette prise de conscience que j'étais alcoolique !

« Je me rends compte du penchant négatif de cette addiction ! »

Il y a un collègue qui m'a dit qu'il allait voir un alcoologue, et que ça lui faisait du bien ;

Je lui ai dit que c'était une bonne idée de se faire accompagner ;

Mise en branle de pleins de changements ;

Autant le vivre sur plein de modes ;

Je sens le processus plus fort, plus marqué ;

J'avais vraiment besoin d'un accompagnement ;

Je suis à ½ litre/jour seulement ;

Ya encore cette logique, me laisser une fenêtre de tir.

En tant que praticienne, j'estime alors que c'est bientôt le moment pour lui de mettre un sens interdit sur l'autoroute de l'alcool, probablement à la prochaine session.

« Samedi soir, ma sœur part vivre en Afrique du Sud, j'ai redouté ce premier quart d'alcool ;

Dans ma tête, je buvais ½ et c'est tout ;

Ils ont tout de suite remarqué qu'il y avait un changement en moi ;

Puis la semaine, j'ai acheté du kudzu, le complément alimentaire recommandé.

Quelle est la pire des conséquences du fait de boire ?

- Le blackout : je suis allé trop loin ;
- C'était le pire : cumulé avec la gueule de bois infinie, illimitée ;
- Sensation d'être déshydraté et fatigué, émotionnellement, psychologiquement et physiquement ;
- Tellement avoir pris l'habitude de boire, qu'on ne sait plus qui on est. »

Maintenant le client est totalement prêt pour le changement de comportement.

Je démarre le premier protocole de changement de Comportement par hypnose :
Les yeux se ferment, et l'expiration devient plus lente ;
Il dit de lui-même : *« Je suis un arbre enraciné et ça communique par les racines comme de l'Intelligence végétale »*

Debriefing après la séance d'hypnose :

- J'ai eu chaud : ce n'était pas agréable ; (ça peut être normal durant une séance d'hypnose, d'avoir plus chaud ou plus froid)
- Ce geste m'a reconnecté à un moment le plus enfoui ;
- J'étais content de dire **non** une fois ou deux ;
- C'était plus rigolo ;
- Moins émotionnel dans l'émotion ;
- Plein d'imageries rigolotes, des images qui sont devenues évidentes ;
- On a dégagé le verre de terre vert ;
- Des images au 1er degré sur les mots ;
- C'était long et fatigant ;
- Ça a beaucoup travaillé et je me sens beaucoup plus apaisé ;
- J'ai eu soif d'autre chose mais pas d'alcool ;

8ème session
C'est le bon moment pour Thomas d'expérimenter le Protocole hypnotique d'arrêt définitif de l'alcool : ***« le sens interdit : Plus jamais ça »***
Je lui demande de rappeler ses motivations :
« Le plus merveilleux : c'est cet état en moi-même »

- Redécouvrir ce que c'est que d'être sain ;
- Découvrir un nouveau rapport aux autres : être plus vrai,
- La fierté de s'être libérer ;
- Savourer toutes ces nouvelles choses qui vont arriver ;
- Savourer les moments pour ce qu'ils sont ;

- Avec plus de possibilités de plaisir ;
- Rencontrer de nouvelles sensations ;
- Retrouver du plaisir à autre chose ;
- Avant, tous les jours se ressemblaient :
- Redevenir une nouvelle âme d'enfant ;
- Vivre le moment présent ;
- Une énergie avec un plus grand tonus ;
- Plus léger être libéré d'un fardeau de l'addiction ;
- Tous les micro-changements -> suite à l'arrêt ;
- Une nouvelle vie s'annonce devant moi ;

Fin du programme d'accompagnement

Thomas est devenu sobre définitivement.

Il revient nous voir de temps en temps à l'Institut ADIOS : il aime revenir dans l'espace qui lui a permis de changer radicalement sa vie. Et il a tenu aussi à témoigner car il sait qu'il est devenu un modèle pour les autres !

« Je me suis promis de ne pas juger les autres quand j'aurai arrêté de boire car ça rend plus stupide de boire ! »

Cas de Jonathan (jeux d'argent)

1ère session

Jonathan vient de très loin pour consulter à l'Institut ADIOS : il tente sa dernière chance. Quand il a eu cette prise de conscience, il a commencé une thérapie près de là où il habite. « Mais on a arrêté d'y aller (avec ma compagne) ! Ça se passait avec des exercices écrits et un travail sur mon arbre généalogique. Je faisais un peu plus attention à ce que je faisais par rapport aux jeux mais pas vraiment de résultats ».

Animateur socio-culturel, il doit rentrer en formation (8 mois) pour devenir conseiller professionnel. Il vit heureux en couple. Il a commencé à jouer aux jeux quand il a perdu son grand-père décédé d'un cancer du pancréas. Il était très proche de lui, il allait le voir tous les jours. D'ailleurs, il habitait près de son grand-père et passait beaucoup de temps avec lui. C'était probablement une de ses figures d'attachement puisqu'il dit qu'il était plus proche de son grand-père que de son père.

Ici, on perçoit clairement l'origine du problème : un traumatisme avec la perte de son grand-père et probablement un trouble de l'attachement en lien avec son père duquel il n'était pas très proche. On n'en sait pas plus vis-à-vis de sa mère, et en même temps, il est probable qu'il n'y ait eu que peu de liens car il n'en a pas du tout parlé.

Il dépense 200€/mois minimum dans les jeux d'argent alors qu'il ne gagne que 800€/mois.

Jonathan a grandi dans le milieu des courses de chevaux : son père et son grand-père travaillaient à l'hippodrome. Son oncle était propriétaire de chevaux. Lui aussi a des chevaux et fait des balades à cheval, en forêt, le week-end.

« Tous les jours, je me rends dans la grande ville où j'ai grandi pour jouer au PMU. J'ai commencé à jouer à l'âge de 21 ans et quand j'ai perdu mon grand père à 23 ans, cela s'est accentué, j'ai commencé à jouer beaucoup plus ! ». Ça fait 5 ans que je joue beaucoup, et il y a 3 ans, j'ai eu une prise de conscience,

Qu'est-ce que t'apportent les jeux d'argent au PMU ?

Le besoin d'adrénaline et de temps en temps, le gain que ça me rapporte. J'aime bien les consoles de jeux vidéo !

Imagine, si tu arrêtais de jouer, qu'est-ce qui se passerait ?
J'aurais davantage d'argent, je pourrais me faire plus plaisir ailleurs. Faire des achats plus utiles ou des voyages ; personnellement, j'aimerais bien aller à Marrakech.

Travail sur les leviers de changement et de motivation :
En quoi c'est important ce changement ?

- Mon envie d'évoluer ;
- J'ai envie d'avoir du changement ;
- Me libérer de cette routine d'aller jouer ;
- J'ai du dégoût, par rapport à tout ce que j'ai perdu aux jeux.

Nous démarrons bien-sûr par une Cohérence Cardiaque pour qu'il puisse se libérer du stress et de l'anxiété créée par cette situation et nous enchaînons avec l'EFT.

La séquence EFT
L'intensité du problème est à son maximum, à 10.
Même si je suis accroc aux jeux d'argent ;
L'image la pire de cette situation : « Éloïse qui pleure »
Quand on vient là et qu'elle pleure ;
Sensations : pas de sensations, (il est dissocié)
Émotions : dégoût ; honte, culpabilité (elle n'y est pour rien)
Qu'est-ce que vous pensez de vous-même ?
Je suis déçu de moi-même, je n'ai pas le droit de le faire, j'ai des regrets après sans l'intention de faire mal ; je ne suis pas digne d'être aimé ; je fais du tort ; on ne peut pas me faire confiance ; je ne me contrôle pas ; je ne suis pas adéquat.

Qu'est-ce que vous aimeriez penser de vous-mêmes de manière plus positive ?

Que je suis honorable ; je suis bien comme je suis ; je peux me protéger moi-même, je me contrôle maintenant ; je suis capable de le faire.
À la fin de la séquence, l'intensité du problème est descendue à 8, c'est déjà bien !
Il ne veut pas encore considérer qu'il n'y a plus de problème.

Puis nous enchaînons avec une séquence de Logosynthèse :
On repart du SUD = 8 ;
On travaille sur cette partie, cette petite voix intérieure : « viens te faire plaisir, va jouer ».
À la fin de séquence, le SUD = 5 ; c'est un bon début de travail.

2ème session
Que s'est-il passé depuis la dernière séance ?
« Je n'ai pas fait de grandes folies, je suis rentré dans le café PMU, j'ai joué au loto ; j'ai un ami, on est allé lui rendre visite, aussi, je me suis mis aussi dans l'esprit que je n'allais pas jouer. J'ai regardé la vidéo que nous avons faite ensemble : ça m'a fait bizarre, j'avais l'impression d'être fou. Je l'ai fait tout seul un peu. Il y a un bouclier qui se met quand je répète les phrases, c'est incroyable »

EFT : SUD = 3-4 ;
Même si j'ai encore envie de jouer aux jeux d'argent
La pire image de la situation : que **je me sépare d'Éloïse**, qu'on vende la maison ;
Qu'on doive tout séparer, tout arrêter à cause des jeux ;
Qu'on doive vendre la maison, les voitures ; les boxes pour les chevaux ;

Que tout l'entourage apprenne qu'on s'est séparé et surtout pour le motif ;
De perdre ma belle-famille alors que tout le monde va bien ;
Émotion : honte, culpabilité, tristesse ;
Sensations : il n'y en toujours pas (c'est normal, il est déconnecté de son corps)

Cognitions négatives : sentiment d'être nul ; ça reste encore dans mes pensées, à tout moment, je peux encore y aller ; j'ai fait quelque chose de mal, je ne peux pas laisser tomber ;
Cognitions positives : j'ai du courage ; j'ai le droit à ce qui est bon ; j'ai le droit d'être quelqu'un de bien ; je peux comprendre ça, je fais du mieux que je peux, je peux exprimer mes émotions en toute sécurité, je suis capable de le faire ; SUD = 2-3

J'ai noté attentivement **le déclencheur du problème** : « Cela s'est accentué quand le grand-père est parti ! »

Travail en Logosynthèse sur le grand-père :

Logosynthèse, SUD = 9-10, émotion et sensation dans la tête ; *« c'est comme si, il était là ; qu'il me parlait, il est à ma droite, assis à côté de moi »* SUD = 4-5 ;

Travail pour se détacher de l'addiction au PMU,
LOGO SUD = 4 ; image du PMU à quelle distance à 3M très grande ; 1ère séquence, elle diminue, 2ème séquence, elle disparaît, une barre qui l'écrase ; SUD = 0-1 ;
Mission accomplie pour cette session : c'est déjà un grand pas de fait, nous avons réalisé le détachement par rapport au déclencheur du trauma et par rapport au PMU.

3ème session
Comment allez-vous ? Ça va très bien !
Je n'ai même pas mis un pied dans le café de la semaine.
C'était l'anniversaire de ma nièce, ce WE c'était en famille, on n'était pas là, donc pas de PMU ;
Ya le PMU qui me trotte dans la tête, quand y a l'ennui, j'y pense, si je n'ai pas de truc prévu ;
Au niveau de l'envie d'y aller, je suis à 2 ou 3 ;
L'idée, c'est de me trouver des choses à faire ; maintenant, j'arrive plus facilement à me détourner de l'idée d'y aller ;

J'ai trouvé des activités à faire : me couper les cheveux, loin du PMU ; aller revoir des personnes que je connais….
Tous les jours, je me trouve quelque chose à faire ;
J'ai essayé d'organiser ma semaine pour sortir dehors,
Et j'ai la formation qui va bientôt commencer ;
L'addiction, elle disparaît petit à petit mais il faut toujours trouver un truc à faire ;
J'y vais rarement dans le jardin ;
Je préfère aller me balader au bois avec mon beau-père et mon beau-frère ;
Je n'aime pas trop rester à la maison, pour l'instant…
Je lis beaucoup de BD aussi, plutôt le matin et le soir ;
C'était l'après-midi, que j'étais tenté !
Et en même temps, j'ai des trucs à réviser pour la formation, des dossiers à remplir ;
Je me donne le plus de trucs à faire pour éviter de penser à çà ;
Ce serait quoi, la pire des conséquences du fait de continuer à jouer ?
Que Éloïse parte !
C'est Éloïse qui me retient et me motive !
Elle est contente que je me motive ; elle mérite ;
Je vois que ça m'aide !
Le fait de venir tout seul ici, c'est le bout du monde, elle voit bien que je veux essayer de changer !

Je lui propose à nouveau une séquence EFT :

EFT : SUD = 2-3 ; « Même si je pense encore à jouer »
L'image la pire de la situation : c'est que Éloïse parte ;
Émotions : déception, d'avoir tout gâché, tristesse, culpabilité (elle n'y est pour rien) -> cela m'a donné une prise de conscience.

Qu'est-ce que vous pensez de vous-même ?

- Je ne serai pas fier de moi si je ne réussis pas ;
- Je suis déçu de moi-même ;
- Je n'ai pas le droit de le faire ;

- J'ai des regrets sans l'intention de faire mal ;
- Je ne suis pas digne d'être aimé ;
- Je fais du tort ;
- On ne peut pas me faire confiance ;
- Je ne me contrôle pas ;
- Je ne suis pas adéquat ;

Les cognitions positives maintenant que vous aimeriez penser de vous-mêmes :

- Je suis honorable ;
- Je suis bien comme je suis ;
- Je peux me protéger moi-même ;
- Je me contrôle maintenant ;
- Je suis capable de le faire ;
- Je suis digne d'aimer ;
- J'ai le droit d'être quelqu'un de bien ;
- Je connais mes besoins et je peux y répondre ;

A la fin de la séquence, le SUD = 1

Ensuite, nous retravaillons par rapport au grand-père, par rapport à l'énergie qui est restée figée/grand-père :
LOGO Grand-père SUD = 2 ; grand-père derrière moi, loin, tout petit, 100m ; après il y a un carreau devant, il est devenu tout petit, il ne peut pas franchir le carreau ; SUD = 0 ;

LOGO sur l'envie de jouer = 2 ; image sorte de télé avec « ce microbe en étoile sur l'écran de la télé », ça représente l'envie ; une sorte d'alerte ;
Il y a un mur en brique devant la télé ; je ne vois pas trop la télé ; il y a un mur et je ne peux pas le franchir ; envie de jouer = 0 ;

Alors j'observe et j'en déduis que c'est le bon moment de poser le sens interdit aux jeux d'argent pour Jonathan.

Séance hypnotique concluante.

Fin du programme thérapeutique

Aux dernières nouvelles, Jonathan a totalement arrêté de jouer aux jeux d'argent en 3 sessions seulement, il s'est construit un nouvel avenir heureux avec sa compagne. Il ne ressent plus le besoin de revenir car il se sent libéré.

Cas d'Aliona (Tabac)

1ère session
Jeune femme de 40 ans, elle est chef de projet informatique ; elle fume un paquet/jour.
Elle a déjà fait ailleurs 3 séances d'hypnose, mis des patchs, eu recours à de l'acupuncture, de la PNL pour arrêter de fumer mais sans succès.
Elle a commencé à fumer à 15-16 ans et dit ne pas avoir aimé du tout.
Puis c'est à 21 ans qu'elle a commencé à vraiment fumer.
Avez-vous déjà arrêté ? Oui, j'ai arrêté de fumer il y a 7-8 ans, j'ai repris bêtement 9 mois après, suite à une opération assez lourde, qui m'a clouée 3 mois au lit, sans mettre un pied par terre.
En quoi, c'est important de vous libérer du tabac ?

- Me libérer de cette addiction,
- Je me sens enchaînée, suis polluée toutes les heures !
- En bonne santé, le plus longtemps,
- J'ai peur, et j'ai honte parce que je fume,
- D'avancer au ralenti, j'ai vraiment envie de vivre à 100% comme quand j'avais arrêté de fumer,
- C'est le seul truc qui me manque qui m'aiderait à me sentir accomplie !

Qu'est-ce qui change précisément quand cet objectif est atteint ?

- Je me sentirai complète avec mes 40 ans,
- Complète dans mes sentiments,
- À même d'attirer des personnes qui sont plus saines,
- J'arrêterai de me gâcher,
- Mes dents seraient plus saines,
- Je serai en meilleure santé,
- Je serai comme mon père à son âge, il est en bonne santé.

Envie à l'arrivée : 10/10
Envie de fumer maintenant : 7/10

LOGO SUD = 6, cigarette dans ma bouche, au bout d'une ronde, elle est dans un placard ! envie=2, SUD = intensité du problème = 4-5,
On travaille sur une partie qui ne veut pas arrêter, échecs ;
L'intention positive de cette partie, que je sois soulagée ;
Je n'ai jamais travaillé sans fumer, côté rassurant, copine, mauvaise copine ;
Et même temps, c'est de *« **l'auto-punition** »,* je crois puisque ça me fait du mal.

Séquence EFT : « même si je suis dépendante et que je n'arrive pas à arrêter »
Même si une partie en moi n'a pas envie d'arrêter
L'image la pire de la situation -> l'odeur, les cendriers
Émotions : honte, culpabilité, colère, me norme
Les cognitions négatives : je suis piégée et pieds et poings liés, j'ai un problème, j'ai des limites, depuis que je fume, j'ai fondu et je hais mon corps, je suis honteuse, je ne suis pas aimable,
Les cognitions positives : je suis attirante maintenant, et je suis aimable, je suis forte et je peux me faire confiance

La pire des conséquences de la cigarette ?
Je suis super mal en point et je ne vois aucune issue côté santé

2ème session
Dès que j'ai repris le boulot, je revenais dans mon rythme de fumeuse ;
Je veux arrêter tout ce qui va autour de la cigarette ;
Le fait de sentir la cigarette ;
L'appartement, les doigts et la bouche qui sentent ;
Les yeux qui piquent à la fin d'une soirée ;
Les odeurs ;
Les effets négatifs que ça a dans le quotidien ;
Ça m'a remis dans ce quotidien : ici je fume ;
Début juillet, j'ai acheté la cigarette électronique ;
Après le rdv, mon objectif/ de ne plus fumer de cigarettes ;
Et nettoyer de fond en comble mon appartement ;

Ma forme, j'aimerais me sentir quand j'avais arrêté de fumer pendant plusieurs mois ;
Beaucoup plus dans le moment présent, j'invitais chez moi, physiquement, je me sentais bien dans ma peau ;
Je me sentais bien dans mes baskets ;
J'étais restée 9 mois sans fumer : l'arrivée d'une opération, qui devait venir et qui devait me clouer au lit ;
Cela m'a créé un stress ; une clope par-ci une clope par là ;

Travail de Détachement par rapport à l'odeur et par rapport au geste
LOGO/ odeur du tabac
LOGO image de moi-même « geste d'allumer une cigarette et de tirer une taffe » ; au boulot à 1m et chez moi sur le fauteuil 2M ;

EFT : même si j'ai peur de mal vivre le fait d'arrêter
Même s'il y a une partie qui n'en a pas envie
La pire image de la situation :

- C'est la peur de la souffrance du manque ;
- Je l'imagine plus dans mon comportement au quotidien ;
- J'ai peur d'y penser tout le temps et de ne rien pouvoir faire d'autre.

Nous travaillons sur la peur de reprendre et de ne pas y arriver
Sensations :
Émotions : peur, colère (contre moi), honte, dégoût ;
Cognitions négatives :

- Je suis piégée, pieds et poings liés,
- J'ai un problème,
- J'ai des limites depuis que je fume,
- Je suis honteuse, je ne suis pas aimable,
- J'ai peur que ça ne marche jamais ;
- J'aurais dû faire quelque chose ;
- Je n'ai confiance en personne,
- J'ai quelque chose de cassé en moi ;

Cognitions positives :

- Je suis attirante maintenant, et je suis aimable,
- Je suis forte et je peux me faire confiance ;
- J'ai le droit à ce qui est bon ;
- Je suis bien comme je suis ;
- Je peux choisir en qui avoir confiance,
- Je suis en sécurité ;
- Je peux faire ce que je désire et je suis capable de le faire ;

Elle se sent motivée à 8/10 maintenant ;

Prescriptions de tâches jusqu'à la prochaine session : Cohérence Cardiaque et répétition de la séquence EFT

3ème Session

Aliona est prête pour arrêter définitivement :
Nous réalisons alors le travail de changement de comportement et Programmation du sens interdit sur l'autoroute de la cigarette, tout cela par hypnose bien-sûr.

Après cette 3ème session, Aliona a arrêté de fumer définitivement ;
Preuve en est, elle a envoyé à l'Institut ADIOS, nombre de ses collègues.

Cas de Jérôme (Cannabis)

Jérôme est menuisier. Il a choisi de venir à l'Institut pour enfin arrêter les joints de cannabis.
Le tabac, ce sera pour plus tard…
Il dit qu'il est motivé à 10/10.

Quand je lui demande pourquoi il veut arrêter et quelles sont ses motivations ?

1) *Pour ma fille, je veux voir grandir ma fille*
2) *Pour ma femme*
3) *Pour ma mémoire*
4) *Pour ma santé, j'ai plus beaucoup de souffle, j'ai du mal à me concentrer, mes réflexes diminuent…*
5) *Pour le coût financier que ça représente : entre 100 et 160€/mois et le tabac 60€/ mois*
6) *J'ai du mal à dormir (j'arrive plus à m'endormir)*

Pourquoi avez-vous commencé à fumer des joints ?

« J'ai commencé parce que c'était marrant de fumer »
« Ces derniers temps, c'était une fatalité…
Avec la tabacologue que j'ai rencontrée, elle m'a donné des somnifères et un anxiolytique léger mais ça n'a pas marché…
J'ai arrêté 3 semaines le tabac et 6 mois le cannabis, seulement la journée entre 14h et 18h…
J'ai repris parce que j'avais trop de travail
Aujourd'hui, ça me fait plus autant rire qu'avant de fumer, ça me crée plus de soucis qu'autre chose.
Et surtout, je fais énormément de km chaque jour et je ressens une diminution de mes réflexes… »

Donc c'est décidé, ses motivations sont claires, précises et profondes, il veut vraiment arrêter ! il est au bout du bout avec ses addictions surtout avec le cannabis. Il dit avoir besoin d'un aide pour tout arrêter !

Je lui demande les raisons et excuses pour lesquelles il fume des joints

« J'aime l'effet du cannabis, ça m'empêche de rêver, ça m'apaise…
J'aime cet état euphorique,
Ensuite, au départ, je m'endormais instantanément, et j'étais très content d'être dans ces états là…j'ai appris à gérer cet état de défonce »

Qu'est-ce qui a fait que vous avez commencé à fumer beaucoup plus ?
J'en ai eu besoin pour gérer le stress, gérer le conflit…
Gérer les problèmes au travail…
Je fumais près de 25 à 30 joints… après la rupture avec cette fille
J'ai fait une grosse dépression à cause de la rupture… il y a 6 ans…
Et puis, j'ai arrêté de fumer complètement…mais c'est revenu

Quels seront les premiers changements vérifiables ? Les premiers indices qui vous montreront que vous avez changé ?

- *Quand j'arrêterai de penser à mon joint toute la journée*
- *Quand je serai libéré de l'envie de fumer le joint*

« Car chaque semaine, une fois dans la semaine au moins, je me dis, j'arrête »

C'est normal, quand on est addict, chaque jour, on se dit, demain, j'arrête mais quand on arrive au lendemain, c'est reparti pour un tour !

Vérification d'Écologie : Est-ce que cela présente un risque ou un problème d'arrêter ? Pour vous, votre entourage proche ? Y-a-t-il quelque chose en vous ou dans votre entourage qui s'oppose à ce changement ?
« Le Problème du sommeil, je sais que ça peut m'apporter que du plus…mais j'ai la peur de ne pas y arriver, la peur d'être désagréable et de ne pas pouvoir dormir… »

« Quand je repense à elle, mon grand-père, mon meilleur ami…toutes ces personnes que j'ai perdues, j'ai la peur de l'abandon …

La vie c'est fait de coups durs, mon grand-père et mon meilleur ami... se sont suicidé… » **des larmes coulent…**
« Les problèmes conflictuels avec les parents aussi, ils ont appris que je fumais 2 semaines avant de rentrer en clinique, ça a été un choc pour eux ! »

Les Ressources : Quelles ressources avez-vous en vous qui vont rendre ce changement plus facile ?

Ma femme, ma fille et mon travail…tous mes amis qui ne fument pas…

Nous démarrons une séquence EFT :
EFT : même si j'ai envie de fumer,
SUD=7,8/10
Le Pire de la situation : De pas réussir à assouvir cette envie
Sensation physique… poids sur le torse, ça commence à me crisper
Émotions : tristesse (dépendance),
Colère : je n'arrive pas à contrôler ces pulsions et envies,
Honte par rapport à la « Bedo », cannabis, culpabilité
Pensées ou Cognitions :
Négatives : je n'ai pas une très haute opinion de moi-même, je ne me trouve pas bien… je n'y arrive pas,
Positives : il y en a qui ont réussi pourquoi pas toi, penses à ta fille…
SUD à la fin de la séquence, 4 ou 5/10
Il s'en va beaucoup mieux, moins de culpabilité, de honte et de colère à la fin de la séance.

2ème Session
Je suis passé de 28 joints à 8 joints
Il me parle de son ex petite amie Clémentine 7/10 dont il n'a toujours pas fait le deuil.
Il fond en larmes -> *« j'ai toujours de l'amour pour elle, y'a comme un sentiment d'inachevé… après cet accident de moto, on n'a jamais pu se revoir, je voulais m'excuser pour l'attitude de ne pas avoir fini quelque chose… »*

J'ai eu une fracture du ménisque, des déchirures des ligaments internes et externes, pour mon ex-copine, une entorse à la cheville et une entorse au genou gauche et brûlures multiples :
« Les problèmes que l'accident ont engagés, c'est qu'elle m'en a voulu après… Pendant 1 an on s'est déchiré, elle me reprochait que je voie plus mes amis qu'elle, que je ne voulais pas m'installer avec elle, que je la trompais…en pensant qu'elle allait quand même revenir… Elle, elle est partie... par ma bêtise…c'était avec une de ses amies…Je n'ai jamais pu m'expliquer avec elle et lui dire pardon…et je me sens toujours coupable »

Nous entamons une nouvelle séquence EFT :
SUD = 10
EFT : Même si je me sens encore coupable…et que ça fait 7 ans
La pire image de la situation : de la voir pleurer, de voir que je la faisais souffrir
Émotions : culpabilité, tristesse, de la colère,
Pensées : incompréhension/moi-même, je suis méchant…dans quel état je mets les gens ?
Je n'ai pas une très haute opinion de moi-même
Sensations : je n'arrive pas à me poser. Ça bouillonne, pression qui monte ! Cette pression, elle descend quand je sors de la méchanceté !
7,8/10

Quand je me sens piqué à vif, je suis méchant…
Parfois, je regrette notre mariage…

3ème Session
Qu'est-ce qui fait que ça ne va pas bien ?
C'est avec ma femme !
Je supporte plus sa mère et sa sœur…
Son fils de 10 ans ne me supporte pas non plus…
Sephora, notre fille a 3 ans…
Je fume encore 1 ou 2 joints tous les 2 jours…
Seulement, l'envie de fumer est toujours là…

Nous faisons le travail pour se détacher de son ex-petite amie…
Travail par rapport à l'image de la femme Sandrine, SUD 8-9, 2 rondes : une avec la première procédure, une avec la 2ème il se sent apaisé, très apaisé ensuite ;

Travail par rapport à l'envie, c'est une petite voix dans la tête qui lui dit « je fumerais bien un petit joint maintenant », je fumerais bien, une image de gyrophare puis d'une tête de mort apparaît... Puis il s'apaise et l'envie s'apaise aussi…
Puis une séance d'hypnose pour commencer la reprogrammation du changement de comportement…

4ème Session
Nous faisons le point depuis la dernière séance :
Il y a eu 1 seul dérapage lors d'une soirée bien arrosée…il a toujours fait attention,
Une semaine et demie après la semaine d'hypnose…c'était bien…
Encore à certains moments de grosses envies mais contrôlables…C'est toujours un petit peu présent en moi, C'est plus le côté récréatif, en soirées…dans l'ensemble…
Les changements : Je suis plus attentif, plus posé, attitude plus réfléchie, je pèse mes mots avant de les dire !
Ma femme a vu une très nette différence : ça va mieux !
À un moment donné, avant, elle était partie de la maison, on voulait divorcer !

Qu'est-ce que vous attendez de cette séance ?
Faire disparaître ces moments d'envie de fumer…

Quels sont ces moments d'envie précisément ?
Il n'y a pas de moment particulier lors d'un bon repas avec les amis…ça peut me prendre comme cela, d'un seul coup…
La pression monte un petit coup… le petit coup de stress, souvent….
Les occasions avec les amis ! Petites envies qui sont montées mais contrôlables…
Quelqu'un qui a fumé, ou quelqu'un qui sent l'herbe…

Le chitte (les barrettes) pas du tout ; mais alors l'herbe… C'est plus naturel !
L'odeur de l'herbe, la défonce, aspect euphorique… ça m'aidait à faire certaines choses !
Dans la résine, plein de produits toxiques, comme du caoutchouc…

5ème Session
Qu'est-ce que ça vous a apporté ?
J'ai les idées plus claires, ça ne me coûte plus rien du tout, je n'ai plus le stress du contrôle de police, ça a complètement amélioré les relations avec ma femme, je gère mieux mes chantiers au travail
J'ai toujours ce besoin de reconnaissance par rapport à mes parents.

Ils s'en doutaient que je fumais, ils avaient envie de me croire quand je leur disais que non…
Ils ne m'ont rien dit mais ils ont bien vu que ça a changé, attitude générale, de très gros progrès…je suis resté parfaitement calme vis-à-vis de ma belle-famille…
Oralement et par message… j'ai été très correct, posément…

Comment est votre sommeil ?
Il est bon, je m'endors bien, le sommeil est bon !
Ce sont les douleurs qui me réveillent ! je n'ai pas de bonnes positions pour travailler…

Objectif pour cette séance ?
Qu'on supprime toutes ces envies, et qu'il n'y ait plus de dérapage…

Application de la Logosynthèse sur le joint comme une tête de bœuf, il ne le voit plus.
Ensuite, nous avons enchaîné avec une séance d'hypnose de résolution de conflit.
Nous avons transmis la TECHNIQUE DES 5 phrases par mail pour compléter le travail de détachement par rapport à une personne…

6ème Session

Comment allez-vous ?

Je vais bien, je n'ai presque plus d'envies de fumer mais j'aimerais consolider pour ne plus avoir envie du tout ;

Logosynthèse sur le reste d'envie (l'image du joint), elle disparaît ;
Puis nous avons fait une séance de reprogrammation mentale rapide hypnotique pour programmer le sens interdit et induire un nouveau chemin et finir par une visualisation du futur ;

Jérôme a arrêté totalement de fumer des joints, sa vie a changé par rapport à son travail, sa femme, sa fille, sa belle-famille… Il est libéré aujourd'hui de cette dépendance… « plus jamais ça ! »

Chapitre 9

LES 5 PILIERS DE LA MÉTHODE

« Un changement profond sera précédé d'un grand moment d'inconfort, c'est le signe que vous êtes à vous réinventer » Nicole Bordeleau

Dans ce chapitre, je vais définir chacun des piliers de ma méthode et dans les chapitres suivants, vous pourrez entrer plus amplement dans le vif du sujet.

Le premier pilier : le recentrage

« Pas besoin de partir à l'autre bout du monde pour se recentrer sur soi-même. Le soi-même est à nos côtés à chaque instant, rien ne nous empêche d'y prêter plus d'attention ! »

La plupart du temps, les personnes arrivent en thérapie très stressées, et par ailleurs, chaque addiction crée beaucoup de stress pour la personne concernée. C'est pourquoi, il est indispensable, selon notre vision des choses, de traiter le stress en priorité : il s'agit d'apprendre au client à gérer son stress et son anxiété. Pour lui, nous avons choisi deux outils super performants : la Cohérence Cardiaque et la Technique de Libération du Mental.

<u>Pourquoi la Cohérence Cardiaque ?</u>

Pour faire court, c'est une technique très simple de respiration qui permet de se recentrer, de diminuer le stress et de revenir à l'équilibre pour mettre en harmonie le corps avec l'esprit !

Cette respiration régulière permet un contrôle du rythme cardiaque et, en augmentant la variabilité du rythme cardiaque, elle est ainsi une méthode de gestion du stress, de l'anxiété et des émotions améliorant de surcroît la concentration.

D'après certaines études cliniques sur la cohérence cardiaque, elle pourrait même permettre d'aider au traitement de troubles psychologiques comme la dépression, les états anxieux ou l'insomnie chronique ; elle pourrait aussi trouver son intérêt en psychiatrie et pour soulager certains troubles gastro-intestinaux ! En effet, le ventre, ce deuxième cerveau serait à l'origine de beaucoup de troubles. La Cohérence Cardiaque a bien d'autres effets bénéfiques pour l'être humain que nous détaillerons dans le chapitre consacré à cet effet.

D'ailleurs, dans son livre, *« Guérir le stress, l'anxiété, la dépression sans médicaments, ni psychanalyse »,* David Servan Schreiber, médecin psychiatre reconnu en France et dans le monde, nous parle longuement de la cohérence cardiaque. Il y voit une approche thérapeutique révolutionnaire et accessible à tous pour trouver ou retrouver l'harmonie et l'équilibre intérieur en nous mettant à l'écoute de nos émotions.

Depuis quelques années, les neurosciences et la psychologie ont connu un bouleversement radical : notre cerveau « émotionnel » est bien plus que le vestige encombrant de notre passé animal. Maître de notre corps et de nos passions, il est la source même de notre identité et des valeurs qui donnent un sens à notre vie.

Qu'il se dérègle un tant soit peu et notre vie part en lambeaux. En harmonie avec notre corps, nous devenons pleinement nous-mêmes. David Servan-Schreiber est celui qui a fait découvrir la Cohérence Cardiaque en France et tous ses effets bénéfiques : une nouvelle médecine douce, des émotions sans médicaments ni psychothérapies interminables, une révolution pour notre époque. Mêlant étroitement son expérience clinique et ses compétences de chercheur, David Servan Schreiber a choisi d'utiliser en tant que médecin pour ses patients plusieurs méthodes efficaces, dont la Cohérence Cardiaque, une des voies qui selon lui permet à chacun de reprendre en main les rênes de sa propre vie pour ne plus être un étranger pour soi et les autres.

Pourquoi la Technique de Libération du Mental ?

Elle permet de se libérer du mental, car c'est bien connu, c'est **le mental** qui nous hypnotise et **qui nous fait souffrir**.

Réaliser ses idéaux et retrouver sa véritable nature grâce à la libération du Mental, tel est l'objectif ambitieux de cette technique d'accompagnement au changement.

On rentrera plus amplement dans le détail de cette approche dans le chapitre consacré à cette pratique pour en comprendre tous les bénéfices notamment pour les personnes dépendantes.

Le deuxième pilier : les traumatismes et les troubles de l'attachement

Pour avoir traité maints et maints cas, ces dix dernières années, j'ai pu vérifier par moi-même que chaque dépendance provient soit d'un trauma, soit d'un trouble de l'attachement, soit des deux. L'origine de la dépendance est donc claire aujourd'hui pour grand nombre de spécialistes de ce domaine et c'est pourquoi nous attachons une importance capitale aux traumatismes du passé ou aux troubles de l'attachement pour l'accompagnement des personnes dépendantes.

Les traumatismes

Un trauma est un événement qui peut arriver subitement et qui peut se produire une ou plusieurs fois. Selon cette variable, on dit que c'est un traumatisme simple ou complexe.

Pour le psychiatre **Bessel van der Kolk**, spécialiste du syndrome post-traumatique, un traumatisme est un événement stressant inéluctable qui accable les mécanismes d'adaptation des personnes au moment où cela se produit.

Malheureusement, **tant que le traumatisme n'est pas traité pour une personne**, celui-ci peut resurgir à tout moment en fonction d'un ou plusieurs déclencheurs particuliers et réenclencher une réaction traumatique pour la personne !

De plus, le traumatisme peut se transmettre de génération en génération, plus fort s'il n'est pas traité. On peut observer les traces d'un traumatisme dans les images de scan du cerveau chez une grand-mère par exemple, puis chez la mère, plus importantes et chez la fille encore plus importantes.

Je me souviens de cette cliente, qui avait un très gros trouble du comportement alimentaire du type boulimique, qui m'avait confié que sa grand-mère était une survivante de la Shoa, et qu'à la suite de cela, ayant été tellement dans le manque durant cette période, sa grand-mère était devenue boulimique. Sa mère avait hérité de ce traumatisme à un niveau plus élevé et donc de ce TCA (trouble du comportement alimentaire), et elle évidemment aussi à un niveau encore plus élevé. Nous avons pu identifier clairement ici et dans de nombreux cas, que le traumatisme était trans-générationnel et qu'il fallait travailler à ce niveau-là également pour libérer cette jeune femme.

Les troubles de l'attachement

À l'Institut, grâce à un questionnaire et à un test très précis portant sur l'enfance de la personne et sur son style d'attachement, on peut déterminer le profil d'attachement « Secure » ou « Insecure » de notre client. Réponses et résultats nous donneront des indications précieuses sur le travail à réaliser et le nombre de séances nécessaires pour accompagner la personne sur l'addiction en question ou sur tout type de problèmes.

Le troisième pilier : les techniques hypnotiques

Comme je l'ai déjà expliqué précédemment, d'après les dernières recherches avancées de Bruce Lipton et selon « la Révolution des Connaissances », il existe 3 moyens de changer pour l'être humain :

- Les techniques hypnotiques
- La Psychologie Énergétique
- La répétition

C'est pour cette raison que nous avons choisi l'Hypnose qui fait donc partie du premier moyen de changement pour l'être humain. L'hypnose comme outil essentiel de changement qui s'intègre tout à fait naturellement dans la méthode ADIOS.

Le quatrième pilier : la Psychologie Émotionnelle

La Psychologie Émotionnelle Énergétique propose une façon efficace et rapide de libérer l'individu de ses pensées et croyances limitantes, de ses blessures du passé, et de ses traumatismes conscients ou inconscients. Elle est réellement pertinente dans le cadre de la thérapie brève appliquée aux personnes en situation d'addiction ou de souffrance psychologique ou physique par le biais de l'EFT, MATRIX et la Technique des Cinq phrases.

Le cinquième pilier : la stratégie ADIOS

Si on devait résumer la stratégie d'un programme en quelques étapes, voilà comment nous pourrions le faire de manière simple afin que tout un chacun puisse se faire une idée du processus déployé lorsqu'on s'engage dans le programme d'accompagnement au changement ADIOS :

1. Nous demandons au client d'évaluer l'intensité du problème tel qu'il le perçoit, l'intensité de l'addiction au début du programme et à chaque session.

2. En début de thérapie et parfois en début de séance, nous rappelons la **motivation** et pourquoi la personne veut vraiment changer.

3. A chaque début de séance et si nécessaire, nous travaillons également au **recentrage** de la personne pour apprendre à se libérer du stress et surtout à calmer le mental si nécessaire.

4. Pour acquérir et constater les premiers changements, nous commençons à travailler sur les envies et les **déclencheurs du comportement,** sur cette notion de manque.

5. Ensuite, dès que la personne est prête, nous démarrons le travail sur **le(s) traumatisme(s)** et/ou sur **le trouble de l'attachement** avec toujours comme fil conducteur cette notion très importante de **reconsolidation mnésique** au niveau du cerveau. La personne intègre donc **de nouvelles connexions neuronales**, de nouvelles pensées, de nouvelles cognitions, de nouvelles croyances, de nouvelles perceptions du problème, etc…

6. Nous poursuivons le travail sur **le comportement addictif**, les compulsions et ses déclencheurs (les peurs, les blocages, les envies, les manques, etc…).

7. Dès que la personne est prête, nous **programmons le nouveau comportement**. La personne prend un temps pour intégrer tous les changements associés à ce nouveau comportement.

8. Si nécessaire, nous travaillons sur **l'environnement** de la personne et surtout sur les perceptions de l'environnement.

9. Enfin, nous travaillons sur **la notion de sens** : ce qui permet de redonner un sens à sa vie.

10. Enfin le plus agréable pour la personne concernée, nous lui ouvrons les portes pour pouvoir **explorer le futur** : créer un nouveau chemin de vie, se donner un nouveau départ, vivre une nouvelle vie…

C'est simple, n'est-ce pas ?

Chez ADIOS, nous accompagnons et transmettons généreusement avec toute notre expérience !

Bien-sûr, tout ceci n'est que la description d'une grande ligne conductrice du processus de changement dans lequel nous accompagnons nos clients car évidemment, pour chaque personne, c'est différent, et le processus de changement est personnalisé et adapté à chacun !

Si la stratégie ADIOS vous intéresse plus particulièrement alors j'ai une bonne nouvelle pour vous : celle-ci est précisée et détaillée dans le chapitre 19 consacré à cet effet.

Chapitre 10

LE PREMIER PILIER : LE RECENTRAGE

« Le mental cherche toujours à nier le moment présent et à s'en échapper. Autrement dit, plus on est identifié à son mental, plus on souffre » ***Eckhart Tolle***

Pourquoi le recentrage ?

Lorsque nous sommes stressés, notre corps tout entier est affecté, et c'est exactement ce qui se passe avec une addiction. La personne est stressée car elle veut arrêter mais elle n'y arrive pas et plus précisément, une partie en elle veut arrêter tandis qu'une autre ne veut pas, alors elle culpabilise et se stresse encore plus !

C'est pourquoi, selon notre point de vue, et dans la méthode ADIOS, le plus important dans le cas d'une addiction, avant de commencer tout autre travail et quelle que soit l'addiction, c'est de se libérer du stress.

Qu'est-ce que le stress ?

- Le terme « **stress** » a été inventé dans les années 1930 par le médecin hongrois Hans Selye pour décrire des symptômes communs à de nombreuses maladies.
- On sait aujourd'hui qu'il est la cause directe ou indirecte d'un très grand nombre de troubles entraînant beaucoup de mal-être :

Fatigue, troubles du sommeil, anxiété, irritabilité, nervosité, rhumatismes, contractions musculaires, troubles sexuels, pertes de mémoire, etc…

Si l'on n'a pas su écouter son corps, alors l'excès de stress peut entraîner des problèmes de santé encore plus importants et l'on identifie certaines "maladies" en corrélation avec un stress trop important :

- Les **maladies digestives** : spasmes, bouche sèche, ballonnements, diarrhées, gastrites, ulcères, colopathies, etc ;
- Les **troubles cardiovasculaires** : palpitations, douleurs, gène dans la poitrine, hypertension, angine de poitrine, infarctus du myocarde, etc…
- **L'hyperthyroïdie** ;
- Les **infections virales ou microbiennes à répétition** dues à une baisse des défenses immunitaires ;
- Les **infections cutanées** : eczéma, boutons rouges, psoriasis, herpès, chute de cheveux, démangeaisons ;
- Les **troubles gynécologiques** : retard ou absence de règles, affections bénignes du sein.

Le stress peut causer beaucoup de dégâts, n'est-ce pas ? Et évidemment, il n'est pas compatible avec le sevrage d'une addiction : en effet, c'est comme vouloir construire une maison sur un terrain non constructible : c'est impossible.

Alors, pour installer de bonnes fondations avant la construction d'une maison ou d'un bâtiment solide, nous accompagnons les personnes dépendantes de manière à se libérer de leur stress excessif.

Et, pour ce faire, nous avons choisi la Cohérence Cardiaque comme approche de base pour ADIOS, une technique simple, facile, accessible à tous pour réellement se libérer du stress.

La Cohérence Cardiaque

En effet, la Cohérence Cardiaque est un état physiologique obtenu par une pratique respiratoire, corporelle, cognitive ou émotionnelle. C'est donc, à la base, un état physiologique particulier induit par la respiration volontaire, entre autres.

L'état de Cohérence Cardiaque peut aussi être renforcé par certains sentiments "sociaux" dont la gratitude et la reconnaissance. C'est une pratique holistique au sens littéral : elle intéresse l'être qui la pratique dans sa globalité, elle se réfléchit ensuite et se propage même à l'entourage.

Définition

La Cohérence Cardiaque est un état physiologique d'équilibre entre les forces d'adaptation avec dépense d'énergie pour la fuite ou le combat et les forces de récupération, d'économie et de renouvellement de l'énergie (repos, relaxation, restauration, digestion).

Pour être simple, disons que l'état dit de "Cohérence Cardiaque" est obtenu par une pratique personnelle respiratoire et/ou émotionnelle avec un retour au neutre, un équilibre émotionnel, physiologique et physique.

D'ailleurs, personne n'a inventé la cohérence cardiaque car c'est un état physiologique particulier naturel, propre à tous les vertébrés : il a toujours existé même avant les dinosaures !

En ce qui concerne le domaine des addictions, cette technique si simple de respiration qui permet de se recentrer et de diminuer le stress est primordiale pour accompagner le sevrage de n'importe quelle addiction car tout le monde sait que l'addiction est accompagnée d'un stress important, n'est-ce pas ?

En d'autres termes, cette technique très efficace est indispensable pour les addictions parce qu'elle permet de diminuer le stress et de ce fait, les émotions négatives qui en découlent. Et non seulement, elle diminue considérablement l'hormone du stress c'est-à-dire le cortisol mais en plus, elle favorise les hormones du bien-être, du bonheur, la dopamine, la sérotonine, l'ocytocine et donc les émotions positives.

Plus précisément, on a démontré que la Cohérence Cardiaque a une action favorable sur de nombreux **neurotransmetteurs** (hormones qui véhiculent les émotions) dont la **dopamine** (hormone du plaisir et de la récompense) et la **sérotonine** (hormone aux effets complexes qui joue un rôle capital dans la prévention de la dépression et de l'anxiété).
De plus, les études montrent que la cohérence augmente aussi **la sécrétion d'ocytocine,** qui est un neurotransmetteur favorisant l'attachement, appelée « hormone de l'amour ».

D'ailleurs, toutes ces données récentes neurobiologiques ont permis de montrer que tous les produits qui déclenchent une dépendance chez l'homme (amphétamine, cocaïne, morphine, héroïne, cannabis, alcool, tabac…) augmentent la libération de dopamine dans une structure sous-corticale, le noyau accumbens. Ce noyau fait partie d'un ensemble de structures cérébrales, dénommé ***« circuit de la récompense »*** qui définit à chaque instant l'état physique et psychique dans lequel se trouve l'individu. Les drogues, en modifiant la cinétique et l'amplitude de la production de dopamine, induisent une **sensation de satisfaction**.

C'est pourquoi, on va progressivement apprendre à toutes ces personnes que nous accompagnons qu'ils peuvent utiliser la Cohérence Cardiaque pour retrouver cette **sensation de satisfaction**, cet état de bien-être qu'ils recherchent grâce à la pratique régulière de cette technique. Bien-sûr, cet état atteint grâce à la Cohérence est sensiblement différent de celui qu'ils obtiennent grâce à la substance ou à leur objet d'addiction, mais progressivement, ils comprennent tout l'intérêt et se mettent à pratiquer cette technique régulièrement.

Un peu d'histoire

Déjà, les médecins chinois avec leurs seuls doigts agiles avaient repéré que les pulsations cardiaques des gens en bonne santé étaient plus irrégulières que celles de gens en mauvaise santé. C'est un médecin pneumologue Russe, **Evgeny Vaschillo**, qui, dans les années 2000 met en évidence la fréquence particulière de résonance entre le cœur et la respiration lorsque cette dernière est cadencée à 6 respirations par minute.

Depuis ce temps, les bienfaits de la Cohérence Cardiaque ont été prouvés scientifiquement par de nombreuses études réalisées par de nombreux organismes de recherche, notamment **l'Institut HeartMath** en Californie ou le Centre Symbiofi en France, et reconnus comme bénéfiques par l'association des cardiologues.

En effet, il existe de plus en plus d'études publiées sur l'utilisation et la pratique de la Cohérence Cardiaque, dérivées des études sur la variabilité cardiaque : 19.800 publications officielles et reconnues en 2020.

La Cohérence Cardiaque n'a rien d'une pratique ésotérique, elle ne fait appel à aucune croyance, elle n'est en aucun cas bâtie sur des constructions intellectuelles ou des théories complexes non vérifiables ; au contraire la Cohérence Cardiaque est ancrée sur des faits constatés, reproductibles et stables.

Aujourd'hui elle est recommandée comme une des techniques essentielles par la Fédération Française de Cardiologie.

Le cœur ne bat pas de façon régulière

Je dirai même plus : plus il est irrégulier, plus c'est un signe de bonne santé !

Comment cela est-il possible ? Le cœur participe activement à l'adaptation en accélérant en présence d'une menace et en ralentissant après que la menace ait été résolue : c'est exactement ce qui a permis à l'espèce humaine de survivre.
Le cœur accélère et ralentit en permanence sous l'effet du système nerveux autonome qui le sollicite au moindre changement perçu : la santé, c'est un système nerveux autonome puissant. Il s'adapte de façon optimale et ample, ce qui explique que le cœur obéissant accélère et ralentit en permanence, et, c'est pourquoi, plus il est irrégulier, plus c'est un signe de bonne santé.

La physiologie de base inclut aussi les effets psychologiques et émotionnels. Ces effets d'adaptation mentaux ou réflexes sont véhiculés par le système nerveux autonome dont le fonctionnement relève de la physiologie au même titre que le fonctionnement mécanique, chimique, énergétique ou électrique du corps humain.

Lorsque l'on enregistre la fréquence cardiaque, au repos, avec un matériel de cardio-feedback, on constate ces accélérations et décélérations, elles sont chaotiques car adaptatives. En fait, c'est le chaos cardiaque si l'on peut dire qui est tout à fait normal. Il est possible de reprendre la main sur la régulation automatique et de transformer ce chaos apparent et naturel en une courbe où les accélérations et les décélérations se succèdent de façon périodique, les temps d'accélération étant égaux aux temps de décélération : c'est l'état de Cohérence Cardiaque.

L'état de Cohérence Cardiaque est obtenu de façon réflexe par une respiration volontaire d'égalisation des temps inspiratoires et expiratoires. Et si la durée totale d'une inspiration-expiration dure 10 secondes, la variabilité est maximum ce qui induit que cette technique respiratoire est très simple à pratiquer : on inspire sur 5 secondes, et on expire sur 5 secondes (5 à 7 secondes en moyenne).

Cette fréquence de résonance très particulière est la base de la méthode du 365 créée il y a plus de quinze ans par le Docteur David O'Hare : six respirations par minute pendant 5 minutes pratiquées 3 fois par jour constituent ce que l'on l'appelle la technique du 365 du nom du livre du Dr David O'Hare. Le seul élément du 365 qui demande de la précision, ce sont les 6 respirations/minute.

Il s'agit d'une fréquence de résonance à laquelle l'oscillation de notre système nerveux autonome alterne avec la plus grande amplitude. C'est à cette fréquence respiratoire que les effets sont constants et maximaux. Six respirations par minute, c'est la fréquence optimale pour une pratique réussie de la Cohérence Cardiaque. Cette oscillation de type pendulaire est favorable à la santé, à la résilience corporelle et au retour au neutre. L'entraînement régulier, en accentuant l'amplitude de la variabilité cardiaque, témoin de l'amplitude de l'oscillation entre sympathique et parasympathique, réalise un véritable entraînement à la résilience et à la flexibilité neurologique mais aussi corporelle.

Attention, contrairement à ce que l'on pourrait croire, ce n'est pas de la relaxation au sens physiologique du terme (la relaxation étant purement parasympathique) la pratique régulière de la Cohérence Cardiaque a un effet de type relaxation relative.

Pour en revenir à la variabilité cardiaque, plus elle est élevée et plus on est en bonne santé, et inversement, plus elle est faible, plus le facteur de bonne santé diminue, ainsi qu'avec l'âge également qui augmente avec le temps : c'est pourquoi, elle est véritablement un marqueur de santé, et un marqueur de la capacité d'adaptation.

Elle permet aussi de réguler le sommeil, et de se préparer mentalement à une situation stressante ce qui est parfait quand on est sujet à l'addiction !

Les techniques de yoga, méditation, Tai-Chi, Chi-Kong permettent aussi d'augmenter le niveau de cohérence cardiaque, puisqu'elles augmentent l'action du parasympathique au niveau du système nerveux autonome et donc l'état de calme, et de détente, et sont également recommandées pendant la période de sevrage.

Les effets immédiats et rémanents de la Cohérence Cardiaque

Ce sont des effets qui démarrent pendant la séance, après quelques minutes (en général trois à quatre minutes) et qui persistent pendant plusieurs heures (en général quatre à six heures).

I. **Baisse du cortisol sanguin et salivaire**. Le cortisol est la principale hormone de défense sécrétée pendant un stress. C'est l'action de la cohérence cardiaque sur le cortisol qui explique une grande partie des effets de cette pratique sur le stress.

II. **Augmentation de la DHEA** (déhydroépiandrostérone), une hormone qui entre en jeu pour moduler le cortisol. Elle a aussi un rôle primordial à jouer dans le ralentissement du vieillissement. C'est la seule hormone qui baisse régulièrement avec l'âge – elle est aussi appelée « hormone de jouvence ». C'est l'action de la cohérence cardiaque sur la DHEA qui explique une grande partie des effets de la cohérence cardiaque sur le ralentissement du vieillissement.

III. **Augmentation des IgA salivaires** (Immunoglobulines A), des facteurs qui participent à la défense immunitaire. C'est l'action de la cohérence cardiaque sur les IgA qui explique une grande partie des effets de la cohérence cardiaque sur le renforcement immunitaire.

IV. **Augmentation de la sécrétion d'ocytocine**. L'ocytocine est un neurotransmetteur d'information émotionnelle très curieux. Elle favorise l'attachement et a été appelée hormone de l'amour. Elle est particulièrement sécrétée par les femmes qui accouchent et qui allaitent et elle semble renforcer le lien avec leur enfant. La sécrétion accrue d'ocytocine par la cohérence cardiaque procure du plaisir à être en présence de personnes aimées. Avoir du cœur, avoir le cœur sur la main, avoir un grand cœur sont des expressions populaires ancestrales qui trouvent ainsi un écho biologique.

V. **Augmentation du facteur natriurétique auriculaire**, une hormone sécrétée par le cœur pour moduler la pression artérielle. C'est cette modulation qui explique les effets très intéressants de la pratique de la cohérence cardiaque sur l'hypertension artérielle.

VI. **Augmentation des ondes alpha**, ces ondes lentes captées par les électroencéphalogrammes et qui sont des ondes d'éveil calme et attentif. Elles favorisent la mémorisation et l'apprentissage, interviennent dans la coordination, la communication et optimisent la gestion du cortex cérébral pour inhiber les zones non indispensables. De nombreuses pratiques méditatives cherchent à augmenter le nombre de ces ondes, la cohérence cardiaque parvient à ce résultat également.

VII. **Action favorable sur de nombreux neurotransmetteurs** (hormones qui véhiculent les émotions) dont la dopamine (hormone du plaisir et de la récompense) et la sérotonine (hormone aux effets complexes qui joue un rôle capital dans la prévention de la dépression et de l'anxiété).

VIII. **Réduction de la perception du stress** et des autres émotions désagréables. Plusieurs études cliniques ont montré qu'une colère suivie de quelques minutes de pratique de cohérence cardiaque permettait de réduire de façon significative les effets néfastes de cette émotion sur la santé.

IX. **Impression générale de calme**, de lâcher-prise et de distanciation par rapport aux évènements (confirmée par des études au moyen de questionnaires).

Les effets à long terme de la Cohérence Cardiaque

Il n'y a pas d'effet à long terme sans pratique ! Car en vérité, la seule façon d'obtenir un effet à long terme c'est de pratiquer cette respiration plusieurs fois par jour pour cumuler les effets à moyen terme sur le long terme. Tous les effets détaillés ci-après sont obtenus par une pratique régulière quotidienne (trois ou quatre fois par jour) pendant au moins cinq minutes. Il semble, toutefois, que les effets se potentialisent avec le temps. Les effets bénéfiques apparaissent en moyenne 7 à 10 jours après avoir débuté une pratique régulière de cohérence cardiaque. Ils persistent dans le temps et durent plusieurs semaines après l'arrêt de la pratique.

Les effets à long terme décrits par la recherche médicale sont les suivants :

- **Diminution de l'hypertension artérielle** pour les hypertensions artérielles légères à modérées. Cette diminution est à présent reconnue comme étant un traitement intéressant avant la mise en place de médicaments.
- Diminution du **risque cardiovasculaire**
- Diminution de **l'anxiété et de la dépression**
- Meilleure **régulation du taux de sucre** chez les diabétiques et prévention des accidents neurologiques et circulatoires secondaires à cette maladie.
- Réduction du **périmètre abdominal** et perte de poids chez les personnes obèses.
- Meilleure **récupération à l'effort pour les sportifs**. La pratique de la cohérence cardiaque existe dans le milieu du sport de haut niveau depuis de nombreuses années. Ce fut l'une des toutes premières applications de la cohérence cardiaque.
- **Amélioration de la concentration** et de la mémorisation.
- **Diminution des troubles de l'attention** et de **l'hyperactivité**.

- **Meilleure tolérance à la douleur**, et diminution de la douleur. Les effets sont particulièrement nets pour des douleurs neurologiques comme la migraine, les sciatiques et les névralgies.
- **Amélioration de la maladie asthmatique**.
- **Impact sur la réduction de l'inflammation pathologique**. La cohérence cardiaque pourrait ainsi participer à la prévention de certaines maladies chroniques.

Cet exposé détaillé de tous les avantages à pratiquer la cohérence vous a-t-il convaincu de la pratiquer régulièrement tous les jours pour vous-même ?

Si c'est le cas, alors je vous invite à la mettre en pratique dès aujourd'hui, pour en bénéficier dès maintenant car vous allez ressentir très rapidement les effets bénéfiques sur votre corps et sur votre esprit : *« essayer la cohérence cardiaque, c'est l'adopter »* !

La Technique de Libération du Mental

Avant tout, j'aimerais bien-sûr parler de tous ces inspirateurs, ceux qui ont inspiré ma transformation et quelques-unes de ces techniques de libération du Mental qui m'ont permis d'améliorer l'efficacité de la méthode et donc de ce travail thérapeutique effectué avec les clients.

La technique en elle-même est en réalité un regroupement de plusieurs techniques ou outils réunis en une technique complète et globale.

Voici quelques-uns de mes principaux inspirateurs :

- **Frédéric Vincent**, Enseignant et auteur du livre Zéro Mental, auprès de qui j'ai appris de nombreuses formules magiques : *« Nous sommes profondément hypnotisés par notre mental »* et *« Quand on se libère de son Mental, on se libère de tout ! », car « Tout est faux, Tout est illusion ! »,* ce qui permet de relativiser et de lâcher prise.

- **Joe Dispenza**, Docteur en Sciences en Chiropraxie, chercheur en Neurosciences et en Physique Quantique, auteur de nombreux livres best-sellers, nous livre *« Si vous voulez connaître l'extraordinaire dans votre vie, en guérissant votre corps, en attirant à vous de nouvelles opportunités que vous n'auriez jamais pu imaginer saisir…il vous faut d'abord maîtriser le concept du moment présent ».*

- **Eckhart Tolle**, auteur du livre *« le pouvoir du Moment Présent »* duquel j'ai retenu : *« Je ne suis ni mes pensées, ni mes émotions, ni mes perceptions, ni mes expériences, je suis l'espace dans lequel tout se produit. Je suis la conscience. Je suis le présent. Je suis » et « Parfois, lâcher prise est un acte plus puissant que se défendre ou s'accrocher ».*

- **Pierre Lamara** (Enseignant Yogi et Médecin Ayurvédiste) auprès duquel j'ai pratiqué la yogathérapie pendant près de trente années et qui m'a enseigné que *« la Souplesse du Corps, c'est* *la Souplesse de l'Esprit* » et que « *Se centrer sur le corps, c'est se centrer sur le moment présent* » et aussi que « *Le Yoga, est une médecine préventive associant le corps et l'esprit qui permet d'atteindre l'équilibre, une sagesse, une modération dans toutes les actions* ».

- **Sri Aurobindo** (philosophe et théoricien d'un yoga nouveau intégral) nous rappelle « *qu'un mental tranquille est de première nécessité* » et que *« le plus sûr chemin de cet accomplissement intégral est de trouver le Maître du secret qui demeure en nous »*

- **Ramana Maharshi** nous enseigne que *« Tout ce qui nous est demandé pour réaliser notre Être véritable, c'est de faire Silence. Quoi de plus facile ? »*

- **Sadghuru** (Maître Yogi) nous enseigne que *« Vivre dans le moment présent, c'est indéniablement la manière la plus profonde de vivre sa vie. »*

Toutes ces personnes m'ont inspirée et m'inspirent encore dans ce travail de recherche et de développement personnel : j'ai en effet pratiqué le yoga, la méditation et le recentrage pendant près de 35 années (et je pratique encore tous les jours), un travail que j'utilise bien-sûr pour mon accomplissement personnel et aussi « accessoirement » pour tous mes clients depuis de nombreuses années.

Ces Grands Maîtres hindous ou occidentaux ont exploré ce domaine durant toute leur vie : on les appelle parfois des Éveillés.

Le but de l'accompagnement proposé n'est pas de devenir un Éveillé car peu d'entre nous seront appelés à le devenir mais plutôt de se libérer de la souffrance. En effet, le but qui nous préoccupe réellement pour nos clients est de maîtriser son Mental afin d'éviter qu'il nous fasse souffrir.

Évidemment toutes ces techniques visent à se libérer du champ limité du mental pour se rappeler avec simplicité à un plan supérieur de perception et de réaction.

L'état que l'on peut atteindre grâce à la pratique peut être défini comme l'état naturel de conscience qui demeure au-delà des états modifiés de conscience habituels (veille, rêve, sommeil). La majorité de ces techniques peuvent aider à retrouver et à sentir davantage le parfum de ce **Moi Profond** (présence), à se centrer sur **l'instant présent**, à s'aligner et à libérer la totalité des ressources dans l'instant présent et dans un certain silence.

Car le mental, si vous ne le saviez pas déjà, **est le plus grand hypnotiseur de tous les temps** et vous fait naviguer entre désirs, peurs et ignorances. Vous n'avez pas besoin d'un hypnotiseur pour être hypnotisé, car **vous l'êtes déjà par votre Mental** qui vous raconte des histoires toute la journée !

L'idée de ces techniques est de s'en libérer et de faire en sorte que le mental devienne un serviteur à défaut d'une prison (même si parfois elle peut être dorée).

Néanmoins, le matériau mental peut être un outil extrêmement puissant de création constructive !

Le nombre de techniques est important dans le but de trouver une véritable affinité. L'autre avantage est qu'une technique peut être valable à un instant donné et qu'une autre sera plus appropriée à un autre instant.

Cette approche donne des clés pour savourer les états d'**Être** que l'on peut rechercher habituellement par le biais des « choses extérieures à nous » :
La paix, la joie, la confiance, la stabilité, l'amour, l'apaisement, la tranquillité, le bien-être etc…

Nous nous agitons toute notre vie pour chercher à atteindre ces états d'être, n'est-ce pas ?

Pourquoi ne pas chercher directement à atteindre directement ces états d'être via la libération du Mental sans passer par toute cette agitation frénétique (la course à l'argent, la course à l'amour, etc..) ?

Cette approche aide les personnes qui sont justement nombreuses dans le Contrôle et dans le Mental et elle peut même aider quiconque veut se libérer de ses peurs, ses doutes, son anxiété, sa souffrance.

Cette approche n'est pas seulement de faire l'expérience de « vider sa tête » ou de créer le **« silence intérieur »** mais davantage de retrouver cette présence qui est cet **« état témoin »**, silencieux, au-delà de toute expérience et de tout concept.

Il existe plusieurs niveaux de conscience et nous utilisons ces quatre premiers niveaux pour notre démarche d'accompagnement :

- **Je prends conscience des pensées.**
  Je sais qu'il y a des pensées que je ne contrôle pas.
  J'aimerais pouvoir arrêter ce flux incessant mais je n'y arrive pas.
- **Je suis semi-détaché des pensées.**
  Je remarque que les pensées ne sont pas « moi ». Je prends de la distance avec elles mais je me sens encore trop lié à elles.
- **Je suis détaché des pensées.**
  Je sais que les pensées ne sont pas moi.
  Je ne suis pas les pensées, je suis l'espace qui accueille les pensées.
  Même si elles sont là. Je peux les ignorer, en rire, être totalement désintéressé d'elles. Elles demeurent comme des nuages qui m'empêchent de percevoir le ciel.
- **Il n'y a temporairement plus aucune pensée consciente.**
  J'ai l'impression qu'il n'y a plus de pensées.

Il n'y a plus de pensées conscientes.
Il reste une activité inconsciente.

Si l'on peut faire toucher du doigt, que *« se libérer du Mental, c'est se libérer de tout »* alors c'est suffisant pour accompagner nos clients à sortir de la souffrance.

D'ailleurs, j'enseigne souvent aux clients et aux stagiaires que dès lors que les pensées deviennent trop toxiques ou néfastes pour eux, alors il suffit de se centrer sur sa respiration, de la laisser aller et venir librement et d'être juste attentif à sa respiration.

Parfois je leur demande aussi de répéter en boucle comme un MANTRA :

- *« TOUT EST FAUX », « TOUT EST ILLUSION », « JE N'Y CROIS PAS »*
- *« JE NE SUIS PAS LE CORPS », « JE NE SUIS PAS LE MENTAL »*

Et les pensées négatives cessent…Et parfois les compulsions aussi par la même occasion, et le calme et la paix apparaissent à l'horizon… Bien-sûr, il y a de nombreuses autres techniques possibles à pratiquer et qui permettent de se libérer du mental, ne serait-ce que temporairement.

La rubrique pratique chez vous

Vous êtes agités, le mental qui tourne en boucle, fatigués, dérégulés, anxieux ou déprimés ?
Si les pensées deviennent trop toxiques, néfastes pour vous alors :

- Il suffit juste de se centrer sur sa respiration, de la laisser aller et venir librement et d'être attentif à sa respiration en gardant les yeux ouverts ou fermés, pendant quelques minutes.

- Ensuite, prenez une position confortable, observez l'immobilité de votre langue, soyez attentifs à ce qu'elle devienne totalement immobile pendant quelques minutes.
- Maintenant, soyez attentifs à l'immobilité de vos globes oculaires, totalement immobiles, plus aucun mouvement.
- Enfin, devenez une statue de marbre totalement immobile, plus un seul mouvement.

Quand le corps devient immobile, la langue immobile, les yeux immobiles, quand on est centré sur sa respiration, qu'on la laisse librement aller et venir, les pensées s'immobilisent, le vide mental apparaît.

Alors on peut enfin commencer à découvrir **la paix, la joie, la confiance, la stabilité, l'amour, l'apaisement, la tranquillité, le bien-être sans avoir besoin de rien d'autre !**

Chapitre 11

LE DEUXIÈME PILIER : LES TRAUMATISMES

« Personne ne peut retourner en arrière, mais tout le monde peut aller de l'avant. Et demain, quand le soleil se lèvera, il suffira de se répéter : je vais regarder cette journée comme si c'était la première de ma vie. »
Paulo Coelho

La première origine de la dépendance : les traumatismes

Comme nous l'avons vu précédemment et dans la plupart des cas que nous avons traités, l'origine de la dépendance est donc claire aujourd'hui : soit un ou plusieurs traumas, soit un trouble de l'attachement. Ainsi nous allons nous intéresser particulièrement aux traumas du passé qui, inconsciemment, ont une importance capitale pour notre présent.

Qu'est-ce qu'un traumatisme ?

La notion de traumatisme et son incidence insoupçonnée dans bien des pathologies est aujourd'hui de plus en plus reconnue. Mais malheureusement, à cause des médias et de l'accès à l'information, nous sommes de plus en plus bombardés d'images et d'informations qui sont traumatisantes pour l'esprit puisque l'information est la plupart du temps centrée sur des évènements « négatifs ».

Ce n'est que récemment que **la notion de traumatisme** et son traitement sont apparus. C'est au cours de la première guerre mondiale que les médecins ont remarqué que certains soldats, bien que, indemnes sur le plan physique, présentaient des symptômes psychologiques, l'ancêtre du syndrome post traumatique en quelque sorte. (Shell Shock)

Par ailleurs, certaines personnes ont une incroyable résistance au trauma et peuvent survivre et sortir émotionnellement indemnes, même après avoir traversé des événements horribles : c'est ce que Boris Cyrulnik a appelé ***« la résilience ».*** Le terme de résilience a été largement médiatisé à la suite de son livre *"Un merveilleux malheur"*. **La résilience** est la capacité qu'ont certaines personnes à triompher des différents traumatismes qu'ils ont subis : deuil précoce, abandon, rupture, maltraitance, violence sexuelle, guerre, etc...

Les personnes résilientes pourront reprendre une activité normale après avoir éprouvé un court moment des symptômes physiologiques ou psychologiques. Tout ceci reste subjectif et il est impossible d'anticiper qui va ou ne va pas être affecté par un évènement qui est susceptible d'être traumatique.

Définition du traumatisme

Un traumatisme comprend une blessure physique ou psychologique infligée à une personne ainsi que ses conséquences tant particulières que générales en lien avec cette blessure.

Précisions sur les traumatismes

Un traumatisme se produit lorsque quelqu'un est victime (ou témoin) d'un événement qui menace sa vie ou qui peut entraîner des blessures physiques graves. Il peut se produire chez les victimes mais aussi ceux qui viennent à leur secours - pompiers- policiers et ainsi que chez les membres de leur famille proche ou chez des personnes qui sont simplement témoins de ces évènements.

Le traumatisme physique blesse le corps mais peut aussi, comme le traumatisme psychique, atteindre le mental. Les causes se situent aussi dans tous les événements perturbants de l'existence comme le deuil, le chômage, la rupture, l'accident, etc... La psychanalyse le définit comme un événement grave vécu par un individu qui ne peut l'assimiler.

On peut classer les réactions traumatiques en cinq catégories : **Physiques - Émotionnelles – Cognitives - Interpersonnelles et Spirituelles**

1) **Les Réactions Physiques** possibles sont les suivantes :

- Insomnie,
- Stress cardiovasculaire,
- Tremblements,
- Pleurs,
- Fatigue,
- Problèmes gastro- intestinaux,
- Maux de tête,
- Baisse de la fonction immunitaire,
- Diminution de la libido.

2) **Les Réactions Émotionnelles** possibles sont les suivantes :

- Choc,
- Terreur,
- Culpabilité,
- Honte,
- Tristesse,
- Blâmer les autres,
- Insensibilité,
- Sentiment d'impuissance,
- Colère.

3) **Les Réactions Cognitives** possibles sont les suivantes :

- Difficultés à se concentrer,
- Difficultés à prendre des décisions,
- Troubles de la mémoire,

- Confusion,
- Perte de foi dans la vie et en Dieu,
- Cauchemars,
- Baisse de l'estime de soi,
- Se sentir responsable des faits,
- Souvenirs et pensées intrusives,
- Souci constant,
- Interruption de la conscience (moments d'absence, être perdu dans le temps et l'espace),
- Phénomènes psychotiques (hallucinations),
- Déréalisation (perte du sens de la réalité),
- Dépersonnalisation (perte du sens de Soi, de sa propre personne).

4) **Les Réactions Interpersonnelles** possibles sont les suivantes :

- Conflits relationnels,
- Retrait social,
- Comportement asocial,
- Isolement,
- Impossibilité de former une relation intime avec quelqu'un,
- Difficultés scolaires pour les enfants ou étudiants,
- Difficultés professionnelles pour les adultes,
- Méfiance par rapport aux autres.

5) **Les Réactions Spirituelles** possibles sont les suivantes :

- Colère envers Dieu,
- Déconnexion des sources de support spirituelles antérieures au trauma,
- Perte du sens de la vie,

- Expériences spirituelles dissociées (visions, voix, interactions avec des personnes mortes...).

Beaucoup de ces réactions sont le produit de la réponse archétypale de "**lutte ou de fuite ou de figement consistant à faire le mort" (Fight, Flight, Freeze)** que l'on retrouve dans le monde animal.

Lorsque l'on ne peut s'extirper d'une situation (être otage par exemple) ou devant une menace immense, l'être humain a recours à la **dissociation, la dépersonnalisation, l'insensibilisation, la déconnexion, l'absence**.

Au fil du temps, les réactions intenses vont s'estomper et la personne va retourner à une vie normale. Des recherches ont montré que lorsque les personnes font "le mort" (réaction figée, *« Freeze »*) et se ferment complètement en réponse au traumatisme, ce sont elles qui ont le plus de chance d'avoir des symptômes post-traumatiques.

Précision sur la dissociation

La dissociation est une sorte de self-défense psychique, c'est une réponse intelligente et adaptative de l'être humain. La dissociation est donc un mécanisme adaptatif utilisé par la pensée et qui divise une expérience en plusieurs morceaux et par la suite traite ces morceaux séparément :

Il peut y avoir :

- **Une division horizontale** : les morceaux de l'expérience sont séparés mais jamais traités en même temps, ou alors
- **Une division verticale** : certains morceaux sont conscients et d'autres sont inconscients, ou alors
- **Une amnésie complète** de l'expérience : ce serait l'ultime dissociation.

La dissociation fait partie des mécanismes de défense de base de la pensée humaine primitive. Tous les mécanismes de défense sont basés sur une forme de dissociation. Ce qui reviendrait à dire que la plupart des troubles de la personnalité sont issus de traumatismes et de la dissociation sauf les maladies génétiques mais on peut même se questionner à propos de cela ?

Certaines personnes ont plus tendance que d'autres à la dissociation. Plus les traumatismes ont été vécus jeunes (avant 7 ans et jusqu'à 12 ans) et de façon répétitive (abus, maltraitance ou négligences prolongées dans l'enfance), plus il y aura malheureusement de chances que ces personnes en grandissant fassent partie de ceux qui connaissent la dissociation structurelle *(« Division de la personnalité de l'individu »)* !

Il faut mentionner aussi plus rarement que certaines personnes après avoir vécu un événement traumatique ont une réaction inverse, leur sentiment de gratitude et d'espoir, d'amour vont s'accroître : c'est la capacité de **résilience** qu'ont certaines personnes à triompher des différents traumatismes.

Cependant, selon Boris Cyrulnik, environ une personne sur deux subit un traumatisme au cours de son existence, qu'il s'agisse d'un inceste, d'un viol, de la perte précoce d'un être cher, d'une rupture, d'une maladie grave ou d'une guerre. Il définit la résilience comme *« l'aptitude d'un corps à résister aux pressions et à reprendre sa structure initiale. »* D'ailleurs, *« on ne peut parler de traumatisme – et d'évolution résiliente – que si l'on a côtoyé la mort, si l'on a été agressé par la vie ou par les autres, ou encore si des personnes de notre entourage ont été en danger. Mais les processus qui permettent de reprendre son développement après un coup du sort nous concernent tous, car ils obligent à penser la vie en termes de devenir et d'évolution ».*

En psychologie, la résilience est la capacité à vivre, à réussir, à se développer en dépit de l'adversité et quand vous prenez la décision de vous faire accompagner pour une addiction liée à un traumatisme ou un trouble de l'attachement, **vous faites déjà preuve de résilience !**

Êtes-vous prêt à prendre la bonne décision pour vous et à faire preuve de résilience ?

Le Syndrome de Stress Post-Traumatique : SSPT (PTSD en anglais)

Si la personne a des difficultés physiques, cognitives, interpersonnelles et spirituelles après un traumatisme et que ces difficultés persistent, la personne est atteinte de SSPT. Ces réactions sont normales juste après un trauma et elles s'estompent au fil du temps mais si elles persistent et s'incrustent en réponses fixes et inchangées, la vie de la personne va s'organiser autour des symptômes.
Les symptômes d'un trouble de stress post-traumatique débutent habituellement dans les 3 premiers mois qui suivent un traumatisme. Cependant, il peut parfois se passer plusieurs mois ou même plusieurs années avant que les symptômes apparaissent.

Les signes caractéristiques d'un trouble stress post-traumatique sont les suivants :

- Un sentiment de peur intense, d'horreur et d'impuissance accompagné d'un ou de plusieurs des symptômes suivants :
- Palpitations cardiaques (cœur qui bat anormalement vite),
- Respiration rapide,
- Tremblements,
- Frissons,
- Transpiration excessive,
- Des *flash-back,*
- Des pensées qui s'imposent à l'esprit et deviennent incontrôlables,

- À cause de ces pensées, la personne atteinte ressent de la détresse, qui se manifeste par de l'anxiété et de la dépression,
- De la difficulté à ressentir certaines émotions, par exemple la tendresse et le désir sexuel,
- De la difficulté à se concentrer,
- De la difficulté à trouver le sommeil,
- Un besoin d'être continuellement en état d'alerte, prêt à réagir.

Le nettoyage de la mémoire traumatique

Heureusement, aujourd'hui, il est possible de « nettoyer » les traumas et les mémoires traumatiques afin de libérer l'être humain de sa souffrance.
Bruce Ecker, dans *"Déverrouiller le cerveau émotionnel"* (en anglais *« Unlocking the Emotional Brain »),* explique le changement du point de vue des neuroscientifiques concernant la capacité du cerveau à retraiter les traumatismes.

Cette faculté qui permet le *"nettoyage"* des mémoires traumatiques est obtenue grâce à la **neuroplasticité du cerveau humain.**

La reconsolidation mnésique ou neuroplasticité

La plasticité neuronale est une des découvertes récentes les plus importantes en Neurosciences et montre que le *cerveau est un système dynamique en perpétuelle reconfiguration*.

Cette neuroplasticité s'exprime par la capacité du cerveau de créer, défaire ou réorganiser les réseaux de neurones et les connexions de ces neurones. Le cerveau est ainsi qualifié de « plastique » ou de « malléable ».

Ce phénomène intervient durant le développement embryonnaire, l'enfance et durant toute la vie adulte. Ainsi, la plasticité neuronale est présente tout au long de la vie, avec un pic d'efficacité pendant le développement à la suite de l'apprentissage, puis toujours possible chez l'adulte.

La capacité d'auto-guérison

À l'aube du XXIème siècle, on s'aperçoit que le cerveau humain a la capacité de changer : notre psychisme a donc cette capacité d'auto-guérison, d'auto-cicatrisation comme notre peau grâce à la neuro-plasticité du cerveau.

Cette plasticité remarquable du cerveau fait qu'à chaque instant, des neurones naissent, meurent, grandissent ou rapetissent, multiplient leurs synapses ou créent de nouvelles connexions ou en défont d'anciennes, se renforcent ou s'affaiblissent et peuvent même se remplacer en cas de défaillance.

Et tout cela est directement lié à la qualité des pensées, des émotions et des actions provenant de nos expériences passées.

Deux conditions semblent être nécessaires pour la reconsolidation mnésique :

- Le souvenir de la scène traumatique, ainsi que les émotions et sensations corporelles qui y sont liées doivent émerger à la conscience de la personne. À ce moment-là, les synapses qui sont concernées par ces souvenirs se *"défigent"*, mais pour un temps seulement.
- Une nouvelle information doit venir remplacer la mémoire traumatique libérée très rapidement.

Et c'est exactement ce qui se produit avec la Méthode ADIOS, grâce à une ou plusieurs techniques spécifiques de travail sur les traumatismes telles que EFT, Matrix, TSBH ou le Système de Réintégration des Parties.

Grâce à ces techniques de réparation et de transformation, nous sommes en mesure de traiter un trauma ou un trouble de l'attachement sans avoir besoin d'années de psychothérapie par le biais de phénomènes précis expliqués précédemment.

Dans les chapitres suivants, vous allez en apprendre davantage sur chacune de ces techniques précisément et comment on vient à bout d'un traumatisme.

Chapitre 12

SE LIBÉRER DES TRAUMATISMES AVEC LE SYSTÈME DE RÉINTÉGRATION DES PARTIES

« J'ai fait un pas immense lorsque j'ai transformé mes larmes de douleurs en larmes de joie » **Nithael**

Quatre techniques spécifiques permettent de traiter plus particulièrement les traumatismes et les troubles de l'attachement :

- EFT
- MATRIX,
- La TSBH (Technique de Stimulation Bilatérale Hypnotique) ou plus simplement l'EMDR hypnotique,
- Le Système de Réintégration des Parties.

Dans ce chapitre, nous aborderons plus particulièrement la démarche du Système de Réintégration des Parties.

Pourquoi intégrer le Système de Réintégration des Parties dans ADIOS ?

Comme nous l'avons vu dans les précédents chapitres, dans la majorité des problèmes de dépendance ou de comportements dysfonctionnels, d'une part, il y a une partie en nous qui a créé ce comportement et qui cherche à le maintenir pour nous protéger et parce que celui-ci a été utile à un moment donné.

Et d'autre part, il existe une autre partie de nous-même qui aimerait bien qu'on puisse lâcher ce comportement car il cause beaucoup de problèmes et pour qu'on puisse passer à autre chose.

Malheureusement, la plupart du temps, ce n'est pas possible avec notre propre volonté car il existe en nous ces deux parties de nous-mêmes en conflit qui sont polarisées et qui agissent dans une direction opposée, l'une qui voudrait que le comportement se maintienne pour nous protéger de quelque chose et l'autre qui voudrait que ça cesse en raison de la souffrance que ça occasionne pour la personne !

C'est pourquoi, il est parfois indispensable de s'adresser directement aux parties directement concernées du client par la problématique et à ma connaissance, il existe une technique de choix pour cela : le Système de Réintégration des Parties.

Le Système de Réintégration des Parties est issu du modèle de l'IFS (Internal Family System) et de l'Intelligence Relationnelle qui a été développée depuis peu par François Ledoze et qui s'inspire en grande partie aussi de l'IFS en ajoutant un niveau supplémentaire avec la création d'un espace relationnel entre le praticien et son client et la prise en compte du SNA (Système Nerveux Autonome).

Comme chacune des techniques de la méthode ADIOS, le Système de Réintégration des Parties est une combinaison des deux qui reprend le meilleur de ces deux méthodes en recherchant l'efficience et en éliminant ce qui paraît inutile pour aller toujours vers la solution pour le client !

Et c'est pourquoi, nous avons choisi spécifiquement cette méthode améliorée car elle permet d'accéder et de communiquer directement aux différentes parties de l'être humain tout en utilisant une façon de faire écologique, agréable et douce pour le client.

Bien-sûr, comme pour toute méthode, elle nécessite un minimum d'apprentissage, de subtilité et de finesse pour mener à bien le travail pour le client.

Comment travailler avec les différentes parties de la personnalité ?

Le modèle du Système de Réintégration des Parties reprend le modèle d'Internal Family System de Richard Schwartz de la personnalité qui a été développé au début des années 80 aux États Unis.

Il est d'un apport extraordinaire lorsqu'on travaille d'une part avec l'EFT ou d'autres techniques de psychologie énergétique comme la Logosynthèse et surtout avec des clients ayant vécu des traumatismes ou des troubles de l'attachement.

Si l'on adopte une définition élargie de la notion de traumatisme aux troubles de l'attachement, un grand pourcentage de gens qui viennent en thérapie ont été victimes de traumatismes et pourraient largement bénéficier de ce travail simplement si ils avaient conscience que c'est possible de changer, d'être soulagé et de se libérer.

Principes de base du Modèle

Le modèle du Système de Réintégration des Parties reconnaît la multiplicité du psychisme comme s'il existait une véritable famille à l'intérieur de chacun de nous !

La plupart d'entre nous, avons été conditionné à penser notre esprit comme une entité monolithique. Et bien que nous ayons des pensées et des émotions multiples et variées, jusqu'à récemment, on pensait que celles-ci émanent d'une même personnalité une et indivisible. En réalité, nous sommes naturellement multiples et la multiplicité nous transporte d'un monde où l'esprit humain est une unité vers un système d'entités psychiques sans être pour autant schizophrène.

Ainsi, la personnalité, de par la nature même du fonctionnement du cerveau et de la pensée, est divisée en un nombre variable de sous-personnalités ou "parties". Une sorte de tribu rassemblant différents membres d'âge, de caractères différents, avec des émotions différentes, ayant des rôles spécifiques.

« De toutes les personnes que je suis, les multiples voix à l'intérieur de moi, laquelle va dominer ? Qui ou Comment vais-je être ? Quelle partie de moi décide ?»
Douglas Hofstadter-1986

Chacun de nous a un *"Self"* – c'est à dire un *"Soi "* - une partie centrale qui est le leader de tout le système rassemblant toutes les parties. Le chef de la tribu en quelque sorte.

Tous les membres de *« la tribu »* ont quelque chose de positif à apporter et il est important de comprendre qu'il n'y a pas de partie négative : certaines de ces parties sont néanmoins bloquées dans des positions extrémistes. Le but de la thérapie est de libérer ces parties de ces rôles extrémistes dans lesquels elles sont bloquées.

Le thérapeute qui partage l'orientation de la multiplicité aura ainsi à cœur d'aider son client à explorer son système de multiplicité. Au cours de notre évolution dans le temps, nos différentes parties se développent elles aussi et forment un système complexe d'interactions. Lorsqu'on réorganise le système, les parties peuvent modifier rapidement le rôle qu'elles jouent.

Des changements dans le système interne vont engendrer des changements dans le système externe et vice-versa. La façon dont on regarde le psychisme va modifier le psychisme, tout comme en physique quantique, à partir du moment où on observe l'objet, on va changer l'état de la trajectoire ou de la vitesse de l'objet.

Objectif du Système de Réintégration des Parties

Avant même de parler d'objectif, nous allons définir les postulats de ce Modèle afin que vous puissiez comprendre comment notre psychisme est censé s'organiser à l'intérieur !

I. *L'équilibre entre les parties*

Le premier postulat est de permettre de retrouver un équilibre entre toutes les différentes parties du système interne : les systèmes humains fonctionnent de façon optimale lorsqu'ils sont en équilibre. Dans un système équilibré, chaque partie est dotée d'un système d'influence, d'accès aux ressources, et d'un niveau de responsabilité approprié.

II. *L'harmonie dans le système*

Dans un système harmonieux, un effort est fait pour attribuer à chaque membre le rôle qu'il désire et qui lui convient (avec des règles ni trop rigides ni trop souples). La communication est de qualité et chaque partie est appréciée pour ses qualités, ses ressources, et également pour ses contributions au système.

III. *Le leadership du Self*

L'équilibre et l'harmonie dans un système requièrent un « leadership » efficace. Différencier et placer en position proéminente le "Self" (Soi) pour qu'il puisse être le leader, le chef, la partie centrale du système. Lorsque ce leader est en place, les membres vont lui fournir des informations, mais respecter son rôle de leader et lui laisser prendre des décisions.

Et dans ce cadre, chaque partie à l'assurance d'être comme dans une famille harmonieuse :

- Respectée, reconnue et protégée
- D'avoir le niveau d'influence approprié de façon juste dans le système
- Que le leader représente le système face aux autres.
- Que le leader interprète facilement le feed-back venant des autres systèmes

IV. *Le développement*

Les systèmes humains disposent naturellement de sagesse et doivent disposer de temps pour le développement : toutes les parties vont coexister et apporter leurs propres talents, reflet de leur intention de participation. Un système se voit limité dans son développement s'il accumule des fardeaux (contraintes) sur son chemin. Cela se produit quand le système de la personne est traumatisé. Le traumatisme a aussi pour effet de figer le système dans le temps, au moment où il survient. Ces membres ainsi figés non seulement ne sont plus disponibles pour aider, mais de plus, imposent du fait de leurs émotions extrêmes des contraintes supplémentaires au système, en forçant certaines parties à adopter des rôles surprotecteurs.

V. *Le Système Nerveux Autonome (SNA)*

L'état du SNA (régulation et dérégulation) conditionne la vie des parties. Le Système Nerveux est le premier constituant à se mettre en jeu dans le développement psychique de l'enfant. Il est multiple à trois dimensions :

- Il sous-tend la vie relationnelle de façon incontournable
- Il conditionne le développement du monde des parties
- Il permet au self de se développer dans la modalité relationnelle

Le Système Nerveux Autonome est capital car c'est lui qui permet la mise en jeu des modes de survie.
C'est lui qui fait l'évaluation du danger - pas danger ?
Et ensuite qui fournit une réponse d'adaptation et si besoin, dérégulation nécessaire pour se protéger de l'insécurité chronique !

Si le stress dû au choc est trop important, alors le système va répondre automatiquement de 3 manières différentes :
Fight (Combat), Flight (Fuite), Freeze (Figement).
Le stress représenté par l'hormone du cortisol permet de sortir du danger par le Fight Flight, Freeze ! Si ce n'est pas possible alors le stress devient chronique et pour que le cerveau puisse s'adapter, la personne va commencer à se dissocier ! C'est grâce à ce phénomène de dissociation que la personne survit : dissociation du corps.

Remarquons que la dérégulation chronique du Système Nerveux Autonome (SNA) peut aussi amener à une dissociation plus importante : l'amnésie.

<u>Qu'est-ce que le Système de Réintégration des Parties (SRP)</u>

Tous les êtres humains possèdent une part d'eux-mêmes qui est profonde, pleine de sagesse, forte, aimante : le SELF. Lorsque nous sommes connectés avec cette partie, nous sommes connectés aux autres, curieux et pleins de compassion.
Selon le modèle cette technique issue du Système de Réintégration des Parties, il existe un grand nombre d'objectifs dans ce type de thérapie :

- Retrouver l'équilibre intérieur ;
- Apprendre à observer son Système Nerveux Autonome afin de prendre conscience de là où on est dans le moment présent (Dorsal, Sympathique, Ventral) ;
- Rétablir l'harmonie, la confiance et l'équilibre au niveau de tous les systèmes de la vie psychique ;
- Accéder au self de façon directe ou indirecte ;
- Ramener suffisamment de sécurité pour aller vers le Self ;
- Aider les parties à se décharger de leurs fardeaux et (ou) à se réguler sur le plan neurobiologique ;
- Permettre une relation réciproque entre le self et les parties ;
- Fonctionner à partir du SOI, du SELF en position d'observateur.

Les parties

- Les parties de nous-mêmes se développent à partir de 3-4 ans, car avant le Système Nerveux Autonome (SNA) n'est pas assez développé, ensuite les parties se développent au cours de la vie et ont un rapport étroit avec le corps par le biais du SNA ;
- Ce sont des sous-personnalités ou aspects de notre personnalité qui forment un jeu complexe d'interactions à

l'intérieur de nous-mêmes, semblables aux relations que les gens ont dans la vie courante ;

- Les parties peuvent être vécues/exprimées de façon différente. Elles ont leurs propres pensées-émotions-sensations ;
- Une partie n'est pas simplement un état émotionnel temporaire ou un schéma habituel de pensée : c'est un système mental autonome et distinct qui présente un éventail d'émotions spécifiques et son propre style d'expression ;
- Toutes les parties ont toute une intention positive pour le système : toutes les parties veulent quelque chose de positif pour l'individu et vont utiliser différents stratagèmes pour gagner du pouvoir au sein du système ;
- Les parties développent un système complexe d'interactions : la polarisation ou opposition est une manière de gagner de l'influence dans le système ;
- Nos expériences de vie influencent les parties, mais ne les créent pas – elles sont toujours en existence, potentiellement ou actualisées ;
- Les parties qui sont extrémistes souvent portent des "fardeaux" (des énergies qui ne sont pas inhérentes à elles et qui ne leur appartiennent pas naturellement), cela peut être des croyances absurdes ou infantiles, des émotions, des fantasmes ;
- On peut aider dans ce travail chaque partie concernée à se libérer du "fardeau" et à retrouver son équilibre initial ;
- Les parties qui n'ont pas confiance dans le leadership du "Self" vont se fondre en lui, fusionner (l'envahir) ou le supplanter en prenant le pouvoir et c'est ce qui pose problème le plus souvent.

Le Self – Le Soi – L'essence- Le chef de la tribu

- Tout le monde a un SELF : un chef de tribu à l'intérieur de lui ;
- Chacun dispose d'un SELF intact quelle que soit la sévérité des symptômes ou le degré de polarisation intérieur : Chaque être humain en dispose et ce Self demeure inaltéré au cours de la vie ;
- Le SELF existe à un niveau différent des parties – souvent au centre – c'est la personne à laquelle les parties s'adressent ;
- Il a toujours l'âge réel de la personne alors que les parties peuvent avoir des âges variés ;
- Il peut aimer ou ne pas apprécier, écouter ou faire taire les parties, comme le ferait un chef d'orchestre, un chef de tribu ;
- Lorsqu'il est différencié, il est compétent et il a de l'assurance.
- On se sent en sécurité avec lui ;
- Il est calme, capable d'écouter et de répondre aux demandes ;
- Le "Self", la partie centrale peut et doit gouverner le système interne ;
- Il a une perspective claire ainsi que d'autres qualités qui font de lui un guide efficace ;
- Quand le self est libre de contraintes, il peut guider, soutenir les parties et contribuer à les dépolariser équitablement et avec compassion ;
- Le Self a besoin d'un corps et d'un SNA pour se manifester car il est en rapport étroit avec le corps ;
- Dans la vie courante, lorsque nous agissons centrés dans notre self, nous sommes aussi engagés avec les aspects non-extrêmes de nos parties.

Justement, en tant que thérapeute ADIOS, nous sommes en mesure de nous écouter afin d'accompagner à partir de notre SELF, en sachant que :

1. Il a de la compassion pour les pires choses qu'on lui raconte

2. Il reste calme quoiqu'il arrive

3. Il garde confiance en ses compétences

4. Il a le courage d'aller chercher les exilés (du Client)

5. Il sait où est le Client

6. Il sait qu'il y a un cadre

7. Il sait être créatif

8. Il sait être connecté

9. Il sait être centré

En effet, voici **les qualités du Self** définies par Richard Schwarz qui commencent toutes par la lettre **C** et qui sont au nombre de 8 :

1. ***Calme*** *: comprenant l'apaisement, le sang-froid*

2. ***Curiosité*** *: la capacité à tout accueillir, tout entendre,* pourquoi ? au service de la relation, de la partie ou de la personne

3. ***Compassion*** *: la capacité à entrer en résonance avec l'expérience ou la souffrance de l'autre sans s'y hyper-identifier,* sans y être attaché par exemple sans larmes qui montent aux yeux

4. ***Clarté*** *: caractérisée par la clairvoyance, la perspicacité, avec le cœur,* c'est la lucidité

5. ***Confiance en soi*** *: confiance en ses propres aptitudes et ses capacités*

6. ***Créativité*** *: cherche des alternatives, de nouvelles solutions,* sortir des patterns, et des conditionnements, le cerveau va s'organiser différemment, ce n'est pas forcément la créativité artistique

7. ***Courage*** *: la capacité d'avancer, de s'exposer, c'est le courage relationnel,* pas des prises de risque

8. ***Connexion*** *: la capacité à se connecter à soi-même et aux autres,* c'est-à-dire la propension à établir de relations

Les Principales parties

Nous les retrouvons généralement au sein de chaque être humain !

I. **Les Exilés**

1. Parties très jeunes qui ont vécu des traumas et sont souvent isolées du reste du système de manière à protéger l'individu contre la terreur, la peur, la tristesse, le sentiment d'isolement etc…que cette jeune partie a ressenti à un moment donné.
2. Les Exilés peuvent avec le temps recourir à des stratégies extrémistes et désespérées afin qu'on s'occupe d'elles et qu'elles puissent partager leur histoire.
3. Ce sont les Exilés qui font que la personne se sent vulnérable et fragile.

Comme nous venons de le définir, les Exilés, ce sont des parties de la personne.

Les exilés sont comme des enfants et vont parfois avoir des comportements d'enfants.
C'est par exemple la partie qui a honte, qui se sent coupable ou ce sont des parties qui ont été exilées qui ont été maltraitées.

L'objectif du Système de Réintégration des Parties (SRP) c'est de **réhabiliter les parties Exilées** : accompagner le client pour qu'il puisse être dans son self, retrouver son self.

Cependant, il y a beaucoup de peurs dans les Exilés :

- La peur du manque,
- La peur d'être seule,
- La peur de l'insécurité,
- La peur de ne pas être aimée,
- La peur d'être rejetée,
- La peur d'être abandonnée,
- La peur de ne pas être reconnue.

I. Le Manager veut maintenir à tout prix les Exilés en exil.

Son but est de nous guider et de nous protéger. Idéalement, ce devrait être une voix ferme mais douce comme celle d'un (bon) parent, nous permettant d'avoir juste suffisamment de culpabilité pour être responsable et avoir un comportement approprié.

Mais malheureusement chez la plupart d'entre nous, cette voix critique fonctionne sans arrêt d'une manière extrêmement jugeante et « rabaissante ». Nous passons notre temps à nous blâmer, à nous juger.

Cette voix du Manager prend forme au cours du développement et en particulier à l'étape de la socialisation avec tous les interdits *« ne touche pas », « ne pleure pas », « dis bonjour »*, etc.… Elle est donc liée à un premier trauma de séparation ou de rejet d'avec la mère.

Si le système éducatif est adéquat, l'enfant va modeler son comportement et retrouver la mère. Mais si la mère rejette l'enfant, ce dernier va être terrifié et la voix critique va alors prendre le pouvoir.

II. La voix critique

- Le manager apparaît vers 4 ans.
  C'est le stade du tout ou rien. – du noir et du blanc : c'est la voix du *« jamais – toujours - tout le temps »* : c'est là qu'intervient le recadrage appris en hypnose conversationnelle et en PNL.

- Elle peut aussi avoir des pensées contradictoires. On ne peut pas remporter un débat avec le juge car il n'est pas logique. Quoi que vous fassiez, vous serez en faute. Il a des règles inflexibles et demande votre obéissance.

- Le Critique Intérieur : *« il faut, il faut, il faut »* (toujours les obligations), il compare avec les autres ; l'objectif est de trouver où est-ce que la personne a appris à se critiquer et à se juger ?

- Une autre caractéristique du critique est qu'il n'a pas une conception linéaire du temps. Présent, passé et futur sont confondus. Il aurait fallu savoir ce que l'on sait maintenant. Il reconstruit l'histoire en permanence, en revisitant et évaluant le passé, et en nous blâmant pour les décisions prises.

- Un enfant de 4 ans veut éviter de commettre une faute par peur d'être puni et non pas pour des principes moraux supérieurs, comme le respect de la vie.

- La voix critique est donc axée sur la punition, le blâme intérieur. Son but est de nous protéger de la douleur. Cette voix n'a pas d'espoir et crée des scénarios catastrophiques. Elle ne croit pas au changement et donc résiste et elle est très souvent la cause de la résistance en thérapie.

- La plupart de nos pensées négatives viennent de cette partie de nous-même et engendrent **peine, douleur, colère, culpabilité, honte, dégoût et jugement**…

- Elle crée des lois punitives et contrôle la plupart de ce que nous sentons, vivons, pensons.

III. Les Techniques utilisées par le manager :

- Contrôler
- Exceller
- Évaluer
- Juger
- S'occuper des autres
- Terroriser

Le système de comparaison est essentiel. Et quand on compare, on évalue en bien ou en mal car les compliments peuvent aussi révéler la présence du juge intérieur.

La rubrique pratique chez vous

La prochaine fois que vous vous retrouvez en train de faire quelque chose par automatisme, recherchez à quelle règle vous êtes en train de vous conformer ?
Exemple : vous avez la croyance qu'il faut absolument finir son assiette !
Mais pour vous, il peut s'agir de n'importe quelle autre croyance :

- De quelle injonction, il s'agit ?
- Celle d'un parent ?
- Celle d'un professeur ?
- Celle d'un instituteur ?
- Celle d'un médecin
- Celle d'une autre personne d'autorité (à l'époque)

Vous avez d'ores et déjà des pistes pour travailler sur vous-même avec les techniques définies précédemment dans ce livre comme l'EFT ou la Logosynthèse en travaillant, sur les images, les scènes vécues ou les paroles entendues.

Vous avez des difficultés à le faire par vous-même ?

Soyez rassurés, c'est normal, lorsqu'on a vécu toute sa vie durant, d'une certaine manière, il est difficile de changer tout seul.

Vous avez donc aussi la possibilité de venir vous faire accompagner dans un Institut ADIOS : évidemment, il faut une certaine dose de courage pour prendre la décision de venir afin d'être accompagné vers le changement.

On préfère souvent rester dans le mal-être qui est connu que d'aller vers le bien-être qui est inconnu car l'inconnu fait peur !

« Les êtres humains ont une curieuse tendance à craindre ce qu'ils ne connaissent pas et à préférer rester dans des situations aberrantes qu'ils connaissent plutôt que d'aller vers l'inconnu ! »

Nous autres, praticiens mêmes expérimentés, acceptons très humblement de réaliser ce travail personnel sur nous-mêmes avec d'autres praticiens, ce travail étant indispensable pour simplement envisager d'accompagner l'autre vers le changement.

Chapitre 13

Comment transmuter les traumas avec la TSBH (Technique de Stimulation Bilatérale Hypnotique)

« Pratiquer l'abandon aux forces de vie, à l'intelligence de la vie, aux changements qui me montrent où j'en suis dans mon évolution : c'est le lâcher-prise, la foi absolue, le non-contrôle, le non-vouloir que ce soit différent, la confiance inconditionnelle » **Sabine Becker**

Comme nous l'avons vu depuis le début de ce livre, les addictions sont essentiellement dues aux traumatismes du passé et/ou aux troubles de l'attachement.

Et nous recevons régulièrement dans notre Institut des personnes atteintes de traumatismes récents ou de l'enfance.

Grâce à la TSBH, on peut traiter ce type d'événement traumatique et également le syndrome de stress post-traumatique (en anglais PTSD soit Post-Traumatic Stress Disorder) ou manifestant des Troubles de l'attachement.

La TSBH, est elle-même une technique issue de plusieurs techniques comme RITMO, (elle-même issue de l'EMDR) et l'hypnose car le langage de la TSBH est essentiellement hypnotique.

Comme beaucoup des techniques qui m'ont été enseignées, j'ai toujours fait en sorte de reprendre le meilleur de ce qui existait en ajoutant ma propre vision du travail afin de pouvoir l'intégrer à ADIOS de manière à rendre le changement plus efficient, rapide et durable.

Il existe d'autres techniques de traitement et d'intégration par les mouvements oculaires et de stimulation bilatérale qui sont apparues depuis la découverte de l'EMDR comme l'IMO, l'HTSMA... RITMO et TSBH aujourd'hui : elles ont chacune leur spécificité.

Apparentée à l'EMDR tout en étant reliée à la PNL et surtout à l'hypnose, la TSBH (Technique de Stimulation Bilatérale Hypnotique) est ainsi particulièrement adaptée à la Méthode ADIOS car elle peut traiter *« un trauma lourd »* en une séance parfois.

Historique de l'EMDR à l'origine de la TSBH

Cette technique à l'origine de toutes les techniques de Stimulation Bilatérale, découverte fortuitement en 1987 par l'Américaine Francine Shapiro, constitue une révolution majeure dans le champ des psychothérapies.

« L'idée de l'EMDR a germé un après-midi ensoleillé de 1987. J'avais pris un moment pour faire le tour d'un petit lac. C'était le printemps. Des canards nageaient et, sur les immenses pelouses vertes, des mères avaient posé des couvertures pour s'allonger avec leurs bébés. Pendant que je marchais, une chose bizarre s'est produite. J'avais pensé à quelque chose de perturbant, je ne me rappelle même plus quoi, simplement une de ces petites pensées négatives obsédantes qu'on remâche (sans arriver à la digérer) jusqu'à ce qu'on les chasse exprès. La chose bizarre, c'est que mon idée obsédante avait disparu. Toute seule. Quand je l'ai ramenée à ma conscience, je me suis rendu compte que sa charge émotionnelle négative n'était plus là. Je dois avouer qu'un de mes héros, au collège, était Mr Spock, dans Star Trek. Comme lui, j'avais toujours considéré les émotions comme un défi, mais je n'avais jamais remarqué un changement aussi rapide dans mes pensées et mes sentiments. Il y avait huit ans que j'étais mon propre laboratoire pour mes recherches sur les liens corps-esprit, et ce changement émotionnel suscita chez moi un intérêt considérable. Poursuivant mon chemin, je commençais à m'observer attentivement. Je remarquai que chaque fois qu'une idée dérangeante apparaissait à ma conscience, mes yeux faisaient spontanément des va-et-vient. Ils suivaient rapidement et répétitivement une diagonale, d'en bas à gauche à en haut à droite. En même temps,

je notais que l'idée désagréable était sortie de mon esprit et que, quand je l'y ramenais, elle ne me dérangeait plus autant. »

Comment se déroule une séance de désensibilisation ?
Devant la réactivation probable d'émotions intenses, le thérapeute prend un certain nombre de précautions et suit un protocole à la fois précis et adapté au sujet.

Une séance se résume succinctement de la façon suivante :

- Le sujet est invité à raconter puis à revivre mentalement l'événement traumatique - et à évaluer son niveau de stress sur une échelle de 0 à 10 - suivent des séquences de stimulation bilatérale tandis que le sujet continue de penser à l'événement douloureux tout en bougeant rapidement ses yeux de gauche à droite et de droite à gauche ;
- La stimulation peut se faire de manière visuelle, auditive ou kinesthésique ;
- Lors de pauses régulières, le sujet exprime son ressenti, raconte son expérience, et évalue à nouveau son niveau de stress - l'exercice peut ainsi être répété plusieurs fois, jusqu'à ce que le sujet constate une diminution satisfaisante de son angoisse ;
- Une désensibilisation peut ainsi advenir en quelques séances, voire en une seule la plupart du temps ;
- La phase de *« retraitement »* ne s'intéresse plus seulement aux émotions, mais aussi aux cognitions, ou croyances négatives liées au traumatisme.

L'objectif va donc être d'identifier ces croyances négatives et d'évaluer leur force émotionnelle, puis d'y substituer des croyances positives qui vont modifier la perception de l'événement à la lumière de ressources mentales et émotives nouvelles, en utilisant les stimulations alternatives.

Dans ce cadre, nous pouvons traiter à l'aide de cette technique TSBH, tous les traumatismes lourds, viols, incestes, violences verbales, violences physiques, agressions, actes de terrorisme, très rapidement, même si la personne a conscience d'avoir vécu un drame, en ayant fait une amnésie ensuite.

Il en ressort que la personne à la suite de la séance TSBH peut voir, ressentir, entendre et percevoir les choses différemment tout en restant neutre en n'étant plus vraiment concernée par cet événement du passé !

Parfois, l'inconscient juge qu'il est préférable de créer une amnésie à la suite de ce travail sur les détails de la scène choquante, trop violente à supporter, et il arrive souvent que certaines personnes oublient les détails des agressions physiques uniques ou répétées qu'elles ont subies dans le passé et c'est très bien comme cela.

L'inconscient fait toujours ce qu'il y a de mieux pour la personne lorsqu'il est sollicité spécifiquement pour cela.

Chapitre 14

LE DEUXIÈME PILIER : LES TROUBLES DE L'ATTACHEMENT

« Le travail sur soi permet ainsi d'aimer sans être attaché, en laissant l'autre entièrement libre en étant devenu soi-même un être libéré. » **Sabine Becker**

La théorie de l'attachement

Avant d'aborder la notion de trouble de l'attachement, il est important de comprendre la base de la théorie de l'attachement.

Qu'est-ce que l'attachement ?

D'une manière générale, c'est un lien ou une attache affective entre deux personnes. Les relations d'attachement et de soins sont une forme de lien social et affectif.

Cependant, un attachement tel qu'il est défini par la **théorie de l'attachement** a un sens spécifique dans le sens où c'est un lien entre un individu et sa figure d'attachement *« le lien du soignant »*.

C'est un champ à part entière de la psychologie qui traite d'un aspect spécifique des relations entre les êtres humains et qui représente une année complète d'études universitaires en France (DU Théorie de l'attachement dispensé à l'Université de Médecine Xavier Bichat) pour les curieux qui aimeraient approfondir cette notion.

Bowlby (1969) décrit « *l'attachement comme étant le produit des comportements qui ont pour objet la recherche et le maintien de la proximité d'une personne spécifique. C'est un besoin social primaire et inné d'entrer en relation avec autrui.* » Son principe de base est qu'un jeune enfant a besoin, pour connaître un développement social et émotionnel normal, de développer une relation d'attachement avec au moins une personne, celle qui prend soin de lui de façon cohérente et continue, on l'appelle le ou la ***« Caregiver » :*** c'est un lien basé essentiellement sur **le besoin de sécurité et de protection.**

C'est dans ce sens qu'on peut dire que l'attachement est primordial pour l'évolution psychologique de l'être humain.

Qu'est-ce que la figure d'attachement ?

Cette théorie a été formalisée par le psychiatre et psychanalyste John Bowlby d'après les travaux de Winnicott, Lorenz et Harlow. Toutes les études réalisées dans de nombreuses cultures différentes ont montré que **la théorie de l'attachement** est applicable à travers toutes les cultures dans le monde.

Pour Bowlby, l'instinct qui conduit un bébé à rechercher sa mère n'est pas celui de l'alimentation, mais bien plutôt un instinct de protection satisfaisant ,un besoin de sécurité à travers la relation à autrui, et notamment sa figure d'attachement (le plus souvent sa mère). Après 7 mois, une relation d'attachement, franche et sélective, à une personne privilégiée, s'établit.

Le bébé est biologiquement programmé pour rechercher la proximité avec sa figure d'attachement en cas de détresse.

En effet, l'attachement, ce n'est pas du tout le sens courant et habituel du verbe usuel, être attaché, que l'on doit l'aborder, « *c'est plutôt cette dimension du lien affectif qui fait qu'on recherche la sécurité et la proximité avec quelqu'un en cas de détresse et cela tout au long de la vie, de la naissance à l'âge adulte* ». *Nicole Guédeney pédopsychiatre, spécialiste de l'attachement.*

L'attachement est non-optionnel

L'enfant, lui, n'a pas le choix : pour survivre, il/elle doit être attaché(e) à sa ou son premier donneur de soin même si parfois il est imprévisible et insensible. L'attachement précoce à la mère semble avoir la plus forte influence même quand l'attachement à la mère est *« Insecure »* et celui au père *« Secure »*.

D'ailleurs, l'enfant s'adapte au donneur de soin en développant s'il le faut plusieurs stratégies relationnelles (pleurs, cris, coups…), le but étant de trouver une réponse à ses besoins physiques et émotionnels, par tous les moyens !

Le paradigme de la situation étrange

Le paradigme de la **situation étrange** permet d'évaluer les réactions d'un bébé au **stress**, le déclencheur du stress étant la **séparation brève avec sa mère** et la confrontation avec une personne étrangère. Se retrouver seul face à un inconnu sert de déclencheur du comportement d'attachement, mettant fin à l'exploration chez le bébé. La présence ou le retour de la mère constitue le signal d'extinction du comportement qui cesse alors. C'est ce paradigme de la situation étrange qui a permis d'évaluer les réactions du bébé à la séparation d'avec sa mère et à la présence d'un inconnu, d'observer son comportement lors des retrouvailles ainsi que ses capacités d'exploration de l'environnement en fonction du contexte.

Une révolution scientifique

C'est réellement une « révolution scientifique » dans le domaine de la Psychologie pour la fin du 20ème siècle comme l'a été la Psychanalyse pour la fin du 19ème siècle. En effet, même si c'est encore très mal connu en France, elle est en plein développement dans le monde entier, car cette théorie a révolutionné le monde de la petite enfance et de la psychothérapie aujourd'hui et ADIOS a donc pu bénéficier de ces dernières découvertes sur l'attachement en la matière.

Le trouble de l'attachement

Les psychologues et les psychiatres parlent de **troubles de l'attachement** dès lors que **le lien à la mère a été perturbé** dans les deux premières années de la vie. En effet, de la naissance jusqu'à deux ans, l'enfant met en lui l'image de cette figure d'attachement sécurisante, il reconnaît sa figure d'attachement principale à la voix, à l'odeur... c'est sa base, sa base de sécurité, qui lui permet de s'éloigner et d'avoir des comportements d'exploration du monde. À cet âge, le besoin de stabilité des personnes et des lieux est prioritaire !

C'est dans ce sens qu'on peut dire que l'attachement est primordial pour l'évolution psychologique du bébé et du petit enfant au moment où l'individu est vulnérable et immature. Les nourrissons s'attachent instinctivement à leurs donneurs de soins.

Le comportement d'attachement anticipe une réaction de la figure d'attachement qui enlève la menace ou l'inconfort. Les **représentations mentales du nourrisson** ou de l'enfant par rapport à son environnement humain se forment sur la base de **ses expériences précoces d'attachement.**

Quelles vont être les conséquences de l'attachement dysfonctionnel pour l'enfant ?
Quelle va être la part de l'attachement qui va compter pour la vie de l'adulte ?

C'est finalement ce qui va grandement nous intéresser quand nous allons travailler avec **les adultes addicts, dépendants ou en souffrance**, à savoir quel type d'attachement Insecure ils présentent et l'intensité du trouble de manière à s'adapter dans le travail à leur personnalité, à travailler avec leurs peurs, leurs doutes, leurs traumas.

Conditions de sécurité pour que l'enfant soit Secure

- Pour que le bébé soit Secure, il est nécessaire qu'il vive des **expériences répétées Secure**, avec **prévisibilité et cohérence** de ses figures d'attachement, et en plus, il doit existier de la **continuité dans les soins** de la part de ses figures d'attachement.

- Qu'il vive des séparations limitées en fonction de son âge pour qu'il se sente en confiance et en sécurité.
- En résumé, pour développer un lien d'attachement sécurisant avec ses parents, le **bébé** a besoin d'une réponse **chaleureuse**, **rapide**, et **cohérente** à ses besoins, de la part de ses parents.

Ces **soins sensibles** procurent à l'enfant **un sentiment de sécurité :** il sent qu'il peut compter sur ses parents pour répondre à **ses besoins physiques et affectifs**.

L'enfant enregistre alors à l'intérieur de lui, entre autres :

- Qu'il peut avoir **confiance en lui** parce qu'il est capable de manifester ses besoins et qu'ils sont dignes de réponse.
- Qu'il peut faire **confiance aux autres** parce qu'ils sont bien intentionnés et ont son bien-être à cœur.
- Que le **monde** est un espace que l'on peut **explorer** et où on peut **se développer en toute sécurité** au niveau physique et affectif.

En vérité, l'**attachement** n'est rien de moins que la **fondation de l'édifice** sur lequel s'érige **tout le développement** d'une personne.

Pour qu'un bâtiment soit solide, il doit être construit à partir d'une **base solide et bien ancrée**. Les liens émotionnels, uniques et durables, importants qui ont été créés soit avec ses parents, soit avec les personnes qui ont pris soin de lui (ses tuteurs) sont à la base de cet édifice.

Montagner a élaboré une grille de lecture en 1988 qui intègre les particularités du développement individuel, les processus d'attachement et les régulations comportementales de l'enfant. Il indique notamment *« qu'un enfant qui dispose d'une sécurité affective satisfaisante va pouvoir libérer pleinement ses émotions, ses affects, son langage et ce qu'il nomme les compétences socles, c'est à dire les 5 socles (**l'attention visuelle soutenue, l'élan à l'interaction, les comportements affiliatifs, la capacité de reproduire et d'imiter, l'organisation structurée du geste**.) »*

Comment naît l'attachement Insecure chez l'enfant

L'attachement Insecure est créé par le manque de soin adéquat, et entraîne un ensemble de stratégies pour répondre à ce manque de soin (actes d'omission ou de maltraitance). Le trouble de l'attachement va se créer, quand l'environnement ne répond pas de manière adéquate à l'enfant, alors l'enfant va trouver des stratégies pour survivre !

Il est à noter que c'est toujours le sentiment de l'enfant qui compte et non pas celui des parents qui pensent toujours qu'ils ont donné le meilleur d'eux-mêmes à leurs enfants : en effet,

- Le divorce des parents,
- Des conflits répétés dans l'environnement,
- Un déménagement répété ou pas,
- La préférence d'un enfant plutôt qu'un autre,
- De la violence verbale ou physique envers l'enfant ou dans son environnement

peuvent entraîner un grave sentiment d'insécurité chez le bébé ou l'enfant et ensuite un grave trouble de l'attachement.

Parfois même des éléments beaucoup plus anodins, comme ne pas donner la parole à son enfant pour s'exprimer ou ne pas lui laisser exprimer ses émotions, l'indifférence, ne pas lui dire au revoir lors d'une séparation pour aller à l'école, en colonie, chez la nounou, chez les grands-parents, etc… peuvent rester gravés dans sa mémoire, jusqu'au moment où il décidera de faire un travail sur lui-même à l'âge adulte.

Combien de fois avons-nous pu repérer à l'Institut ADIOS des jeunes femmes ou des jeunes hommes qui sont devenus anorexiques ou boulimiques, drogués ou alcooliques parce qu'ils n'avaient pas eu ce sentiment d'être aimés dans leur enfance, ou alors qu'ils avaient eu le sentiment qu'un autre enfant de la fratrie était préféré, et qui nous ont raconté de telles scènes d'enfance qui pouvaient paraître banales pour les parents mais traumatiques et indélébiles pour l'enfant !

Dans les paragraphes qui suivent, nous allons aborder le sujet des différentes personnalités Insecure, c'est-à dire les personnalités qui présentent, vous l'avez compris un trouble de l'attachement enfant puis adulte et surtout comment s'en sortir ?

Les différents types de personnalités Insecure :

- Évitant/Détaché :25% de la population
- Angoissé/Anxieux : 20% de la population
- Désorganisé/Chaotique : 5% de la population
- (RAD) Reactive Attachment Disorder :1% de la population)

Pour quelles raisons la population occidentale devient de plus en plus Insecure ?

La majorité de la population occidentale est normalement Sécure, autrefois près de 50%, mais en diminution en France depuis de nombreuses années. On pourrait dire que seulement 25% de la population est Secure aujourd'hui, et 75% de la population est Insecure mais les chiffres restent très approximatifs car il faudrait tester un très grand échantillon de la population pour en avoir une idée beaucoup plus claire.

D'après les statistiques, les mères ont tendance à travailler comme les hommes de plus en plus tard le soir, partent tôt le matin et n'ont plus le temps de s'occuper de leurs enfants pendant leur jeune âge, et même s'il existe une figure d'attachement secondaire (nounou ou autre), c'est bien à la mère (la figure d'attachement principale) que l'enfant reste le plus attaché les trois premières années de la vie. Et par ailleurs, c'est l'augmentation des divorces et des familles monoparentales essentiellement constituées de la mère avec ses enfants qui rendent l'éducation plus difficile et la présence de la mère (ou du père) plus rare auprès de l'enfant.

Évidemment, la population qui vient nous voir n'est pas représentative puisqu'ayant une addiction, on retrouve dans 99% des cas un attachement Insecure.

*« La manière pour un petit enfant d'apprendre à devenir humain a été complètement chamboulée. Aujourd'hui, nous sommes probablement la seule espèce de mammifères dans laquelle la mère et son petit ne restent pas ensemble, inséparables au moins deux ou trois ans après la naissance. Demandez aux gorilles ou aux baleines bleues, ils secoueront la tête d'étonnement. » Niels Peter Rygaard dans « **l'enfant abandonné** ».*

Aujourd'hui, cependant, on n'a jamais autant parlé de l'éducation des enfants et on n'a jamais aussi peu répondu à leurs besoins ! En effet, il n'y a jamais eu une organisation aussi « délibérée » de ne pas donner une continuité relationnelle suffisante qui respecte les rythmes du bébé et de l'enfant dans nos sociétés occidentales.

Et les parents n'ont jamais été aussi peu soutenu : il n'existe pas d'école de parents et donc effectivement, ils se débrouillent comme ils peuvent ! En réalité, dans certaines grandes agglomérations comme Paris, il existe quelques structures peuplées de psychologues qui interviennent souvent, mais quand c'est déjà trop tard !

Et voilà pourquoi, la grande majorité des personnes adultes qui viennent nous voir à l'Institut ADIOS pour une dépendance ont à 99,9% un attachement Insecure.

Attachement et réaction au stress

Pourquoi le stress est-il très mauvais pour votre cerveau ?
L'article de Sapolski (1996) a succinctement résumé les preuves indiquant une corrélation significative entre le stress soutenu, un excès de cortisol et des lésions de l'hippocampe.

L'hippocampe est intégralement concerné par la mémoire. En effet, des taux élevés durables, mais non toxiques de cortisol rendent les neurones de l'hippocampe susceptibles aux effets des menaces couramment rencontrées par le cerveau.

Un des aspects de la réaction organique pour s'adapter au stress aigu est une élévation du cortisol sanguin, ce qui commence dès la petite enfance. Si un stress est soutenu, alors il y aura excès de cortisol et impliquera des lésions de l'hippocampe qui est le siège de la mémoire.

Des enfants attachés de façon Insecure vont forcément présenter des taux plus élevés de cortisol que les autres et cela dû au stress important causé par leur environnement. Ces taux de cortisol élevés peuvent en effet créer de l'hypoxie (diminution du taux d'oxygène dans le sang), des crises d'épilepsie, de l'hypoglycémie, des traumas physiques et psychiques et développer des substances chimiques toxiques pour le cerveau.

À l'opposé, des enfants attachés de façon **Secure** ne présentent aucune élévation du cortisol à l'approche d'un étranger alors que des enfants attachés de façon **Insecure** montrent une élévation significative de cortisol quand un clown les approche.

Il existe donc des associations claires entre les attachements Insecure et les difficultés ultérieures de l'enfant !

I. Attachement Insecure évitant-détaché de l'enfant

D'après l'étude du Regensburg PROJECT, à l'école maternelle, les enfants évitants sont plus hostiles et font de leurs pairs des boucs-émissaires beaucoup plus que les enfants Secure !

Quelques caractéristiques de l'enfant évitant :

- Pas de signe de stress lorsque la mère s'en va, il est à l'aise avec les étrangers
- Montre peu d'intérêt lors du retour du parent
- Ignore le donneur de soin : le parent ou un étranger peuvent le réconforter d'égale manière
- Il ne perçoit pas et ne manifeste pas ses émotions
- La figure d'attachement est souvent indisponible : quand l'enfant exprime de la détresse ou de la douleur, sa mère détourne son attention
- La caractéristique principale des parents évitants : ils découragent les tentatives de rapprochement de leur enfant.

II. Attachement Insecure anxieux fusionnel de l'enfant

Ces enfants se montrent généralement plus anxieux, plus hésitants, moins volontaires et moins confiants, plus passifs et plus en retrait que des enfants avec des passés d'attachement Secure ou évitant.

Quelques caractéristiques de l'enfant anxieux-fusionnel :

- L'enfant se sent anxieux et très stressé quand la figure d'attachement s'en va mais n'est pas rassuré non plus lorsqu'elle revient
- Il montrera un comportement dépendant mais rejettera le parent qui entre en interaction en étant en colère ou en pleurs

- Il évite et a peur des étrangers
- Il a des difficultés à explorer de nouvelles situations et utilise les parents comme une base de sécurité
- Il a des émotions exagérées et une image négative de lui-même
- Passivité : il n'explore pas, ne montre pas une approche active.
- Dans ce cas, la mère est jugée intrusive dans le sens où elle impose beaucoup sans tenir compte des envies de son enfant (de faire par lui-même, de décider de ses propres jeux, voire d'être laissé tranquille). Cette volonté de projet éducatif ne respecte pas nécessairement les capacités de l'enfant et conduit celui-ci à perdre confiance en lui et à ne se sentir aimé qu'en cas de réussite.

III. **Attachement Insecure désorganisé de l'enfant**
Ces attachements sont associés avec de plus grandes difficultés ultérieures dans l'enfance et dans l'adolescence.

Quelques caractéristiques de l'enfant désorganisé :

- Difficile de traduire sa réponse émotionnelle lors de la séparation ou en présence de la figure d'attachement
- Il a un comportement contradictoire non coordonné avec ce qui est arrivé !
- Montre des signes de peur évidents, un comportement ou une émotion contradictoire !
- Figement ou Dissociation
- A souvent eu des traumatismes avec un **T** ou **t** avec souvent des mères qui souffrent aussi de traumatismes de perte ou de Désespoir
- Le système d'attachement est submergé : approche où le comportement est celui d'évitement + figement

IV. **Attachement Insecure RAD** (Reactive Attachment Disorder)

- Comportement perturbé et attachement inapproprié

- Comportement inhibé
- Manque de stratégies d'attachement approprié pour son âge, par exemple :
  - Ne sourit pas en retour
  - Reste seul en crèche ou en collectivité
  - Pleure beaucoup
  - Résiste aux consolations
- Pauvre contact oculaire, sans vie
- Incapable de donner ou de recevoir de l'amour
- En opposition (défiant/manipulateur)
- Contrôlant- agressif
- Ne pleure pas quand il est triste, évite la proximité et le toucher !
- On ne peut pas s'y fier !
- Est destructeur de soi, des autres et des biens !
- Cruel envers les animaux
- Vole, a peu de conscience
- Mythomanie, Pauvreté relationnelle
- Passage à l'acte sexuel
- Questions sans queue ni tête, persistance

En général, cette dernière catégorie d'enfant va présenter à l'âge adulte des troubles psycho-pathologiques importants, et il est à noter qu'il n'est pas de notre ressort de prendre en charge ce type de personne qui viendrait nous rendre visite à l'institut ADIOS.

Lien entre attachement et comportement ultérieur

Des observations claires provenant d'études transversales et longitudinales montrent une association entre l'attachement Secure et un bon fonctionnement dans de nombreux domaines en tant qu'enfant puis à l'âge adulte. À l'inverse, la caractéristique des enfants présentant un trouble de l'attachement est d'avoir une capacité très réduite de répondre adéquatement sur le plan émotionnel et social.
Le trouble de l'attachement va couvrir un ensemble de **problèmes de comportements** qui s'observent fréquemment chez ces enfants qui n'ont pas reçu suffisamment d'attention pendant les premières années de leur vie. Et malheureusement, certains problèmes de comportement peuvent perdurer à l'âge adulte.

Qu'arrive-t-il quand ces enfants grandissent ?
Les statistiques montrent que ces enfants présentant un grave trouble de l'attachement peuvent avoir de nombreux problèmes à l'adolescence, puis ensuite à l'âge adulte :

- Troubles de la personnalité (personnalité antisociale et état limite)
- Trouble grave de l'identité
- Sentiments d'insignifiance et manque d'appétit de vivre
- États dépressifs et tentatives de suicide
- Automutilation et comportement de retrait ou d'agressivité
- Toxicomanie
- Altération des niveaux d'activité (hyper ou hypo-activité)
- Troubles de l'alimentation (anorexie mentale ou boulimie)
- Maladies auto-immunes

Vous avez bien compris, tous ces enfants ne vont pas présenter tous ces problèmes, mais il y a de fortes chances qu'ils en présentent un ou plusieurs à partir de l'adolescence.

Dans notre travail chez ADIOS, il est primordial dans le traitement de toute addiction de reconnaître le style d'attachement de la personne adulte en fonction du test réalisé et de ce qu'elle nous dit, lors du premier entretien d'évaluation générale, afin de détecter un trouble de l'attachement éventuel.

Ce qui nous semble essentiel dans le travail que nous faisons au sein de l'Institut ADIOS, c'est vraiment de chercher à **déculpabiliser les personnes** qui viennent pour un programme de sevrage par rapport à ce qui s'est passé autrefois et aussi de recadrer en expliquant que les parents on fait du mieux qu'ils ont pu. Il est aussi parfois utile d'expliquer que les choix du bébé ou de l'enfant, quel que soit son environnement, sont les meilleurs que l'enfant ait pu faire à ce moment-là. Alors que ce soit dans la position de l'enfant ou du parent, nous mettons l'accent sur le fait d'apprendre à notre client à lâcher la culpabilité !

La rubrique pratique chez vous

Bébés « Secure et Insecure »

Lesquels, d'après-vous, vous semblent Secure et développeront un attachement Secure plus tard ?

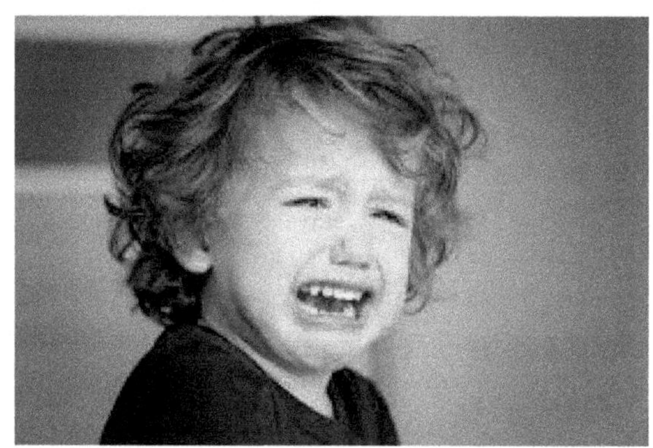

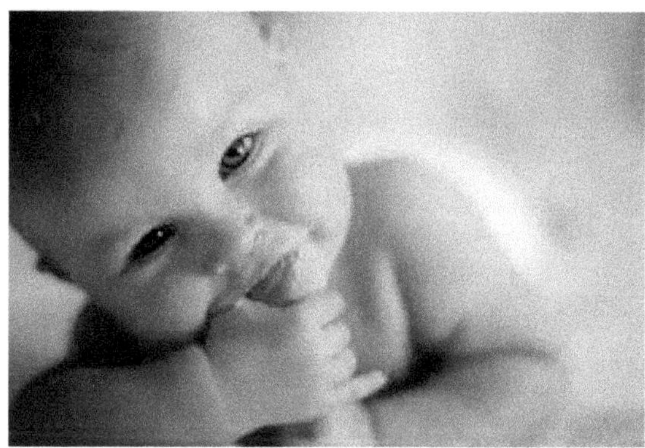

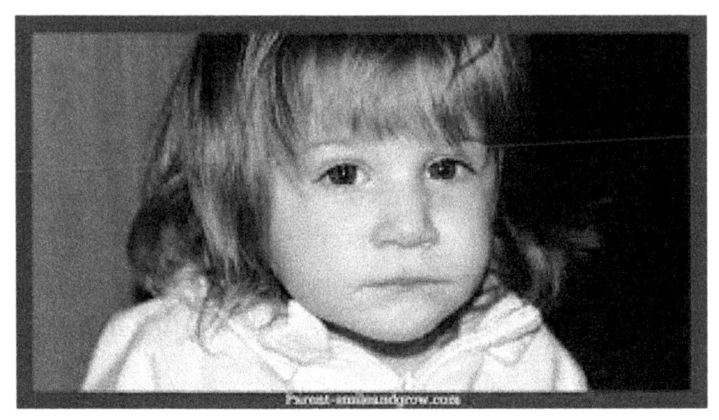

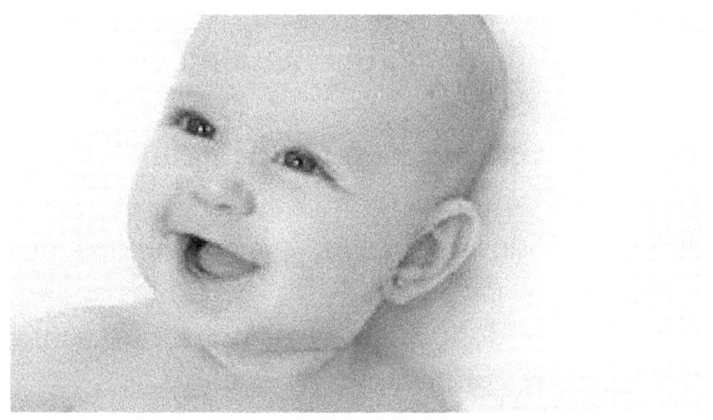

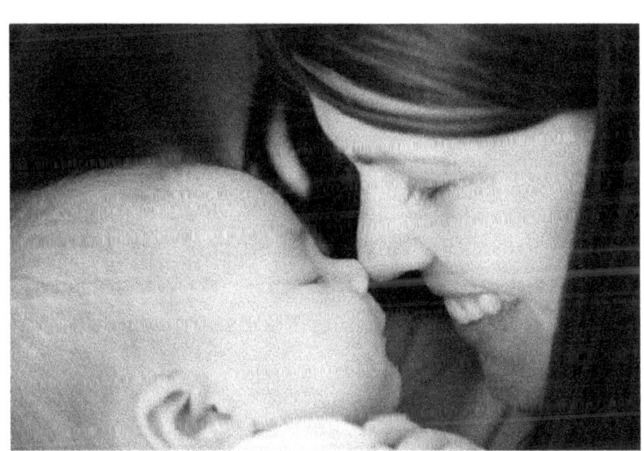

Les points essentiels dans l'attachement adulte

L'attachement agit sur :

- La capacité à tolérer l'intimité et la proximité de l'autre ou au contraire à ne pas la supporter.
- La manière dont on est préoccupé par la relation et l'anxiété par rapport à l'amour et l'attention de l'autre.

Il est essentiel de comprendre que l'attachement Insecure à l'âge adulte est synonyme de difficultés comportementales et relationnelles dans la vie de tous les jours.

Comment le trouble de l'attachement se traduit-il dans notre quotidien ?

- Dans nos sens interne et externe de sécurité et de vigilance ;
- Dans nos interactions sociales ;
- Dans nos relations originelles : avec nos époux, nos amis, nos enfants, nos collaborateurs ;
- Dans la façon dont nous ressentons nos sensations, nos émotions, notre connexion à notre corps.

Les 4 styles d'attachement adulte

- Les personnes dont l'attachement est sécurisé sont à l'aise avec l'intimité et sont chaleureuses et aimantes (25 à 50% environ de la population d'après les statistiques). Nous utiliserons généralement le terme de **"Autonome, SECURE"** pour les définir.
- Les personnes dont l'attachement est **"Anxieux, Fusionnel"** sont avides d'intimité et sont souvent préoccupées et obsédées par leur relation. Elles doutent constamment de leur partenaire (20%).

- Les personnes dont l'attachement est **"Évitant, Détaché"** pensent que l'intimité les empêche d'être indépendantes et minimisent leur besoin de proximité à l'autre (25%).
- Les personnes dont l'attachement est une combinaison de plusieurs styles d'attachement (non définis) sont appelées "**Désorganisées, Chaotiques ou Border line"** : elles semblent osciller entre "Anxieux, Fusionnel ", "Évitants, Détachés" et "Sécures" (5%).

Ces 4 styles d'attachement affectent :

- Notre conception de l'intimité
- Notre manière de résoudre les conflits
- Notre attitude envers la sexualité
- Notre façon d'exprimer et de communiquer nos besoins et nos désirs
- Nos attentes vis-à-vis de nos partenaires et de nos relations.

« Être capable d'aimer et de se sentir attaché aux autres dépend très fort des contacts physiques et donc affectifs que vous avez eus et avez été capable de ressentir tôt dans la vie. L'enfant avec des troubles de l'attachement a eu si peu de contacts (ou a été incapable de ressentir ces contacts) qu'il devient incapable de ressentir des relations mutuelles durables. Ceci explique pourquoi une psychothérapie classique échoue avec ces clients » Niels Peter Rygaard, psychologue Danois, spécialiste des troubles de l'attachement

Malheureusement, le style d'attachement qui était présent dans l'enfance va perdurer à l'âge adulte !

Comment guérir du trouble de l'attachement en tant qu'adulte ?

Certains spécialistes nous disent qu'on n'en guérit jamais !

Pour ma part, je crois que nous pouvons tous guérir du trouble de l'attachement en suivant une thérapie spécifique avec un expert en ce domaine ou en ayant la chance de rencontrer une personne **« Secure » qui a envie de partager notre vie.**

La rubrique pratique chez vous

Et pour vous-mêmes, aujourd'hui en tant qu'adulte,

- Comment avez-vous perçu la lecture du paragraphe précédent ?
- Avez-vous été touché(e) par cette lecture ou êtes-vous resté(e) indifférent(e) ?
- Avez-vous repéré votre style d'attachement ?
- Quelles sont vos figures d'attachement pour vous aujourd'hui en tant qu'adulte ?
- À qui pensez-vous en premier quand ça va mal ? Quelle est la première personne que vous allez appeler dans ce cas ?

Le fait de pouvoir répondre à ces différentes questions peut vous aider à vous situer par rapport à là où vous en êtes aujourd'hui et ce que vous voulez vraiment .

Sachez d'ores et déjà que la première personne à qui vous vous adressez en cas de problème est sans doute votre première figure d'attachement en tant qu'adulte : cela peut être un ami, une personne de votre famille ou votre partenaire car la figure d'attachement peut avoir changé par rapport à la figure d'attachement de l'enfance. Et exactement comme l'enfance, il peut exister plusieurs figures d'attachement et nous en avons tous au moins une !

Une spécificité ADIOS

Toujours est-il que non seulement, en tant que praticien spécialisé nous pouvons vous accompagner si vous êtes en situation de souffrance et/ou de dépendance mais également vous aider à vous libérer de la dépendance si vous êtes réellement motivé(e).

Car sans prétention aucune, en tant que praticien ADIOS, nous pouvons être considérés comme des **experts dans la réparation du trouble de l'attachement** car la plupart de ceux qui viennent nous voir ont un trouble de l'attachement !

Cependant, il est à noter que la réparation du trouble de l'attachement est un travail à part entière et peut demander un certain nombre de séances pendant un certain nombre de mois et jusqu'à 1 an voire deux ans parfois, ce qui reste néanmoins de la thérapie brève (moins de 2 ans).

Et en même temps, il n'est pas nécessaire de guérir de son trouble de l'attachement pour se libérer totalement de la dépendance : la bienveillance du thérapeute, le lien de confiance, la prise de conscience et la motivation du client sont parfois suffisants pour se libérer complètement, voire définitivement de la dépendance.

En effet, grâce à l'ensemble de ces techniques, qui traitent les traumas et donc les troubles de l'attachement, nous pouvons revisiter les scènes du passé pour changer l'histoire de la personne et surtout la perception qu'elle a par rapport à son histoire.

Chapitre 15

LE TROISIÈME PILIER : LES TECHNIQUES HYPNOTIQUES

« La connaissance, c'est partager le savoir qui nous fait grandir » **Olivier Lockert (Hypnothérapeute)**

L'Hypnose : un peu d'Histoire

- Les Humains ont toujours tenté d'utiliser l'Esprit et les états modifiés de conscience pour résoudre leurs problèmes !
- À travers les siècles, en Inde, on utilise les états d'introspection de yoga et de méditation qui sont proches de l'auto-hypnose.
- En Égypte, une stèle décrivant une séance d'hypnose fut découverte dans les années 1970.
- Plus tard, à Rome et en Grèce, la suggestion hypnotique est utilisée dans les Temples de Guérison.
- Sur plusieurs continents, en Europe, en Amérique et jusqu'au fond de l'Afrique, on retrouve des rites chamaniques révélant des façons de faire proches de l'hypnose.
- En 1887, Sigmund Freud pratique l'hypnose en utilisant des suggestions directes.
- En France, le professeur Bernheim donne naissance au terme de « *psychothérapie* » pour désigner sa méthode thérapeutique axée sur la suggestion hypnotique.
- 1937 : **l'Hypnose Ericksonienne** est née. Et elle va grandir grâce aux élèves d'Erickson tels que Jay Haley, Jeffrey Zeig, ou Ernest Laurence Rossi.

- En 1955, l'Hypnose devient une matière enseignée en faculté de Médecine.
- En 1970 : la pratique de Milton Erickson sera aux origines de la Programmation Neuro-Linguistique (PNL), modélisée par Richard Bandler et John Grinder.

Aujourd'hui, l'hypnose a le vent en poupe car on en entend parler tous les jours dans les médias et surtout parce qu'elle fascine et qu'elle est utilisée dans de nombreux champs d'application : **la thérapie, la chirurgie, la médecine, le coaching, le développement personnel, la formation...**

En effet, l'hypnose est un outil formidable permettant l'accès à notre **réservoir de ressources inconscientes et illimitées** ainsi qu'à **nos immenses capacités de changement et d'apprentissage.**

Le langage du changement

Le langage du changement, c'est le langage de l'inconscient, le langage de l'hémisphère droit qui se présente comme la clé naturelle qui nous ouvre le domaine de l'esprit où seuls peuvent se produire les changements thérapeutiques.

Ainsi, c'est le langage privilégié des rêves, des métaphores, des contes de fée, des mythes, des histoires, ce qui est également le **langage de l'hypnose.**

« Lorsque vous lui ouvrez la porte, la magie est partout » **Olivier Lockert**

Bien-sûr, nous faisons en sorte d'utiliser toutes les astuces du langage hypnotique avant même que le client ne se rende compte que la séance ait déjà commencé !

En effet, le langage du changement, utilisé dès l'anamnèse (entretien préalable) par le biais de l'hypnose conversationnelle, n'a d'autre

objectif que de créer **du changement, des prises de consciences, des déclics** au cours ou parfois même dès le début de la séance.
Ces prises de conscience vont créer des réactions chez nos clients qui vont initier l'activation du changement au niveau le plus profond.

D'ailleurs, rappelons un fait important pour l'inconscient : *« les formulations positives et concrètes sont la condition sine qua non de tout succès d'influence »* nous affirme Paul Watzlawick, (chercheur à l'École de Palo Alto), dans son livre « le langage du changement », sauf si le praticien utilise bien-sûr les suggestions indirectes négatives volontairement en suggérant l'action ou la réaction voulue à la forme négative car l'inconscient ne comprendrait pas la négation. Il doit d'abord visualiser l'action de la phrase et ensuite la chasser : notre cerveau a donc besoin de formulations positives pour passer à l'action !

Pourquoi utiliser l'hypnose dans ADIOS

L'hypnose a toujours été un outil thérapeutique, mais on peut aussi bien l'utiliser pour améliorer sa vie, se préparer à une épreuve physique ou mentale, trouver des solutions à ses problèmes, ou travailler à son développement personnel et spirituel...

Et chacun possède toutes les ressources nécessaires pour effectuer ces changements désirés !

Les postulats de base de la méthode ADIOS sont les suivants :

- Les neurosciences montrent qu'il y a trois moyens de changer pour l'être humain et l'hypnose en est un,
- L'Hypnose est un des moyens privilégiés d'accéder à l'inconscient,
- ADIOS étant une méthode de changement rapide, il paraît naturel d'utiliser l'Hypnose qui fait partie des techniques de changement rapide,

- C'est l'Inconscient qui a mis en place le comportement, et c'est donc l'Inconscient qui peut aider en grande partie à changer le comportement,
- La communication utilisée se fait à un niveau conscient mais surtout à un niveau inconscient,
- Il n'est pas nécessaire de tout comprendre pour changer (que ce soit pour le client ou pour le thérapeute).
- Il s'agit de générer un effet d'engrenage en enchaînant les techniques (durant la séance et au cours du programme thérapeutique) et c'est ce qui crée l'efficacité de la méthode.

Pour le psychothérapeute Thierry Melchior, l'hypnose a des effets particuliers parce qu'il s'agit d'une relation particulière, qui renverse les règles de la communication et brouille les repères habituels.

Ainsi écarté de son *« mode d'être »* normal, le patient est susceptible de s'écarter aussi des schémas qui structurent son comportement et le limitent. Il pourra découvrir de nouvelles ressources et potentialités pour résoudre ses problèmes.

Les postulats complémentaires en lien avec les propriétés intrinsèques de l'inconscient :

L'inconscient possède ce potentiel : les ressources

- Chaque personne dispose des capacités et des ressources utiles pour changer : c'est en trouvant comment utiliser et mettre en évidence ces capacités et ces ressources que l'on peut dépasser les limites etablies et induire un changement.

L'inconscient est un réservoir de connaissances

- L'inconscient **gère** tous les souvenirs, les apprentissages, les ressources et savoir-faire, tout ce que nous avons vécu consciemment ou non. Et c'est pourquoi, il garde aussi en mémoire les traumas du passé et peut aussi créer des amnésies pour protéger l'individu.

La protection et la sagesse de l'inconscient

- En effet, l'inconscient nous protège en se chargeant de mettre à l'écart les évènements traumatisants et les informations obsolètes, inutiles ; il distord la réalité pour nous protéger… Si le problème est toujours là après toutes les tentatives pleines de *bonne volonté du client*, s'il a essayé sans succès, tout ce dont il était capable avec ses facultés conscientes, - car le conscient a des règles, des convictions, donc des limites, - qui donc que l'inconscient aurait pu fixer et maintenir ces limites ! Qui d'autre que l'inconscient pourrait changer ces règles et ces limites ?

Reprogrammation de l'inconscient

- Ces deux derniers plans de fonctionnement inconscients, réservoir **de connaissances** et **faculté de protection et sagesse,** se situent plutôt au niveau **du cerveau limbique** (le siège des émotions).
- C'est au niveau du cerveau limbique que le travail par le biais de l'émotion va s'effectuer pour permettre **la reprogrammation de l'inconscient** car *« no emotion, no motion »* ce qui veut dire **pas d'émotion, pas de changement.**

L'hypnose au sein d'ADIOS

Ici, on parle d'Hypnose au sens large, mais qu'y a-t-il précisément derrière l'Hypnose que nous utilisons ?

- L'Hypnose rapide, moderne et efficace
- La PNL style Bandler
- L'Hypnose Conversationnelle

- L'Hypnose Ericksonienne avec certains protocoles spécifiques de changement de comportement que nous avons adoptés spécialement pour les dépendances

Pourquoi préciser le type d'Hypnose utilisé ?

Parce qu'il y a des centaines de façons de pratiquer l'accompagnement par le biais de l'hypnose et dans la méthode ADIOS, nous avons choisi de combiner le meilleur, le plus rapide, le plus efficace et le plus écologique pour le client.

Je me suis en effet formée dans plusieurs écoles d'Hypnose et de PNL, avec de nombreux maîtres reconnus dans ce domaine en France et à l'étranger et je n'ai gardé que le meilleur de tous ces apprentissages.

En premier lieu, je retiens des éléments essentiels dans ce travail professionnel que j'utilise et que j'enseigne aujourd'hui partout en France et dans le monde.

Dans notre vision, il est essentiel et prioritaire :

- D'amener la personne qui veut changer d'un point A à un point B, grâce aux leviers du changement : ses désirs, ses envies, ses buts, ses motivations ;
- D'accepter l'autre tel qu'il est, sans le juger, sans présumer à l'avance de quoique ce soit, sans croire qu'on sait déjà, en lâchant ses propres filtres de sa réalité, ce qui n'est pas toujours facile ni évident ;
- D'intégrer la croyance que toute personne dispose des capacités et des ressources utiles pour changer : il suffit juste de « tirer le bon élastique » pour utiliser ces ressources ;
- De repérer les croyances limitantes, les peurs, les blocages du client qui l'empêchent d'avancer ou d'évoluer vers son point B ;

- De dégommer les croyances limitantes, des peurs et des blocages de notre client après repérage.

Un point important concernant notre modèle du monde, il m'est arrivé de recevoir en séance des personnes qui étaient *« extrêmement racistes ou violentes verbalement »* de mon point de vue, et j'ai dû réellement faire abstraction de ma carte du monde pour poursuivre l'accompagnement de ces personnes dans l'atteinte de leur objectif.

Cependant il est possible d'accomplir un travail sur soi ou de se faire superviser pour cela, ou d'être amené à décider de ne pas travailler avec ce type de personne ou même de mettre fin à la thérapie, si on ne se sent pas capable de mener à bien l'accompagnement ou si nos propres croyances sont trop en désaccord avec celles du client et vont gêner le travail pour le client.

Tous ces apprentissages m'ont permis également d'évoluer aussi dans ma vie personnelle, notamment sur le fait d'apprendre à ne pas juger l'autre et à l'accepter tel qu'il est, et c'est précisément ce qu'il y a de plus difficile à faire.

Cependant, rien ne nous empêche dans notre vie personnelle de nous rapprocher des personnes qui ont un minimum d'affinités avec notre système de croyances ou de pensées, et de nous éloigner des personnes qui sont trop éloignées de notre monde ou qui nous semblent trop toxiques pour nous !

Pourquoi l'hypnose rapide ?

En thérapie, l'hypnose rapide n'est pas de l'hypnose de spectacle, ce n'est pas fait pour « épater le client », même si cela a la vocation d'aller vite : elle est toujours écologique par rapport au client et à son objectif désiré ! Ce qui veut dire en clair que l'hypnose thérapeutique rapide agit dans l'intérêt du client alors que l'hypnose de spectacle agit dans l'intérêt du spectacle.

« L'hypnose rapide a pour vocation d'être respectueuse à la fois des personnes hypnotisées et de leurs attentes, tout en préparant activement et efficacement le travail qui suit en construisant une coopération fondamentale et une réactivité forte de la personne », Jordan Vérot dans son livre sur l'hypnose rapide.

L'hypnose rapide permet donc d'amener une personne à *« un état plus profond »* et de contourner le mental sans avoir besoin d'utiliser une longue induction qui dure 20 mn, voire une demi-heure comme cela est enseigné régulièrement en Hypnose Ericksonienne…

Quoiqu'il en soit, en hypnose thérapeutique moderne qu'elle soit rapide ou plus Ericksonienne dans la manière de faire, toute la résolution du problème est en réalité faite par le client lui-même **à un niveau inconscient.**

Avec ADIOS, si la séance est correctement conduite, alors il y a très rarement ce que l'on appelle une substitution de symptôme (c'est-à-dire compensation par un autre symptôme, comme manger plus parce que l'on a arrêté de fumer, ou boire de l'alcool parce que l'on a arrêté de fumer du Cannabis ou inversement).

La PNL : pourquoi ?

Un peu d'Histoire

"La **Programmation Neuro-Linguistique** (abrégée « **PNL** » en français, et « *NLP* » en anglais) est une méthodologie qui par essence permet « d'agir sur les comportements au moyen du langage », élaborée par Richard Bandler et le linguiste John Grinder dans les années 1970 aux États-Unis.

Et c'est pourquoi, puisque la PNL permet d'agir sur les comportements, elle fait partie intégrante de la Méthode : les protocoles de changement de comportement créés par Bandler font partie de la méthode de base de la méthode ADIOS.

Plus précisément, la PNL est au départ « une pratique et un modèle psychothérapeutique qui trouve son origine dans la formalisation de pratiques communicationnelles et cliniques de certains thérapeutes d'exception » de l'École Palo Alto dont Fritz Perls, Milton Erickson et Virginia Satir.

Effectivement, au tout début, la démarche s'inscrit uniquement dans le domaine de la psychothérapie, en s'inspirant du travail de ces psychothérapeutes d'exception. Cependant, autour de 1980, ses concepteurs, Richard Bandler et John Grinder explorent d'autres compétences propres à d'autres domaines comme ceux de la créativité, du sport, du management, de la pédagogie et de la communication.

Une méthodologie d'excellence

La PNL : C'est la **méthodologie** de la réussite et de l'excellence.
La PNL, c'est l'étude des comportements à succès. Plutôt que de s'intéresser à ce qui ne va pas chez une personne comme en psychologie, elle va s'intéresser à tout ce qui va bien. Et c'est pourquoi, quand quelqu'un excelle dans son domaine, la PNL va en tirer la

quintessence pour apprendre l'excellence pour soi et/ou le transmettre à d'autres.

Les découvertes de la PNL sont donc précieuses et complémentaires à l'hypnose !

Richard Bandler et John Grinder ont vraiment contribué à ce que les modèles hypnotiques, profondément efficaces, de Milton Erickson, soient compréhensibles par tout un chacun et c'est pourquoi, leurs travaux ont ainsi contribué à expliciter et conscientiser cette approche de l'hypnose pour la rendre plus facilement assimilable par tous.

La PNL, c'est bien plus qu'une technique, c'est une **attitude**, basée sur 4 piliers : **la curiosité, l'observation, l'apprentissage et l'aventure.** Lorsque l'on maîtrise cette attitude alors cela devient du **grand art.**
Et contrairement à ce qui a pu être dit, vu et entendu parfois, la PNL est une technique **d'influence** et **non** de **manipulation**. Pour rappel, la manipulation, en tout cas, tel qu'on l'entend en français, c'est le fait d'imposer son point de vue à l'autre ou sa propre volonté à l'autre au détriment de ses propres choix alors que **l'influence**, c'est **proposer de nouvelles manières d'être et de le faire** en accord avec la demande et la carte du monde de l'autre. ***Le but de l'influence c'est d'apporter de l'aide à une personne qui l'a demandée et rien d'autre.***

La PNL, c'est également un **outil de communication** exceptionnel qui permet de communiquer plus efficacement avec soi et avec les autres.

La PNL est donc absolument indispensable quand on pratique l'Hypnose et donc quand on pratique la méthode ADIOS parce qu'elle fait partie des techniques de base dans le langage de la communication et du changement.

La PNL que nous enseignons et pratiquons dans la méthode ADIOS est la PNL de « type Bandler », c'est-à-dire rapide, simple et efficace !

PNL ET HYPNOSE : Différences et Similitudes

Nous pouvons cependant noter des différences importantes entre ces deux disciplines :

Si l'Hypnose Ericksonienne s'est développée dans l'immédiate après-guerre grâce à Milton Erickson, la PNL elle, naît à la fin des années 60 (modèle élaboré par John Grinder et Richard Bandler) en s'inspirant entre autres du travail de Milton Erickson sur la qualité de la relation (synchronisation).

On a l'habitude de penser que l'hypnose est « un état » alors que la PNL est un modèle qui décrit ce qu'il observe et propose un modèle de changement via des protocoles largement diffusés.

Ces différences ne doivent pas pour autant masquer les similitudes ou plutôt pour être plus exacts, la complémentarité de ces deux disciplines.

J. Grinder et R. Bandler (les fondateurs de la PNL), connaissaient fort bien l'hypnose et utilisaient l'état d'hypnose lors des protocoles de PNL. Cependant, cette pratique s'est raréfiée avec l'arrivée de Robert Dilts dans ce domaine, donnant ainsi le sentiment que la PNL pouvait se pratiquer sans état d'hypnose.

Dans la vision d'ADIOS, il n'y pas de différence entre la PNL et l'hypnose, tout comme aime à le souligner Richard Bandler, car nous sommes déjà naturellement tous sous hypnose même légère !

La PNL que nous enseignons et que nous pratiquons dans la méthode ADIOS est donc de la PNL « type Bandler », qui utilise l'état d'hypnose naturel de l'être humain, pour obtenir des résultats rapides, simples et efficaces !

Actuellement dans l'enseignement et la pratique de l'hypnose, il paraît difficile de se passer de la PNL, tant un grand nombre de protocoles proposés sont inspirés de la PNL.

Pourquoi l'hypnose conversationnelle

L'hypnose conversationnelle est une forme d'**hypnose éveillée** qui utilise des protocoles d'induction sur un sujet, sans que celui-ci ne s'en rende compte. L'hypnose de style conversationnel peut donc s'utiliser dans une conversation de la vie quotidienne ou dans l'accompagnement.

Et ce qui nous intéresse particulièrement ici, ce sont les clients à qui nous souhaitons apporter le meilleur accompagnement possible, n'est-ce pas ?

En général, nous utilisons cet outil durant la détermination d'objectif, et c'est possible pendant toute la durée de la séance, nous poursuivons ce travail sur le sujet, de façon conversationnelle et stratégique, de manière informelle, comme si c'était une simple discussion.

L'objectif de l'hypnose de style conversationnel est de dialoguer directement avec l'esprit subconscient et inconscient de son interlocuteur, sans que son facteur critique ne vienne stopper cette communication. Si l'on peut oser la comparaison, pratiquer l'hypnose conversationnelle, c'est comme faire la cuisine, il faut respecter la bonne **recette** qui fonctionne.

Pourquoi ça fonctionne ?

L'hypnose conversationnelle fonctionne, car elle « parle » aux 3 cerveaux **de son interlocuteur :**

- Le cerveau néocortex, siège de notre déduction logique, de notre esprit d'analyse et de la réflexion
- Le cerveau limbique, siège de nos émotions
- Le cerveau reptilien, siège de notre survie et de nos prises de décisions.

Autrement dit, lorsque l'on utilise l'hypnose de style conversationnel de façon maîtrisée, on parle aux **3 cerveaux** en même temps, l'objectif final étant de distraire le cerveau réflectif, tout en stimulant le cerveau limbique et le cerveau reptilien. En fait, c'est comme si on cherchait à distraire l'hémisphère dominant (gauche) et à stimuler l'hémisphère dominé (droit)...

Tout est question d'intention

L'hypnose conversationnelle a pour but de **capter l'attention** de son client, pour le placer dans un état de **réceptivité mentale**, afin « d'endormir leur esprit critique ». Pour ensuite faire tranquillement passer son message qui viendra se planter au cœur de son **esprit inconscient toujours dans l'intérêt du client bien-sûr en lien avec son objectif désiré.**

L'idée est de planter des nouvelles graines dans son esprit qui sont prêtes à germer !

L'hypnose de style conversationnel, appelée encore hypnose conversationnelle, est un type d'hypnose invisible qui nous permet de décupler notre capacité à convaincre, et cela toujours dans l'intérêt du client.

Cela permet de tisser des relations plus harmonieuses et plus riches au quotidien, qu'elles soient professionnelles, amicales ou amoureuses. L'objectif étant non pas de manipuler mais de **créer des relations gagnant-gagnant pour permettre au client d'atteindre son objectif**. C'est essentiel !

Nous pouvons créer du changement dans la vie de ceux que l'on souhaite influencer en créant une différence dans leur vie, une prise de conscience par le biais de l'hypnose conversationnelle.

En conclusion, dans le cadre de l'accompagnement, l'hypnose conversationnelle n'a d'autre optique que de servir l'objectif de nos clients en créant une **différence positive** dans leur vie !

Pourquoi l'hypnose Ericksonienne ?

L'hypnose Ericksonienne issue du travail du Dr. Milton H. Erickson (1901-1980), est à la base de toute hypnose car celui-ci a passé une bonne partie de sa vie à développer des techniques particulières pour améliorer la réceptivité et l'efficacité du travail hypnotique avec ses clients.

Il cherchait en effet à provoquer chez ses interlocuteurs un état particulier (parfois appelé "transe") et il démontra qu'un léger état de "dissociation" suffisait pour avoir des résultats.

Une de ses spécialités était de provoquer chez ses interlocuteurs un état "d'ennui" en racontant des histoires qui n'en finissaient pas mais qui avaient, bien entendu, un contenu thérapeutique. Elles amenaient ainsi au résultat voulu, sans que le patient y comprenne quelque chose...

Les techniques Ericksoniennes sont tellement multiples et variées qu'un grand nombre d'outils utilisés par les hypnotiseurs sont issus de l'hypnose Eriksonienne. Tout d'abord le langage Ericksonien, tellement riche et génial, les métaphores, les techniques de visualisation, les suggestions indirectes, la confusion, ce qui laisse de toutes façons, une large place à la créativité et à l'intuition...

Tout ceci peut donc largement se combiner avec l'hypnose rapide, la PNL ou l'hypnose conversationnelle largement utilisée par Erickson dans ses histoires et dans son style thérapeutique.

En ce qui concerne la méthode ADIOS, nous utilisons un certain nombre de protocoles de changement qui vont parfaitement s'imbriquer avec la pratique de l'Hypnose Ericksonienne.

Chapitre 16

LE QUATRIÈME PILIER : LA PSYCHOLOGIE ÉMOTIONNELLE VIA L'EFT

« Dans toutes les cultures et dans toutes les traditions médicales avant la nôtre, la guérison a été accomplie en mettant l'énergie en mouvement »

Albert Szent-Gyôrgyi, prix Nobel de médecine (1937)

Qu'est-ce que la psychologie émotionnelle énergétique ?

La psychologie énergétique prend racine dans la médecine traditionnelle chinoise et le travail des pionniers modernes tels que George Goodheart, chiropracteur et fondateur de la kinésiologie appliquée en 1964, l'Australien John Diamond, psychiatre et le psychologue Roger Callahan, fondateur de la Thought Field Therapy.

À partir des années 1980, les praticiens de diverses approches centrées sur l'énergétique ont travaillé indépendamment les uns des autres sans réaliser qu'ils faisaient partie d'une famille de méthodes, dites « énergétiques ».

Le dénominateur commun qui sous-tend toutes ces techniques énergétiques implique la mise en mouvement de l'énergie corporelle, que ce soit par le biais de stimulations de points spécifiques sur le corps, par le toucher ou par le pouvoir des mots et l'intention.

Le terme Psychologie Énergétique décrit donc un nouveau champ d'interventions psycho-corporelles qui équilibre, restaure et améliore le fonctionnement humain en stimulant le système humain d'énergie subtile.

La Psychologie Énergétique est donc un mouvement de la psychologie moderne qui regroupe des techniques agissant sur le psychisme par l'intermédiaire du champ énergétique corporel.

En bref :

- C'est une famille de méthodes
- Elle conjugue des interventions cognitives (par exemple une exposition imaginaire à un souvenir traumatique ou la visualisation d'une performance) …
- … avec des interventions pour rééquilibrer les composantes de la matrice vibratoire humaine (méridiens, chakras, biochamp)…
- … en vue d'obtenir rapidement des résultats positifs et optimaux d'ordre psychothérapeutique, comme par exemple modifier des émotions douloureuses associées à des pensées ou bien atteindre un objectif de performance professionnelle, artistique ou sportive.

Au cours des trente dernières années, depuis la découverte de Callahan, (cf. origine de l'EFT), plus de trente variantes de ces techniques sont apparues. Les modalités de la psychologie énergétique incluent des thérapies telles que l'Emotional Freedom Technique (**EFT**), la Thought Field Therapy (**TFT**), la Tapas Acupressure Technique (**TAT**), l'Advanced Integrative Therapy (**AIT**), la Neuro Emotional Technique (**NET**), la Heart-Assisted Therapy (**HAT**) et le Healing from the Body Level Up (**HBLU**). Sous cette panoplie de théories et techniques, les modalités de la psychologie énergétique combinent l'exposition intentionnelle et imaginaire et la stimulation énergétique, l'équilibrage énergétique ou les deux.

En psychologie énergétique, on agit en stimulant ce que l'Orient appelle communément la *"matrice vibratoire"* (ou énergie vitale le "Chi"). Le cerveau humain semble en effet neurologiquement câblé de façon à ce que de telles stimulations contribuent à cicatriser les blessures psychiques ***(David Feinstein, Fred P. Gallo, Bruce H. Lipton)***.

Origine de l'EFT

L'EFT a pris sa source dans la TFT (Thought Field Therapy ou Thérapie du Champ Mental), une technique découverte et mise au point par le docteur Roger Callahan, psychologue cognitiviste et hypnothérapeute, qui s'est spécialisé dans le domaine des phobies. Dans les années 1980, Callahan étudie les méridiens chinois et découvre, par hasard, les effets du tapotement des méridiens sur les émotions en travaillant avec une patiente atteinte d'une immense phobie de l'eau.

Par la suite, Gary Craig (le créateur de l'EFT) suit la formation de Callahan et applique cette méthode à ses clients. Au fil des années, il la simplifie en réduisant le nombre de points méridiens à tapoter et invente ce qui deviendra la séquence de base, nécessaire et suffisante pour tout traiter.

En simplifiant le TFT, Gary Craig s'est donc appuyé sur la pratique de Callahan pour mettre au point et structurer l'EFT, une procédure unique, simple et facile à mettre en œuvre pour tous les troubles, incluant d'office :

- La correction de l'inversion psychologique spécifique relative au problème traité
- Le tapotement de tous les points utilisés en TFT sans avoir besoin de sélectionner les points utiles au traitement, ni de connaître l'ordre dans lequel les enchaîner : il suffit d'employer un ordre arbitraire mnémotechnique

L'EFT a donc recourt à certains points également utilisés en acupuncture. Nous devons reculer dans le temps, plus de mille ans, pour situer la découverte et l'utilisation des méridiens dans la médecine chinoise. Les anciens Chinois ont découvert l'existence d'une énergie de vie universelle appelée chi qui est présente dans toute créature vivante : cette énergie circule dans des canaux appelés méridiens.

Plus proche de nous, le Dr George GoodHeart (1918 – 2008) constate que le tapotage peut remplacer les aiguilles pour traiter des problématiques physiques avec succès. Quant à John Diamond, médecin et auteur sur la santé et la créativité holistique, a réalisé que faire des affirmations positives tout en touchant des points d'acupuncture permettait de soulager des problèmes émotionnels.

L'EFT, en résumé

L'EFT est une nouvelle approche pour accompagner la détresse psychologique ou physique de tout être humain.
Si on devait résumer les qualités de cette approche, voici ce que nous pourrions dire d'elle. C'est en effet, une technique :

- Rapide et efficace,
- Douce et non invasive,
- Compatible avec d'autres approches psychologiques,
- Facile pour les clients à utiliser en auto-soin,
- Qui dispose d'un large champ d'application avec d'infinies possibilités,
- Qui utilise les émotions, les cognitions, les sensations, l'image ou le film du passé en lien avec le problème du client,
- Qui permet à toute personne désireuse d'atteindre un objectif de l'atteindre à condition bien-sûr de pratiquer la technique.

La reconnaissance de l'EFT

Ce qui devient évident aujourd'hui, c'est **enfin, la reconnaissance de cette technique !** Il est vrai qu'il existe à ce jour, plus de 100 études scientifiques qui prouvent l'efficacité de cette technique.

Les éléments les plus marquants que nous pouvons retenir sont les suivants :

- Le nombre d'études scientifiques publiées qui valident la technique avec la méthodologie et les résultats à l'appui ne cessent de croître ces dernières années.
- Les revues professionnelles évaluées par les pairs publient chaque mois ce type d'étude.
- Les recherches publiées montrent que la psychologie énergétique **stimule l'expression des gènes pour une santé optimale.**
- Des études montrent que l'EFT **réduit la production des hormones de stress comme le cortisol.**
- La **réduction** moyenne **de la douleur physique** dans 5 études est de 68%.
- Les recherches montrent qu'après la pratique de l'EFT, les envies de chocolat, de tabac et d'alcool diminuent en moyenne de 83% ce qui laisse prévoir le meilleur pour l'ensemble des addictions.
- **L'efficacité d'une technique thérapeutique** est mesurée par les scientifiques grâce à un coefficient appelé "d de Cohen". Si ce coefficient est égal à 2, l'efficacité de la méthode est considérée comme faible. Si elle est égale à 4, elle est moyenne. Si elle est égale ou supérieure à 8, elle est forte. Une méta-analyse sur l'effet de l'EFT par rapport au traitement du TSPT affiche un score exceptionnel de 29,6.

Aujourd'hui, la Science et la Médecine conventionnelle commencent à s'y intéresser sérieusement :

- L'Administration américaine des vétérans, a mis également l'EFT dans la liste n°1 des traitements recommandés pour ses vétérans : le prestigieux Journal de la maladie mentale et nerveuse (Journal of Nervous and Mental Disease) a publié un rapport confirmant l'efficacité de l'EFT pour le traitement du stress post-traumatique dans le projet du "US Veterans". Le programme, après six heures de coaching avec l'EFT, montre que 90% d'un groupe et 86% d'un second groupe ne répondaient plus aux critères diagnostiqués du syndrome de stress post-traumatique.
- En France, l'enseignement de l'EFT a été admis à :
  - L'Université de Lyon pour le DU de thérapies brèves
  - L'Université de Metz dans le cadre du Master de Psychologie Clinique
- L'Unité de Médecine du Sport pour accompagner la formation des préparateurs mentaux sportifs

- Le chef de service psychiatrie de l'hôpital de Calais a demandé à ce que toute son équipe de médecins et infirmiers soient formés à l'EFT, ayant constaté lui-même qu'il réussissait à raccourcir de 3 fois les thérapies avec les adolescents (6 mois seulement au lieu de 2 ans habituellement)

Exemple d'Étude réalisée par Dawson Church

Dawson Church est un praticien EFT reconnu internationalement et l'auteur des livres best-sellers *« Le génie dans vos gènes »* et *« De l'esprit à la matière »*.

Il a réalisé et publié une étude dans le journal « Psychological Trauma » aux États-Unis qui avait pour but de savoir si l'EFT avait un réel impact sur l'hormone du stress, c'est-à-dire sur le cortisol et il a donc mesuré le taux de cortisol avant et après une séance d'EFT.

Voici ce qui a été constaté :

- En séance individuelle, on a constaté la chute du niveau de cortisol de 24,9% à la suite d'une intervention EFT de santé mentale
- En séance de groupe, le cortisol a baissé de 43%, ce qui est considérable.

En conclusion, cette étude a montré des résultats spectaculaires, ne serait-ce que pour le stress sur l'être humain, en sachant qu'il existe de nombreux autres effets bénéfiques prouvés par rapport au travail sur les traumatismes.

Un nouveau tournant pour l'EFT depuis Novembre 2012

- En effet l'ACEP (L'Association de psychologie énergétique globale créée en 1999) et son programme de formation sont approuvés par l'APA - l'Association des Psychologues Américains - pour valider les crédits de formation continue des psychologues aux USA.
- Après 15 années à gagner en légitimité, l'efficacité de la psychologie énergétique a donc été officiellement reconnue. *« Des affirmations extraordinaires nécessitent des preuves extraordinaires »* **Carl Sagan.**
- L'EFT a atteint les standards de l'APA pour être reconnu comme un traitement efficace pour les phobies. L'EFT a également atteint les mêmes critères d'exigence comme *« traitement efficace »* pour plusieurs autres problèmes psychologiques tels que l'anxiété, la dépression et le syndrome de stress post-traumatique (SSPT).

L'EFT, comment ça fonctionne ?

La psychologie énergétique est un mode de traitement psychothérapeutique :

- En clinique ou en auto-traitement…
- …qui associe des protocoles verbaux et physiques dans le but d'obtenir une guérison…
- …tout en mobilisant des méthodes bien établies dans le champ clinique, telles que l'exposition à des stimuli spécifiques et la restructuration cognitive.

Qu'est-ce qui fait précisément que ça marche ?

- La percussion des doigts sur la peau a une action d'ordre énergétique et va permettre une conversion d'énergie. En dessous de la peau, il y a comme des cristaux liquides, le fait de percuter les bouts des doigts sur la peau envoie une impulsion électrique et convertit de l'énergie cinétique en énergie électrique par l'effet piézo-électrique : cette énergie va circuler le long des voies de moindre résistance, c'est à dire justement dans les méridiens du corps, ce qui va créer un champ électromagnétique. Cette énergie et ce champ vont produire des effets dans le corps, qui vont agir beaucoup plus vite que des molécules chimiques tels que les médicaments. Cependant, cette technique n'a pas la prétention de remplacer un traitement médicamenteux mais peut accompagner notamment au niveau émotionnel la prise de médicaments si celle-ci s'avère nécessaire,
- En réalité, lorsque quelque chose de négatif survient dans notre vie, cela affecte notre système énergétique. Nous pourrions utiliser l'image des troncs d'arbre qui bloquent petit à petit une rivière, en formant un barrage de plus en plus important. Notre travail est de retirer un à un les troncs d'arbre

jusqu'à ce que le flot de la rivière retrouve sa force et emporte d'elle-même les derniers.

- Les thérapies énergétiques travaillent en effet pour un rééquilibrage afin de rétablir et harmoniser la circulation globale de l'énergie dans le corps, mais ont aussi une action sur les systèmes énergétiques tels que les méridiens.
- En fait, le cerveau détient la clé qui permet de déverrouiller les synapses qui contiennent les mémoires traumatiques. Laissant de côté les explications du fonctionnement défensif de notre psychisme, l'EFT travaille aussi directement sur la partie « paralysée » du système énergétique. Quand l'énergie commence à couler de nouveau, la personne se trouve rapidement libérée d'un certain poids, sans nécessairement comprendre pourquoi : **La reconsolidation mnésique est incroyable car elle permet de traiter les symptômes à leur racine émotionnelle.**

Pourquoi intégrer l'EFT dans ADIOS : Les 8 atouts de l'EFT

Comme vous l'avez sûrement déjà compris, l'EFT possède **plusieurs atouts** dans l'accompagnement au changement car un nombre important de phénomènes se juxtaposent :

1. Tout d'abord, nous observons des **résultats concrets particulièrement rapides et efficaces** et qui peuvent paraître incroyables à qui ne connaît que des approches plus classiques de la psyché.

2. Ensuite, elle est capable de **traiter le souvenir d'un trauma** ce qui nous intéresse particulièrement dans le cas d'une addiction. En général, c'est plus précisément le souvenir d'une scène traumatique, ainsi que les émotions et sensations corporelles qui y sont liées et qui émergent à la

conscience de la personne lorsque nous commençons à tapoter. Comme nous l'avons déjà expliqué, toutes les méthodes qui fonctionnent pour se libérer des traumas passent par 3 étapes :

a. **Confronter** la personne avec un souvenir traumatique, c'est ainsi que nous activons les connexions cérébrales au moment du souvenir.
b. **Provoquer** une expérience intense contradictoire (EFT,TSBH) en déconditionnant l'amygdale cérébrale : la stimulation des points d'acupuncture actionne avec certitude l'amygdale cérébrale dans le système limbique en lien avec les émotions ; et quand on stimule les points d'acupuncture, on désactive le système sympathique du SNA (système nerveux autonome), et on active le système parasympathique qui permet de calmer et de détendre la personne ; avec aussi une action au niveau de notre champ énergétique, et c'est ce qui fait que la personne va commencer à se sentir beaucoup mieux.
c. **Exposer et Répéter**, ce qui permet de contrecarrer ce qui était engrammé, répéter jusqu'au moment où il y a une déconnexion des anciennes connexions neuronales traumatiques, pour remplacer par des nouvelles connexions neuronales : les synapses qui sont concernées par le souvenir vont se *"défiger"*, mais pour un temps très court seulement. Une nouvelle information via les cognitions, de nouvelles connexions neuronales vont venir remplacer la mémoire traumatique libérée très rapidement. Et c'est exactement ce qui est nécessaire pour se libérer d'un trauma et permettre ce qu'on appelle la reconsolidation mnésique dans le cerveau. Le rôle et l'art du thérapeute est de créer les conditions pour *« évacuer toute cette poussière »* présente dans le tapis depuis longtemps parfois et de guider le client dans ce processus pour empêcher la poussière de s'incruster en retombant dans le tapis.

3. Elle permet aussi de traiter ce qu'on appelle **l'inversion psychologique,** qui est bien plus qu'un concept, c'est une réalité tangible !
   De quoi s'agit-il ? Souvent, tous les efforts que nous déployons pour changer une habitude néfaste à notre santé ou à notre évolution restent sans résultat.

   La Psychologie Énergétique et plus précisément l'EFT a l'avantage de pouvoir travailler spécifiquement sur ces blocages en cherchant à les reconnaître et à les résoudre.

   On les nomme *"les inversions psychologiques"*, la somme de toutes les raisons inconscientes qui font qu'on maintient un problème. Ce concept a été mis en évidence et élaboré par **Roger Callahan** créateur de la TFT (Thérapie du champ mental). A l'époque, il constate que les protocoles élaborés fonctionnaient sur certaines personnes et pas sur d'autres. Callahan étant formé à la kinésiologie, il utilise le test musculaire pour trouver la raison à cette absence de résultat. Il détecte alors sur toutes les personnes insensibles, **une inversion de polarité dans leurs champs énergétiques**, ce qui les empêche de bénéficier des résultats positifs de ses traitements.

   Le corps humain est en effet polarisé, c'est Louis Pasteur qui avait découvert cela, car le stress peut nous dépolariser. C'est un peu comme si vous mettiez **les piles à l'envers dans un appareil électrique**, ça va beaucoup moins bien marcher n'est-ce pas ?

   Cette inversion de la circulation énergétique dans le corps est sans doute une conséquence d'**un fonctionnement inapproprié de notre inconscient**, même si l'on ne sait qui de l'œuf ou de la poule était là en premier.

À la fin de sa vie, Roger Callahan déclara lors d'une de ses dernières interviews, que la mise en évidence des inversions psychologiques était **l'une des plus grandes découvertes qu'il avait faite durant sa longue carrière**.

En effet, d'autres approches ont repéré ce phénomène d'inversion psychologique dans leur pratique comme la TCC (Thérapie Cognitive Comportementale) qui l'appelle le facteur de maintien ou la psychanalyse qui la nomme le bénéfice secondaire.

4. Elle met en œuvre **le test kinésiologique;** science bien établie et fondée sur l'expérimentation du test musculaire. Le fait de pouvoir traiter facilement les inversions psychologiques incite le praticien à les découvrir simplement et rapidement par le biais de ce **test kinésiologique**. Le test en lui-même est simple, facile et relativement sûr : la réaction se produit indépendamment de l'opinion ou de la connaissance personnelle du thème par la personne. De plus, la réaction au test se révèle universellement valide et constante quelle que soit la personne testée, quelle que soit la culture ou l'origine des sujets testés.

5. Le **travail à distance** est tout à fait possible et présente des résultats tout à fait satisfaisants tout comme en présentiel.
   Alors que je suis en train d'écrire ce livre, nous sommes en période de pandémie et de confinement liée au Coronavirus et beaucoup de conséquences psychologiques pèsent sur un grand nombre de personnes en lien avec cette pandémie, nous pouvons travailler à distance avec toutes les personnes en difficulté. D'ailleurs, une enquête nationale pendant le confinement a montré que 35% des personnes présentaient un stress psychologique important, et que 5% de la population présentaient un niveau de stress sévère. Et nous l'avons vu,

cette technique est tout à fait adaptée et appropriée pour se libérer du stress et en même temps, l'avantage, c'est qu'on peut la pratiquer à distance en obtenant exactement les mêmes résultats.

6. Le **Centrage et l'Alignement** : un autre avantage de la pratique de l'EFT c'est de se mettre en Cohérence Cardiaque et quand nous sommes en Cohérence Cardiaque, nous émettons une fréquence de 0,1Hz, ce qui correspond à la même fréquence que la terre ! Le corps humain a donc un champ énergétique de même fréquence que le champ énergétique de la terre lorsque nous sommes en cohérence, ce qui nous permet d'être plus alignés, plus centrés lorsqu'on pratique l'EFT.

7. L'**emprunt des bénéfices** : Lorsqu'on pratique en groupe, ou en regardant la séance d'une autre personne, ou travaillant en tant que praticien avec un client, il est possible de bénéficier en partie des bénéfices de la séance pour soi-même. *Comme vous le savez, l'EFT est habituellement d'une grande douceur mais certaines personnes se centrent sur des situations très intenses et ce n'est pas toujours facile pour eux. Cependant avec l'approche du partage des bénéfices, la personne n'a qu'à penser à sa situation et tapoter en même temps qu'une autre personne, pour une situation qui semble bien différente de la sienne. Et c'est comme s'il y avait une forme de détachement qui s'opérait, alors que sa situation est abordée en « arrière-pensée. » Gary Craig*

8. C'est une **technique simple et facile** que le client peut pratiquer en **autonomie** : quand on maîtrise la technique de la bonne manière ou même si on est débutant, ça marche même si l'on n'y croit pas !
   Cependant, plus nous comprenons ce que nous faisons, et mieux ça marche pour nous ; par ailleurs Gary Craig nous dit

lui-même : même si vous n'y croyez pas, essayez-le sur tout (quand même).

C'est tellement simple et c'est tellement facile ; "**Try it for everything !"** La stimulation de certains points particuliers des méridiens sur le corps en plaçant une intention particulière qui oriente tout notre système de défense vers un changement et une guérison permet non seulement d'éviter une re-traumatisation mais également de déconditionner l'ancien processus pour aller vers **l'auto-guérison et l'auto-cicatrisation.**

La rubrique pratique chez vous

Comment traiter votre inversion psychologique par rapport à votre problème ?

Les points EFT

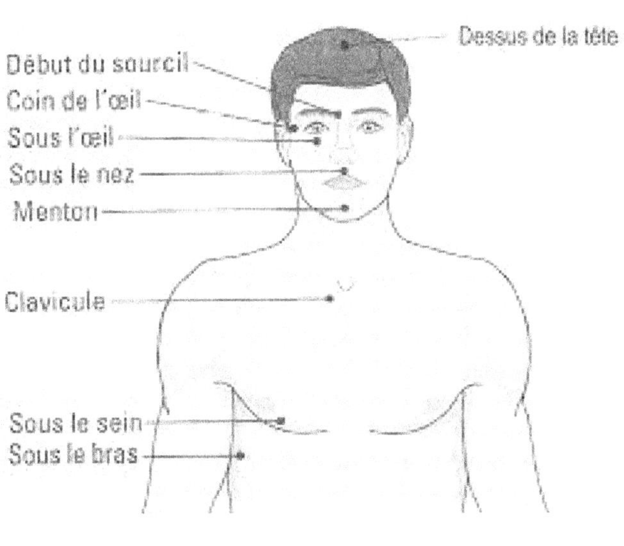

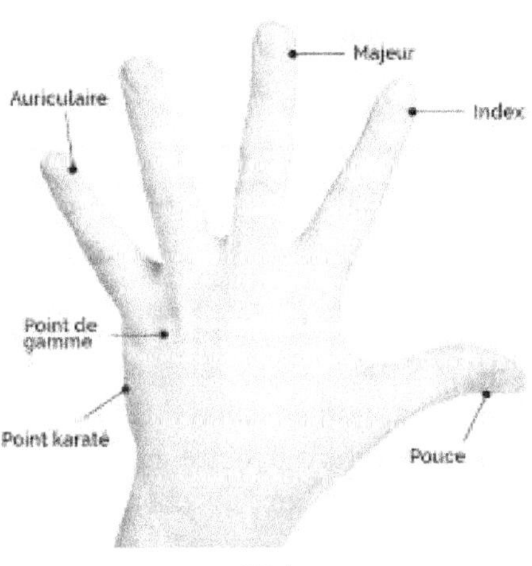

Dans cette partie qui suit, je vous invite à découvrir quels seraient vos freins les plus actifs au changement que vous voulez voir se réaliser pour commencer à les lever.

L'objectif est de dire une vérité, quelque chose qui vous bloque et de s'accepter malgré cela avec cette vérité en répétant l'affirmation 3 fois pour amplifier le processus.

Et cela se fait en massant vers l'extérieur un point sensible situé entre la clavicule et le sein. Pour le repérer facilement, inspirez-vous de la photo.

- Même si « ***j'ai ce problème",*** je m'aime et je m'accepte infiniment (ou complètement ou totalement)

Ou alors

- Même *«* ***s'il y a des parties en moi*** *qui m'empêchent de me libérer de ce problème ou d'atteindre mon objectif »,* (par exemple de me détacher de la cigarette, l'alcool, la nourriture, le joint, la drogue, de cette personne, etc…) je m'accepte tel que je suis et comme je suis (peut-être parce qu'elles veulent me protéger)

Et on le répète trois fois : **ça amplifie le processus de libération.**

- Même si *«* ***j'ai toutes les bonnes raisons inconscientes*** *de ne pas atteindre mon objectif »* (notion d'inversion psychologique), je m'aime et je m'accepte totalement et complètement

Bien que ce puisse être difficile à énoncer au début, il est nécessaire de prononcer cette acceptation de soi avec le problème. L'idée n'est pas d'accepter le problème, mais de s'accepter tel qu'on est dans le moment présent car le changement passe par l'acceptation. Toutefois, vous n'êtes pas obligé de croire à cette partie de la phrase qu'il est nécessaire de prononcer pour lever l'inversion psychologique. Dans le cas de cette difficulté à prononcer ces mots, il apparaît évident que l'Inversion Psychologique est présente. Par contre, s'il vous est plus facile de dire "je suis cool" ; "je m'apprécie » ; "j'accepte ce que je ressens" ; "je m'accepte comme je suis" ; "je m'accepte avec toutes mes qualités et tous mes défauts"...allez-y ! Pourvu que ce soit une acceptation de soi et non un subterfuge pour contourner le problème…

Des séquences EFT conçues spécialement pour vous

Dans cette rubrique, je mets à votre disposition plusieurs séquences EFT inédites que j'ai mises au point spécialement pour vous, pour vous aider à vous libérer de la dépendance ou de tout autre type de souffrance.

Et même si j'ai pris beaucoup de temps dans ce chapitre pour que vous puissiez intégrer le plus de connaissances à propos de cette technique afin de comprendre pourquoi ça marche, vous n'avez pas besoin d'y croire pour que ça fonctionne sur vous ou sur toute autre personne.

En effet, plus vous vous libérez de vos émotions négatives, plus vous allez reprendre le pouvoir dans votre vie. Alors, soyez persévérants. La liberté est au bout. Donnez-vous la permission d'être en parfaite santé. Vous méritez la santé, le bien-être, et d'être libre de tout, y compris de la dépendance.

Remarque préalable importante : pour améliorer le résultat de ce travail, respirez profondément 3 fois après chaque séquence ou même au milieu d'une séquence si une émotion apparaît et boire un grand verre d'eau pour mieux faire circuler et fluidifier l'énergie.

1. Séquence n°1 : se libérer d'une émotion négative

Imaginez que vous n'allez pas bien avant ou après vous être adonné à votre addiction ou pour une autre raison, voici une séquence écrite spécialement pour vous.

Évaluez l'intensité émotionnelle de ce que vous ressentez pour ce problème = X/10. Définissez aussi l'émotion, la sensation, les pensées négatives, l'image ou le film correspondant à ce problème, puis remplacez dans la ronde suivante par vos propres mots.

Tapotez sur les points du visage et sur le corps comme suit :

(Point Karaté) Même si je ressens cette émotion et cette sensation dans mon corps et que j'ai toutes ces pensées négatives en ce moment, je m'aime et je m'accepte tel que je suis et comme je suis (répéter 3 fois),
(Sommet de la tête = S) Cette sensation dans mon corps
(Début du sourcil) Cette situation
(Coin d'œil) Cette image
(Sous l'œil) Ce film dans ma tête
(Sous le nez) Cette image dans ma tête
(Points Clavicule) Cette sensation dans mon corps
(Sous les seins) Tout ce que je ressens dans mon corps
(Sous les bras) Cette intensité émotionnelle à X/10 dans mon corps
(Coin d'ongle pouce) Cette intensité émotionnelle
(Coin d'ongle index) Toute cette émotion qui ne me quitte pas
(Coin d'ongle du majeur) Toute cette émotion qui ne veut pas me quitter
(Coin d'ongle de l'auriculaire) Tout ce que je ressens
(Point karaté) Cette image
(Point de gamme) Cette sensation
(Point de gamme) Cette situation
(Point de gamme) Tout ce qui me préoccupe en ce moment

Faites la Gamme des 9 actions

En continuant à tapoter sur le point de gamme (voir schéma) et en pensant à votre problème

1. Fermez les yeux
2. Ouvrez les yeux
3. Regardez le plus loin possible en bas à droite sans bouger la tête,
4. Puis regardez le plus loin possible en bas à gauche sans bouger la tête
5. Rouler les yeux en cercle dans un sens, en partant du bas comme si on faisait le tour de l'horloge sans bouger la tête
6. Rouler les yeux en cercle dans l'autre sens
7. Fredonnez pendant 3 à 5 secondes un air que vous aimez bien (sans paroles)
8. Et puis vous comptez de 24 à 0 de -3 en -3
9. Fredonnez le même air que précédemment pendant 3 à 5 secondes (sans paroles)

Et puis vous reprenez la séquence EFT
(Dessus de la tête) Cette situation
(Début du sourcil) Cette image
(Coin d'œil) Cette sensation dans mon corps
(Sous l'œil) Toutes ces pensées négatives
(Sous le nez) Toutes ces émotions que je ressens dans mon corps
(Sous le menton) Cette image
(Points Clavicule) Cette situation
(Sous les seins) Je ne peux rien y faire
(Sous les bras) Toutes ces pensées négatives
(Coin d'ongle pouce) Je ne sais pas quoi faire
(Coin d'ongle index) Cette situation
(Coin d'ongle du majeur) Toute cette émotion négative
(Coin d'ongle de l'auriculaire) Tout ce que je ressens dans mon corps
(Point karaté) Cette sensation dans mon corps qui a telle forme
(Point de gamme) Cette sensation dans mon corps qui a telle couleur

(Point de gamme) Cette situation
(Point de gamme) Tout ce qui me préoccupe en ce moment
Pensez à toute l'émotion qui vous envahit en ce moment en raison de ce problème
Vous pouvez aussi terminer par la gamme de 9 actions décrite précédemment à la fin de cette séquence EFT.

A combien vous évaluez ce problème /10, maintenant ?

Vous pouvez refaire cette séquence autant de fois que vous en avez besoin, jusqu'à ce que vous vous sentiez vraiment bien et que vous commenciez à percevoir les choses différemment.

2. Séquence n°2 : Tapping pour le Craving

L'EFT s'avère très efficace pour **la gestion du Craving** et de l'anxiété liée à celle-ci.

Le **Craving** définit un besoin compulsif de consommer quelque chose, cela peut être un produit ou de la nourriture. En tout état de cause, si vous décidez de faire ce *tapping*, vous devez prendre la responsabilité de votre bien-être émotionnel. Ceci étant dit, voici un protocole que j'ai écrit spécialement pour vous, pour le Craving et qui va vous aider à vous libérer de l'envie de… peu importe ce dont vous avez envie !

Il est recommandé de faire ce Tapping au moins 1 à 3 fois par jour minimum pendant 21 jours au moins si vous décidez de commencer à vous sevrer tout seul. Avant de commencer, respirez profondément 2 ou 3 fois.

Concentrez-vous sur cette envie et cette gêne dans votre corps.
Dans quelle partie de votre corps ressentez-vous cette envie ?
C'est de quelle couleur ? Et quelle forme à cette envie ?
Si vous avez plusieurs envies en même temps, choisissez celle qui est la plus intense.
Évaluez le niveau d'intensité entre 1 (niveau le plus bas) et 10 (niveau le plus élevé).

Commencez le **tapping** en répétant les phrases suivantes (Vous pouvez bien sûr créer vos propres phrases afin de mieux coller à votre réalité) :

PK (Tranchant de la main) : Même si j'ai toute cette envie de… et que je ne suis pas prêt à la lâcher, je choisis de m'aimer et de m'accepter infiniment tel(le) que je suis en ce moment

Même si j'ai toute cette envie de …, et que je ne suis pas prêt à la lâcher, je choisis de m'aimer et de me pardonner. Je reconnais que la santé et le bien-être m'ont été donnés à ma naissance et me sont acquis de plein droit mais il y a des choses en moi qui les bloquent et je choisis de laisser partir tout ce qui m'empêche de me libérer de cette envie.

Même si j'ai toute cette envie de..., je choisis de la lâcher. Je choisis de m'aimer, de m'accepter et de me pardonner pour toute contribution que j'ai pu ou peux encore avoir dans ce problème et je choisis de pardonner aussi à tous ceux qui d'après moi, sont responsables de mon état.

Reprenez les Points sur le visage, sur le corps et sur les doigts dans le même ordre que précédemment et en fonction du schéma précédent :
Toute cette envie dans cette partie de mon corps
Toute cette envie avec cette couleur, cette forme
Toute cette envie de couleur …et de forme….
Et c'est normal que je ressente cette envie
Car mon corps s'est habitué
Mon esprit s'est habitué
Alors je ressens cette envie en ce moment
Et c'est normal que je ressente tout cela
C'est vraiment trop fort cette envie
Alors, aujourd'hui, je choisis de me sentir bien
Je choisis de me sentir **vraiment** bien
Je choisis de respirer profondément et de me sentir bien
Dans chacune des parties de mon corps
Je **mérite** de me sentir bien
Je me libère de tout doute que je peux avoir à ce sujet
Je me libère de toutes les raisons
Qui m'empêchent de me sentir bien
Je crois que si on ne se sent pas bien, que si on n'arrive pas à être en bonne santé parce qu'il y a trop d'envie, comme une obsession
Parce qu'il y a cette dépendance

C'est qu'il y a une partie en nous qui l'a créé
Pour compenser quelque chose
Pour compenser ce manque
Et si je ressens ce manque
C'est parce que mon corps ressent ce manque
Car mon inconscient a créé cette habitude
Toute cette habitude ancrée dans mon corps
Et si je pouvais m'en libérer
Me libérer de cette envie
Me libérer de cette obsession
Me libérer de cette dépendance
Autrefois, j'avais besoin de ça
Et aujourd'hui je m'ouvre à autre chose
J'ai toujours cette envie de…
Je ne vais jamais y arriver
Je crois que ce n'est pas possible
La vérité c'est qu'autrefois, ce n'était pas possible
Mais aujourd'hui, avec cette technique, c'est possible
Alors je peux calmer mon corps
Je peux me libérer de cette envie
Je me libère de cette envie
Je me libère de cette fatigue
Je me libère de cette gêne et de cet inconfort
Je les laisse partir maintenant/je les laisse s'en aller
Je les laisse quitter toutes les fibres de mon corps
Je les laisse partir à un niveau cellulaire
Je me libère des anciennes cellules de mon corps et je crée et développe de nouvelles cellules fortes et en bonne santé
J'ai toujours besoin de…. Il existe des résistances à l'intérieur de moi qui m'empêche de me libérer de ça alors, je me libère de ces résistances, je me libère de tout ce qui en moi résiste à la santé et au bien-être
Je me libère des symptômes physiques qui apparaissent dans mon corps dû au manque

Je permets à mon corps de devenir plus fort et en meilleure santé
Je permets à mon corps de faire ce qu'il a besoin de faire, ce qu'il sait faire pour retrouver force et santé sans avoir besoin de ça
Je me permets de devenir plus fort et en meilleure santé
Je laisse partir cette envie
Je laisse partir toutes les raisons qui sont à l'origine de cette situation
Je laisse aller toutes les croyances qui sont la cause de cette gêne et de cet inconfort
Je me libère des raisons pour lesquelles je voudrais peut-être garder cette dépendance
Je me libère de la croyance qu'elles peuvent m'apporter, la sympathie et le soutien de mon entourage
Ou qu'elles peuvent me faire bénéficier de quelconques avantages
J'efface la croyance qu'elles me libèrent de quelque obligation
Ou qu'elles m'autorisent à ne pas aller là où je ne veux pas aller, à ne pas faire les choses que je ne veux pas faire
Je me libère de la croyance que j'ai besoin de cette dépendance pour être libre
Je n'ai pas besoin de cette dépendance
Cette partie en moi qui voudrait garder cette dépendance
Cette autre partie de moi-même qui voudrait la lâcher
J'ai le droit d'être libre et en pleine forme
Je me libère de tout besoin et de toute envie
Je me libère aussi de toutes les peurs du manque
Je me libère de la peur d'être en manque à l'avenir
Je choisis de me sentir bien en ce moment même
Je choisis de m'attendre à être en bonne santé aujourd'hui et à l'avenir
Je choisis d'être en bonne santé aussi longtemps que je vivrai
Je choisis d'être libre par rapport à cette dépendance
Je me libère de tout reste de fatigue et d'inconfort
Et je me permets d'être en parfaite santé dans mon corps, mon esprit et mon cœur.

Je remercie mon inconscient pour toute l'aide qu'il m'apporte et qu'il va m'apporter à partir de maintenant pour me libérer de tout ça
Je remercie mon corps de l'aide et du soutien qu'il m'apporte à chaque instant
Je remercie chacun de mes membres et chacun de mes organes
Je remercie chacune de mes cellules
Je les aime et je les remercie
Merci pour toutes les parties de mon corps qui sont en bonne santé
Merci pour les parties de mon corps qui s'améliorent de jour en jour et retrouvent leur bonne santé
Merci, Merci, Merci
Respirez profondément – Relâchez – **Buvez** un grand verre d'eau
Réévaluez votre niveau d'inconfort de 0 à 10. Y a-t-il un changement ?
Vous pouvez soit continuer à faire quelques tours de *tapping* de plus ou recommencer demain jusqu'à ce que la sensation de manque disparaisse…

Les problèmes de dépendance et de Craving sont sûrement là depuis longtemps et il faudra sans doute plus d'une séance pour arriver à éliminer tous les arbres qui assombrissent votre vie et vous cachent le ciel. La **persévérance** est donc **indispensable** ici. Les meilleurs résultats en EFT s'obtiennent en étant très **spécifique**, mais l'effet d'un *tapping* régulier est **cumulatif** ; plus vous faites du *tapping*, plus vous libérez d'émotions coincées dans votre système énergétique.

3. Séquence n°3 : Tapping pour les émotions non exprimées

Voici à présent une nouvelle séquence EFT : tapoter en suivant le même ordre des points que la séquence précédente.

C'est une Séquence spécifique pour des émotions non exprimées (consciemment ou inconsciemment)

(PK) même si j'ai toutes ces émotions non exprimées dans mon système, je m'aime et je m'ouvre à la possibilité de le transformer (répéter 3 fois)

J'ai toutes ces émotions non exprimées dans mon système
Je n'ai pas réussi à les exprimer quand c'était le moment
Je les ai gardés dans mon système
Elles sont en moi et elles m'influencent
Elles n'ont pas encore trouvé leur place
Je m'ouvre à la possibilité de leur donner une voie et une place
Les émotions sont de l'énergie
En tapotant, je les laisse aller
Pendant que je retrouve mon centre !
À répéter autant de fois que nécessaire

4. Séquence n°4 : Tapping pour les émotions bloquées

L'addiction est le signal d'une émotion bloquée dans votre corps, d'un sentiment de vide que vous cherchez à combler, nous avons créé cette séquence EFT spécialement pour vous pour créer de l'espace de manière à vous aider à laisser aller ces émotions bloquées (consciemment ou inconsciemment).

Voici une Séquence EFT pour des émotions bloquées dont vous avez conscience ou pas

Même si j'ai toutes ces émotions bloquées dans mon corps, tout cela peut changer (répéter 3 fois)
J'ai toutes ces émotions bloquées dans mon corps
Tout cela peut changer et va changer
Toutes ces tensions
Toutes ces douleurs
Tous ces blocages
Toutes ces émotions qui me parlent de moi
Car le corps ne ment jamais
Je leur donne voix et je les laisse aller
Je les laisser partir
Je les laisse quitter toutes les parties de mon corps
Je les laisse quitter toutes les cellules de mon corps
Je laisser aller tous les attachements à ces émotions
Et je les remercie
Je les remercie de s'être exprimé via mon corps
Je remercie mon corps de m'avoir exprimé un message
Je rends ces émotions dans le flux de la vie
En tapotant sur moi, je les laisser aller
Pendant que moi je retrouve mon centre.

L'objectif de cette séquence, c'est de remettre du flux et de refaire circuler l'énergie.

5. Séquence n°5 : Tapping pour reprendre le contrôle de sa vie

Voici à présent une nouvelle séquence EFT :

Séquence EFT pour reprendre le contrôle de sa vie en cas d'addiction

Même si *j'ai cette dépendance,* je m'aime et je m'accepte totalement et complètement (3 fois)

ou

Même si *des parties inconscientes de moi-même pensent qu'il ne faut pas que je me débarrasse de ce cette dépendance,* je m'aime et je m'accepte totalement et complètement (3 fois) …

Je n'ai plus le contrôle de ma vie
J'ai perdu le contrôle
Je ne sais plus comment faire
Je suis perdu
Je n'y arrive pas
Je ne peux pas y arriver
Je n'arrive pas à me contrôler
C'est cette substance (cette personne) qui a pris le contrôle de ma vie
Chaque jour, je me dis que je vais arrêter
Et chaque jour, je replonge
Je n'y arrive pas
C'est trop difficile de s'arrêter
Ça fait trop mal
Je ressens du manque si j'arrête
Je ressens du vide si j'arrête
Et c'est normal que je ressente tout cela
Mon corps s'est habitué
Mon esprit s'est habitué
Donc c'est normal que je ressente tout cela
Alors, aujourd'hui, je m'ouvre à la possibilité de changer
De passer à autre chose
De me libérer de tout ça
Cette dépendance qui a pris le contrôle de ma vie
J'ai envie de reprendre le contrôle
Jusqu'à présent, je n'y arrivais pas

Autrefois ce n'était pas possible
Aujourd'hui, c'est possible
Je peux reprendre le contrôle
Je peux le faire
Je peux, je suis capable
Je peux réussir
Je remercie mon inconscient de m'aider à reprendre le contrôle de ma vie
Gratitude pour cette prise de conscience
Merci, merci, merci

6. La Routine Énergétique de Donna Eden

Qui est Donna Eden ? Pionnière depuis plus de vingt ans dans le domaine de la médecine énergétique, Donna Eden enseigne aux gens à comprendre leur corps en tant que système énergétique, à reconnaître leurs maux et leurs douleurs comme les signes d'un déséquilibre énergétique, et à retrouver leurs capacités de guérison naturelle.

Pourquoi la routine énergétique quotidienne ?

Cet exercice est un puissant moyen pour créer un bien-être physique et émotionnel. Il soutient le système nerveux et prévient les crises. Il est à pratiquer régulièrement lorsque l'on se sent "vidé".

Et c'est pourquoi, cette routine s'intègre tout naturellement à la méthode ADIOS dans le cadre de nos programmes d'accompagnement pour les personnes en situation de dépendance car vous n'êtes sans doute pas sans savoir que les personnes addictes sont souvent des personnes très fatiguées, en déséquilibre permanent et prennent généralement très peu soin d'elles.

Alors, oui, je vous le concède, il faut déjà avoir la motivation de le faire, et ce n'est pas facile tous les jours même pour moi.

Mais imaginez tous les avantages que cette routine peut vous procurer ? Car il y a tellement de bénéfices à pratiquer cette routine, c'est incroyable ! Aujourd'hui, avant même que je me remette à l'écriture de ce livre, je n'avais vraiment pas beaucoup de motivation pour pratiquer mes exercices habituels pour démarrer ma journée, ma respiration en Cohérence Cardiaque, ma routine énergétique, mon yoga.

Et alors, je me dis à l'intérieur, allons-y au moins pour la routine énergétique, puis je me décide tout simplement à pratiquer seulement cette routine pour ce matin, c'est rapide, ça prend entre 5 et 10mn.

C'est parti : l'énergie et la motivation reviennent immédiatement. Et je me remets donc très vite ensuite à l'écriture de ce livre. Je vous partage mon expérience concrète afin que vous en compreniez complètement l'intérêt pour vous-mêmes et que cela puisse vous aider dans votre vie de tous les jours.

Cette routine équivaut véritablement à une réinitialisation de tout notre système : elle restaure le flux énergétique naturel du corps sans compter qu'elle renforce le système immunitaire, nous rendant moins vulnérables et plus résistants physiquement mais aussi moralement, car moins sensible aux énergies négatives environnantes et de ce fait renforce notre énergie vitale. Il est donc recommandé de prendre 5 à 10 minutes pour la pratiquer quotidiennement.

Pour tous ceux qui connaissent déjà la Psychologie Émotionnelle Énergétique, rien de très nouveau pour vous, cette routine va vous paraître probablement peu originale, car elle vous est peut-être déjà familière depuis un grand nombre d'années.

L'idée n'est pas de la connaître ou d'en avoir entendu parler mais de réellement la pratiquer tous les jours et c'est à ce moment-là qu'on peut ressentir la différence dans son corps et également dans son esprit.

Et en même temps, comme à mon habitude, j'y ai rajouté des éléments nouveaux comme des affirmations positives en lien avec ces points qui sont tapotés au niveau des quatre coups, ce que vous ne retrouverez nulle part ailleurs.

Qu'est-ce que la routine énergétique ?

C'est une combinaison de différentes techniques que Donna Eden a mise au point après avoir travaillé avec plus de 10.000 patients durant des séances de 90 minutes. Ayant observé des résultats concrets sur ses patients avec cette routine, j'ai décidé de l'intégrer aussi moi-même pour mes clients et de la partager avec vous tous.

Si vos énergies circulent naturellement, les activités telles que la marche ou la course vous revitalisent et vous renforcent. L'une des premières choses à se produire lorsque vous êtes extrêmement fatigués ou que vous vous sentez malade, c'est que les activités qui, normalement, vous rechargeaient, commencent à vous vider. Dans ce cas, il se peut que vos méridiens aient commencé à circuler en sens inverse.

Comment et pourquoi se repolariser ?

Parfois, il arrive que l'EFT ne fonctionne pas, que les pensées s'accélèrent au lieu de s'espacer alors il se peut qu'on soit dépolarisé !

Il y a un moyen simple de se repolariser : la routine Énergétique complète ou simplement le nœud de Cook. Le fait de se dépolariser permet également de se calmer, de calmer notre anxiété ou l'agitation intérieur, de se rééquilibrer, rééquilibrer l'énergie qui circule entre les hémisphères gauche et droit du cerveau.

Voici donc les 8 exercices de la routine énergétique quotidienne à pratiquer chaque matin au lever (après la cohérence cardiaque) qui vont vous aider à vous recharger naturellement.

I. **Les quatre coups**
II. **Le crawl croisé**
III. **La posture de Wayne Cook**
IV. **La traction de la couronne**
V. **Entre Ciel et Terre**
VI. **Le Massage Neuro-lymphatique**
VII. **Remonter la fermeture éclair**
VIII. **L'agrafe**

Certaines de ces techniques auront pour vous un impact plus grand que d'autres, mais combinées ensemble, elles renforcent et équilibrent votre champ énergétique. Vous devriez remarquer des améliorations graduelles de votre force, de votre vitalité et de votre santé générale. À mesure que vous avancerez dans ce livre, vous allez découvrir des techniques additionnelles. Pour l'instant, je vous suggère de faire l'expérience de la routine énergétique tous les matins et d' observer les bénéfices pour vous.

Qu'est-ce qui prouve que la routine énergétique quotidienne est bénéfique ? Une série d'études, à petite et à grande échelle, dans des districts scolaires d'un certain nombre de pays dont les États-Unis, le Canada, Israël et l'Australie, ont démontré des améliorations, parfois impressionnantes, selon des critères comme la concentration, l'organisation, la productivité, la lecture, l'orthographe, les mathématiques, l'écriture, la conscience de soi, la réduction de l'anxiété, l'expression et la confiance en soi.

La Routine Énergétique illustrée

I. Les quatre coups

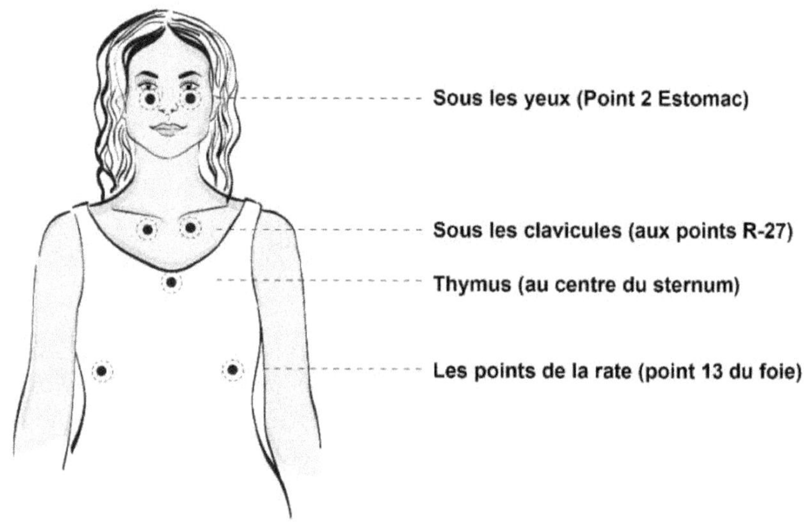

Certains points de votre corps, lorsque vous les tapotez avec les doigts, affectent votre champ énergétique de façon prévisible, envoyant des impulsions électrochimiques à votre cerveau et libérant des neurotransmetteurs.

En tapotant quatre ensembles précis de points, un ensemble de techniques que l'on appelle les quatre coups, vous pouvez activer une séquence de réactions qui vous rechargeront en cas de fatigue, augmenteront votre vitalité, et garderont votre système immunitaire fort lors de périodes de stress.

Vous en viendrez à savoir instinctivement lorsque vous aurez besoin de tapoter ces points. Aussi, ne vous souciez pas trop de trouver l'emplacement précis de chaque point. Si vous utilisez plusieurs doigts pour tapoter la zone décrite, vous atteindrez le bon endroit.

a. 1er **coup sous les yeux** (Point 2 Estomac)
Placez les coussinets des doigts sur les pommettes des joues, près du nez et frappez fermement 15 secondes. Cela libère les sinus et les ganglions lymphatiques **du cou, tout en diminuant la tension, l'anxiété et l'inquiétude excessive.**

b. **2ème coup – points clavicules** (aux points R-27)
Tapotez ou massez vos points R-27, (de chaque côté du nœud de la cravate), pendant environ 30 secondes, ce qui va permettre de :

- **Vous recharger** si vous êtes **somnolent**
- **Mieux vous concentrer**
- **D'apaiser la peur.**

Ces points de jonction affectent toutes vos voies énergétiques. Le fait de les travailler signale à votre cerveau qu'il doit ajuster vos énergies afin que vous puissiez vous sentir plus alerte et plus efficace. Tapotez ou massez les points fermement tout en respirant profondément. Inspirez par le nez et expirez par la bouche.

c. **3ème coup sur le thymus** (au centre du sternum)
Tapotez légèrement votre thymus avec le poing pendant environ 30 secondes.
Le tapotement du thymus est une technique simple qui :

- **Stimule toutes vos énergies,**
- **Renforce votre système immunitaire,**
- **Stimule la glande endocrine protectrice,**
- **Augmente votre force et votre vitalité,**
- **Crée un alignement.**

Pendant le temps de trois respirations profondes, tapotez fermement le point du thymus, avec le poing de la main vers vous, en répétant **trois fois** cette affirmation : ***« J'ai l'amour, la foi, la confiance, la gratitude et le courage »*** durant l'expiration.

d. **4ème coup aux points de la rate** (point 13 du foie)
Tapotez les points sous la poitrine jusqu'à la limite des côtes qui sont les points neuro-lymphatiques de votre méridien de la rate est une façon rapide

- **D'augmenter votre niveau d'énergie,**
- **D'équilibrer votre chimie sanguine,**
- **De renforcer votre système immunitaire.**

Contrairement aux points d'acupuncture, les points neuro-lymphatiques font partie du système lymphatique. Parce que la rate est essentielle au fonctionnement du système immunitaire, le tapotement de vos points réflexes neuro-lymphatiques sert à synchroniser les rythmes de votre corps, à harmoniser vos énergies et vos hormones, à éliminer des toxines, à lutter contre l'infection, à combattre un malaise général durant ou après un stress, à combattre l'étourdissement, à moduler la chimie sanguine et à mieux métaboliser la nourriture.

Tapotez fermement avec plusieurs doigts, pendant une vingtaine de secondes. Respirez profondément, en inspirant par le nez et en expirant par la bouche en répétant **trois fois** cette affirmation à l'expiration : ***« J'ai foi et confiance en mon avenir, je me sens en sécurité »*** durant l'expiration.

J'ai observé dans mon entourage et parmi mes clients également que de nombreuses personnes qui avaient peur de l'avenir pouvaient développer des symptômes au niveau de la rate et du pancréas, jusqu'à pouvoir développer un cancer du pancréas si l'inquiétude était trop grande !

Alors, surtout en cette période, et si c'est votre cas, que vous ressentez une inquiétude par rapport à l'avenir, je vous invite au moins à tapoter tous les jours sous la poitrine en répétant l'affirmation précédente même si vous n'avez pas le courage de faire toute la routine énergétique.

II. Le Crawl Croisé ou Cross Crawl

Crocheté des épaules

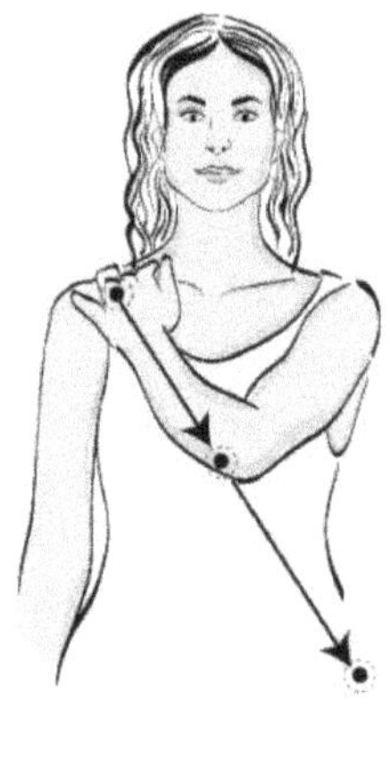

Le Crawl Croisé ou Cross Crawl

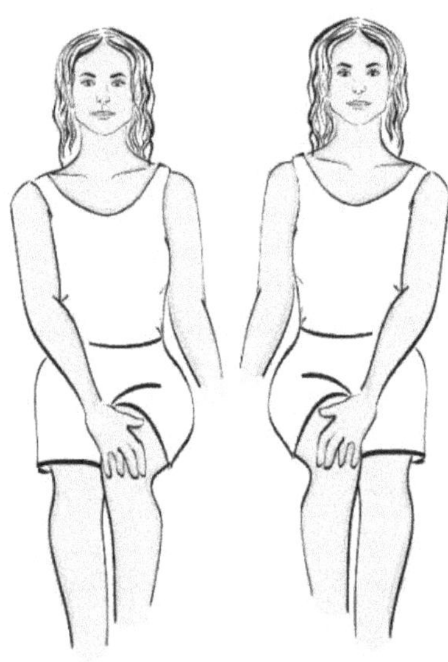

Le crawl croisé facilite le croisement de l'énergie entre les hémisphères droit et gauche du cerveau. Il vous va vous aider à :

- **Vous sentir plus équilibré,**
- **Penser plus clairement,**
- **Améliorer votre coordination,**
- **Harmoniser vos énergies.**

Le crawl croisé vous paraîtra sans doute particulièrement utile si, par exemple, vous vous sentez physiquement et mentalement épuisé sans raison apparente, si votre état empire plutôt que de s'améliorer après un exercice physique, si vous êtes en train de devenir léthargique et sans motivation.

Avant de commencer le crawl croisé, tapotez vos points R-27 pour vous assurer que vos énergies circulent dans leur direction naturelle.

Tout d'abord, crochetez le trapèze de votre épaule gauche avec votre main droite et faites glisser votre main droite vers votre hanche droite. Faites la même chose de l'autre côté. Recommencer plusieurs fois de chaque côté en expirant pendant la descente de la main. Cet exercice est **simple et rapide** mais très efficace pour **retrouver notre équilibre** car il permet à nos énergies de se lisser et de se croiser de nouveau.

Ensuite, pratiquez le crawl croisé, c'est aussi simple que de marcher sur place (temps : environ une minute)

En pratique, levez simultanément le bras droit et la jambe gauche.
En les laissant redescendre, levez le bras gauche et la jambe droite.

Répétez, cette fois en exagérant le mouvement de votre jambe et l'élan de bras pour qu'il traverse la ligne médiane du côté opposé de votre corps. Poursuivez cette marche exagérée pendant au moins une minute, toujours en inspirant profondément par le nez et en expirant par la bouche.

III. La posture de Wayne Cook

Elle peut se pratiquer assise comme le schéma ci-après ou debout.

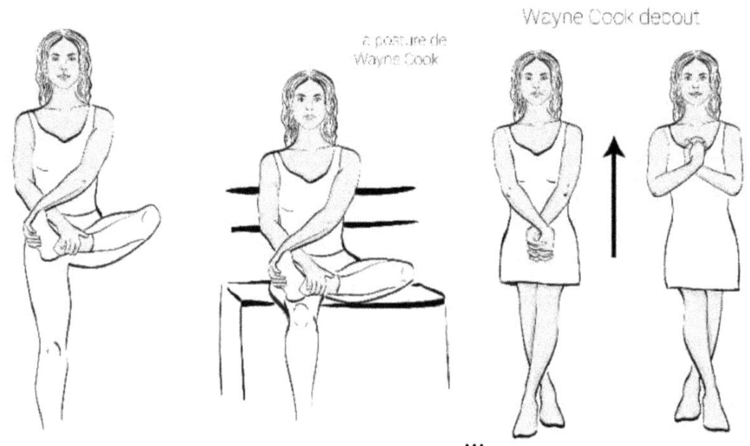

...

On peut utiliser la posture de Wayne Cook dès lors qu'on se sent accablé, hystérique et confus à propos d'une situation, lorsque l'on a de la difficulté à mettre de l'ordre dans sa vie, déconcentré ou lorsque l'on doit affronter quelqu'un ou lorsque nous sommes en colère à la suite d'une confrontation.

La posture de Wayne Cook peut vous aider à

- **Vous repolariser,**
- **Démêler le chaos intérieur,**
- **Voir la situation avec un meilleur point de vue,**
- **Vous concentrer plus efficacement,**
- **Penser plus clairement,**
- **Apprendre avec plus de facilité.**

Pour effectuer la posture de Wayne Cook assise, asseyez-vous sur une chaise, le dos bien droit (temps : environ 2 minutes)

1. Placez le pied droit sur le genou gauche. De la main gauche, entourez votre cheville droite et de la main droite, enveloppez la partie antérieure de la plante du pied droit.
2. Inspirez lentement par le nez, en laissant le souffle soulever votre corps. En même temps, tirez votre jambe vers vous, en provoquant un étirement. Expirez lentement par la bouche, en laissant relaxer votre corps. Répétez quatre ou cinq fois ce lent mouvement de respiration et d'étirement.
3. Changez de pied. Placez votre pied gauche sur votre genou droit. De la main droite, enveloppez votre cheville gauche et de la main gauche, la partie antérieure de la plante du pied gauche. Respirez de la même façon.
4. Décroisez les jambes et joignez le bout de vos doigts pour former une pyramide.

Variante de la posture de Wayne Cook

Vous pouvez enchainer **en joignant le bout des doigts des deux mains entre eux**, et en plaçant les pouces **entre vos sourcils** juste au-dessus de l'arête du nez. Respirez profondément pendant 1 minute en inspirant lentement par le nez, et en expirant par la bouche.

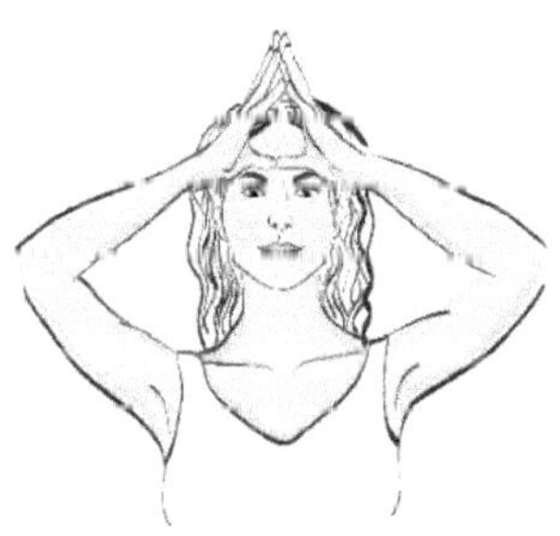

Et laissez vos pouces se séparer lentement vers les côtés du front, en étirant la peau.

5. Ramenez vos pouces à la hauteur du troisième œil. Abaissez lentement vos mains devant vous, en les joignant au milieu de la poitrine, tout en respirant profondément. Abandonnez-vous à votre propre respiration.

IV. La traction de la couronne

L'énergie s'accumule naturellement au sommet de votre tête, mais elle peut devenir stagnante si elle ne sort pas, par votre chakra couronne, la centrale d'énergie située au sommet de votre tête. La traction de la couronne libère cette énergie. Elle dégage votre esprit de ses toiles d'araignée et apporte le calme à votre système nerveux. Elle peut également faire disparaître un mal de tête ou d'estomac provoqué par le stress.

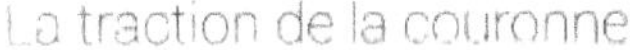

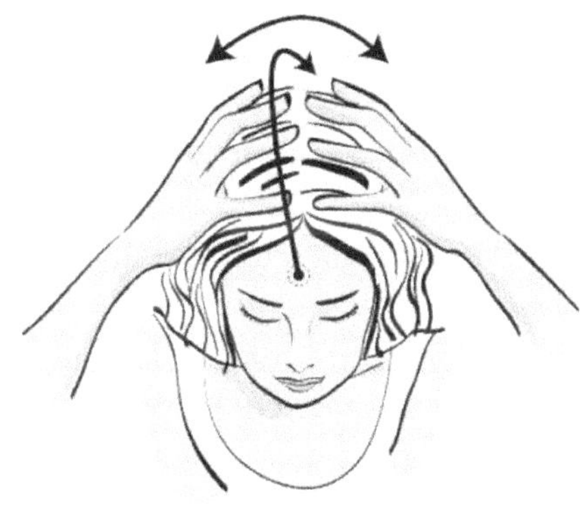

La traction de la couronne

- **Dégage la congestion mentale,**
- **Rafraîchit l'esprit,**
- **Ouvre le chakra couronne à une inspiration supérieure.**

Pendant que vous faites la traction de la couronne, respirez profondément par le nez et en expirant par la bouche (temps : environ 15 secondes).

En pratique :

1. Posez les pouces sur les tempes, de chaque côté de la tête. Posez le bout des doigts recourbés juste au-dessus du centre de chaque sourcil (voir figure 7a).
2. Lentement et avec de la pression, écartez les mains afin de tendre la peau juste au- dessus des sourcils.
3. Posez le bout des doigts à mi-hauteur du front, et tendez à nouveau la peau.
4. Posez le bout des doigts à la naissance de vos cheveux, et tendez à nouveau la peau.
5. Les doigts au sommet de la tête, avec les petits doigts à la racine de cheveux. Appuyez et écartez les mains l'une de l'autre, comme si vous sépariez votre tête en deux (voir figure 7b).
6. Les doigts au centre de la tête, de nouveau, appuyez et éloignez vos mains l'une de l'autre.
7. Les doigts sur l'arrière bombé de la tête, tendez à nouveau la peau. Répétez chacune de ces étapes au moins une fois.

IV. Entre ciel et terre

En plus d'activer la rate ainsi que les vaisseaux merveilleux (central et gouverneur), cet exercice libère l'excès d'énergie et réoxygène les cellules. Il ouvre les méridiens et chasse les énergies toxiques. Il stimule l'énergie et débloque les articulations.

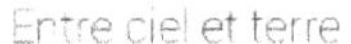
Entre ciel et terre

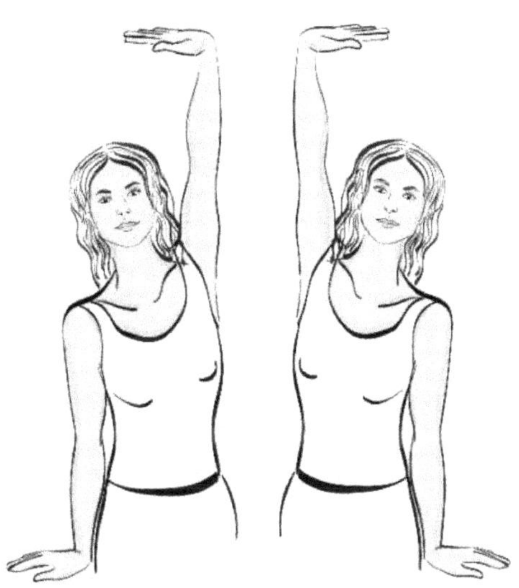

1) Tenez-vous debout, les mains sur les hanches les doigts écartés,
2) Inspirez profondément par le nez,
3) Tout en séparant les bras l'un de l'autre. Étirez-en un bien au-dessus de la tête, en aplatissant le dos de votre main, comme si vous désiriez pousser le plafond. Étirez l'autre bras vers le bas, la main vers la terre comme si elle désirait pousser le sol. Gardez cette position aussi longtemps que vous êtes à l'aise.
4) Relâchez le souffle par la bouche en ramenant les mains à la position de Gassho (mains jointes devant votre poitrine).

5) Répétez cette séquence plusieurs fois en repassant à chaque fois par la position de Gâssho, les mains jointes devant la poitrine

V. Massage Neuro-lymphatique

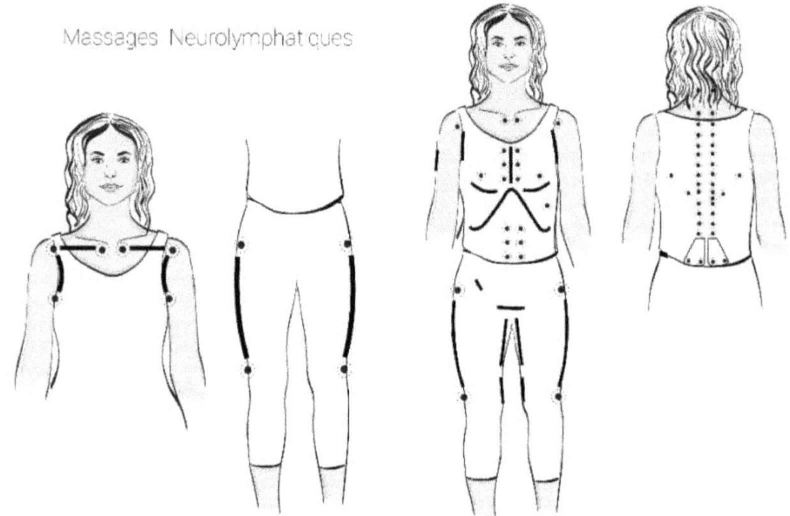

Si vous vous éveillez fatigués, la purge spinale rafraîchira votre énergie ; si vous avez mal le soir, il vous détendra. La purge spinale entraîne la collaboration de votre système lymphatique. La lymphe n'a aucune pompe en soi, mais vous la pompez chaque fois que vous bougez votre corps. Vous pouvez aussi la pomper en massant vos points réflexes neuro-lymphatiques. Situés principalement sur votre poitrine et votre dos, ces points régulent l'afflux d'énergie au système lymphatique. Lorsque les points réflexes neuro-lymphatiques deviennent encrassés, chaque système de votre corps est compromis. La purge spinale vous permet de

- **Vous rechargez,**
- **Dirigez les toxines vers les systèmes de vidange de votre corps,**

- **Dégagez les énergies stagnantes de votre corps.**

Il y a deux ensembles de points recommandés particulièrement, même si tous ont leur importance, parce qu'ils font circuler la lymphe dans tout votre corps : les points du méridien central et du gros intestin.

1) **Les points neuro-lymphatiques du méridien central** se trouvent sur le rebord externe de votre poitrine.

Pour trouver ces points :

- Commencez à masser les points R-27, sous les angles des extrémités de vos clavicules.
- Continuez à masser en vous déplaçant sur les côtés, sous la clavicule.
- Vous arriverez au creux où chaque clavicule rencontre l'os de l'épaule. Massez en profondeur.
- Suivez les demi-cercles où vos bras sont rattachés à votre corps. Prenez tout le temps voulu.

2) **Les points neuro-lymphatiques du gros intestin** se trouvent sur les faces externes de vos jambes, au-dessus des genoux. Le massage de ces points déplace la lymphe et aide le gros intestin à libérer des toxines. Ces points forment une ligne droite à partir de la bosse située en haut, sur la face externe de votre jambe (le fémur), jusqu'à côté de votre genou.

1. **Appuyez sur la peau au-dessus du point avec deux ou trois doigts et massez en déplaçant fermement la peau dans toutes les directions.**
2. **Appuyez suffisamment fort pour vraiment sentir la pression, mais pas au point de vous meurtrir. Massez chaque point douloureux pendant une dizaine de secondes**

Sur un plan purement physiologique, le meilleur moyen de maintenir notre système lymphatique en parfait état consiste à faire en sorte que la lymphe elle-même soit aussi pure que possible.

Étant donné qu'elle est formée à partir de notre sang et que la pureté chimique de celui-ci dépend essentiellement de la nourriture que nous absorbons et de l'air que nous respirons, la vitalité de la lymphe dépend donc de notre hygiène alimentaire et respiratoire.

C'est ainsi qu'une nourriture de mauvaise qualité et une absorption fréquente de substances toxiques créent dans le corps une quantité excessive de déchets et de poisons.

Il arrive un moment où les nœuds lymphatiques, chargés en partie de neutraliser ces déchets et ces poisons, ne maîtrisent plus la situation et constituent à leur tour des foyers infectieux.

Lorsque cette infection gagne l'ensemble de la lymphe et du système lymphatique, il en résulte un empoisonnement local ou général qui peut être à l'origine de maladies graves.

La purge sans partenaire.

Les points réflexes neuro-lymphatiques paraissent douloureux lorsqu'on les masse. Pour cette raison, ils ne sont pas difficiles à localiser. Et il y en a un si grand nombre, près les uns des autres, que vous ne les raterez pas. Les masser permet de les dégager et d'aider l'énergie bloquée à circuler à nouveau. C'est une approche particulièrement agréable avec un ami (temps : environ une minute)

1. Étendez-vous sur le ventre, ou restez debout à un mètre d'un mur vers lequel vous vous penchez en vous appuyant sur les mains. Cette position permet à votre corps de demeurer stable pendant que votre partenaire applique une pression sur votre dos.
2. Demandez à votre partenaire de masser les points de chaque côté de votre colonne, en utilisant les pouces, les index ou les majeurs. Votre partenaire doit se servir de tout le poids de son corps afin d'obtenir une forte pression et doit masser de la base du cou jusqu'au bas du sacrum (voir figure 8).
3. Demandez à votre partenaire de passer dans les creux qui séparent vos vertèbres et de masser profondément chacun de ces points. En restant au moins cinq secondes sur chaque point, votre partenaire pousse la peau vers le haut et le bas, ou en cercle, en appliquant une forte pression.
4. En atteignant votre sacrum, votre partenaire peut répéter le massage ou le compléter en balayant les énergies du haut au bas de votre corps. À partir des épaules, la main ouverte, votre partenaire balaie vos énergies jusqu'au bas de vos jambes et au bout de vos pieds, deux ou trois fois.
5. Ne vous en faites pas si votre partenaire oublie un point. Chacun de vos méridiens sera touché par le simple fait que l'on appuie dans tous les creux. Au lieu de vous rappeler quels méridiens sont associés à quels points, demandez tout simplement à votre partenaire d'accorder une attention particulière aux points douloureux.

VI. Remonter la fermeture éclair

Fermeture éclair

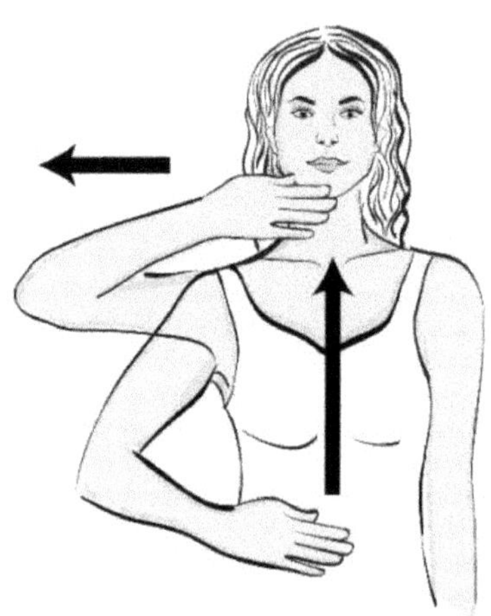

Lorsque vous vous sentez triste ou vulnérable, le méridien central ou conception, la voie énergétique qui gouverne votre système nerveux central, peut canaliser vers vous les pensées et les énergies négatives des autres, à la manière d'un récepteur radio.

C'est comme si vous étiez ouvert et exposé. Le méridien central est comme une fermeture éclair qui va de votre os pubien jusqu'à votre lèvre inférieure.

Vous pouvez donc utiliser les énergies électromagnétiques et les énergies plus subtiles de vos mains pour remonter la fermeture éclair. Le fait de remonter les mains le long du méridien central attire l'énergie le long de cette ligne.

Remonter la fermeture éclair vous aidera à :

- **Vous sentir plus confiant et positif à propos de vous-même et du monde,**
- **Penser plus clairement,**
- **Tirer parti de vos forces intérieures,**
- **Vous protéger des énergies négatives qui peuvent vous entourer.**

En pratique :

1. Tapotez vivement les points R-27 pour vous assurer que vos méridiens circulent dans la bonne direction.

2. Placez une main au bas du méridien central, qui se trouve sur votre os pubien.

3. Inspirez profondément tout en déplaçant votre main lentement le long du centre de votre corps, jusqu'à votre lèvre inférieure. Répétez trois fois.

Voilà la direction naturelle de la circulation du méridien. En suivant sa direction, vous renforcez le méridien et celui-ci, à son tour, vous renforce. Vous pouvez remonter la fermeture éclair du méridien central aussi souvent que vous le voulez. Encore une fois, si vous vous rappelez de respirer profondément lorsque vous pratiquez cet exercice, vous commencerez à vous sentir centré et maître de vous-même ainsi que de votre force. Les énergies des mains d'un guérisseur dégagent une force électromagnétique et en traçant le méridien, vous y faites circuler l'énergie.

Le méridien central est très sensible aux pensées et aux sentiments des autres, autant qu'aux vôtres.

VII. L’agrafe

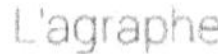

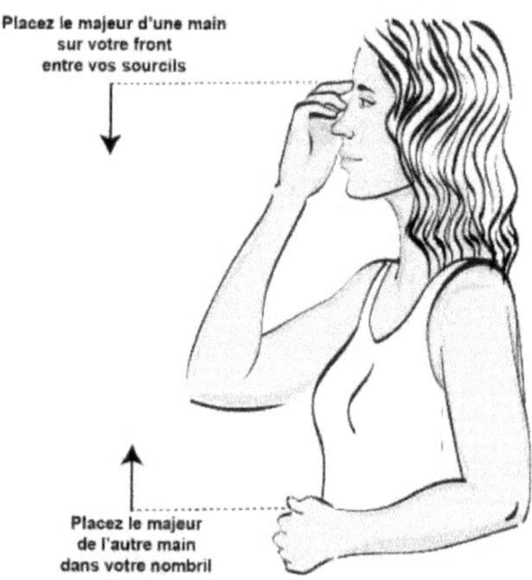

Appuyez doucement avec chacun de ces doigts sur votre peau, en tirant celle-ci vers le haut et retenez de 15 à 20 secondes

Pour :

- **Augmenter votre coordination,**
- **Connecter les énergies à l’avant et l’arrière de votre corps,**
- **Stabiliser vos énergies,**
- **Se centrer rapidement.**

La fermeture éclair renforce le vaisseau conception. Ce dernier, qui fait monter l’énergie sur l’avant de votre corps, fonctionne en tandem avec le vaisseau gouverneur, qui fait monter l’énergie le long de votre colonne vertébrale. Les deux méridiens se rencontrent au fond de la gorge. L’Agrafe les relie, établissant un pont entre les énergies de l’avant et l’arrière de votre corps, et entre votre tête et votre torse. L’Agrafe à des effets neurologiques immédiats.

Tout en respirant profondément,

1. Placez le majeur d'une main sur votre front entre vos sourcils
2. Placez le majeur de l'autre main dans votre nombril.
3. Appuyez doucement avec chacun de ces doigts sur votre peau, en tirant celle-ci vers le haut et retenez de 15 à 20 secondes.

Chapitre 17

LE QUATRIÈME PILIER : LA PSYCHOLOGIE ÉMOTIONNELLE VIA LE RÉENCODAGE DE LA MATRICE

Matrix est la continuité logique de l'EFT dans la pratique de la Psychologie Émotionnelle, elle s'est imposée naturellement à moi dans la Méthode ADIOS en observant les résultats incroyables de cette technique par rapport aux traumatismes et aux troubles de l'attachement.

Matrix Reimprinting a été créé par Karl Dawson, un anglais, l'un des quelques EFT-Masters intronisés par Gary Craig.

Il existe 4 concepts clés dans le Réencodage de la Matrice dont voici les principes :

- Tout est énergie
- L'énergie est organisée en champs d'informations
- Notre Inconscient fait partie intégrante de notre champ morphique personnel
- Nous pouvons modifier notre champ morphique personnel

Dans la partie qui suit, nous allons développer les quatre principes du Réencodage de la Matrice.

I. Le premier concept : tout est énergie

À l'aube de la science mécaniste, on pensait que la nature était mécaniste et que toutes les parties de la nature étaient programmées par la structure de leurs cellules et cela est devenu une croyance universelle.

Aujourd'hui, **la physique quantique** nous enseigne dorénavant que le monde est composé d'énergie électromagnétique qui à son tour est composée de diverses particules atomiques et subatomiques.

Donc, si nous avons des croyances ou des programmes négatifs dans notre inconscient, c'est que nous émettons une énergie vibratoire similaire qui attire à nous des évènements qui viendront renforcer ces croyances (et inversement).
Le Réencodage de la Matrice permet de transformer ces croyances limitantes, et donc l'énergie vibratoire en lien avec ces croyances, pour permettre de modifier la perception que nous avons de ces expériences du passé !

Comme le déclare Bruce Lipton, « *Lorsque nous éliminons toutes les croyances limitantes, nous pouvons créer le paradis sur Terre* »

II. L'énergie est organisée en champs d'informations

Plus un champ de comportement se répète, plus il devient fort ou dense. Le plus grand champ est le champ énergétique unifié : **le champ universel**. Voici ci-après, la description définie par Karl Dawson des champs personnels, culturels, et familiaux qui font partie de ce champ universel d'énergie.

1. Le champ humain

En tant qu'humain nous manifestons notre corps physique : c'est le champ humain.

2. Le champ humain de la peur

Dès la naissance, nous avons trois peurs de base :

a) La peur du noir

b) La peur de tomber

c) La peur d'être seul

Ensuite, il y a toutes les peurs que l'on rencontre habituellement en thérapie : la peur d'être seul ou de ne pas avoir de partenaire, la peur d'être rejeté, la peur d'être abandonné la peur de ne pas réussir (ou de réussir), la peur de ne pas avoir d'emploi ou de le perdre, la peur du manque, etc…

Le Réencodage de la matrice permet de modifier le champ morphique de la peur aussi bien sur un plan personnel que sur un plan d'évolution globale.

3. Le champ culturel local

Le champ culturel local, c'est le champ de comportements et de croyances pour une culture donnée. C'est celui que vous pouvez observer à l'étranger quand vous voyagez. Une fois qu'un comportement apparaît avec un très grand nombre de personnes appartenant à la même culture, alors le comportement devient le courant dominant, et c'est alors que le champ culturel se construit autour de lui.

4. Le champ familial

Du champ global humain au champ individuel, il y a le champ le plus puissant : c'est le **champ de la famille**. Nous entrons en forte résonance avec le champ de notre famille tant sur le plan de l'ADN, que sur le plan des autorécepteurs car c'est celui qui a le plus d'influence sur nous.

5. Le champ personnel

Sur un plan personnel, nous avons tous un comportement instinctif inné. Par contre, les comportements appris se renforcent par la répétition, ce qui renforce le champ morphique ! Et plus il y a d'énergie dans le champ, plus le champ morphique se renforce ! C'est pourquoi, il est si difficile de changer soi-même par la volonté un comportement.

III. Notre inconscient fait partie du champ morphique personnel

Notre inconscient fait partie intégrante de notre champ morphique personnel ; par conséquent, il fait aussi partie de toutes les couches au-dessus de lui, y compris la matrice universelle qui nous relie les uns aux autres car nous sommes tous reliés les uns aux autres.

IV. Nous pouvons modifier notre champ morphique personnel

Donc, notre inconscient, avec tous nos souvenirs, se trouve dans le champ morphique et fait partie de la matrice. Il comprend tous les programmes et toutes les croyances que nous avons adoptés dans la vie, le plus souvent lorsque nous étions dans l'état de téléchargement propre aux six premières années de vie.

Il est possible d'accéder à ce champ morphique personnel : l'information contenue dans le champ nous est communiquée par des images et des métaphores car c'est ainsi que communique notre inconscient !

Grâce au Réencodage de la Matrice, nous permettons au client d'explorer de façon consciente ou inconsciente ce qui se trouve dans sa matrice personnelle et nous l'accompagnons pour dissiper les émotions à faible taux vibratoire (traumas, peurs, blessures) et ensuite réencoder la matrice à l'aide d'émotions et d'images qui vibrent à un taux plus élevé !

Le travail avec le Réencodage de la Matrice en résumé

Matrix Reimprinting se fonde sur la compréhension que nous conservons dans nos champs d'énergie des évènements stressants et traumatiques vécus dans le passé, non seulement en tant que souvenirs, mais aussi en tant que corps d'énergie spécifiques, que Karl Dawson a nommé "Energetic Consciousness Holograms" ou *ECHOs*.

Ce sont en fait des parties de soi – Ego states – souvent dissociées et non accessibles à notre conscience - bloquées dans une situation d'impuissance dans notre champ énergétique, profondément seules et isolées, sans pouvoir agir de manière efficace.

Parfois, des expériences de notre présent contiennent des éléments déclencheurs entrant en résonance avec notre passé et viennent réactiver ces souvenirs : des pensées, des sentiments, des émotions liées au trauma original vont alors venir refaire surface et submerger notre corps de manière inexpliquée.

Comment ces souvenirs, par le biais de ces éléments déclencheurs, se réactivent-ils dans notre esprit ?

Souvent, ils se réactivent sous forme de phobie, de crise d'anxiété, de réaction allergique, **de recours à un comportement d'addiction** ou d'émotion intense disproportionnée par rapport à la situation dans laquelle nous nous trouvons.

Avec la technique du Réencodage de la Matrice, nous allons tout d'abord réduire l'intensité émotionnelle ressentie par le client pour pouvoir aller travailler directement avec ces ECHOs, ces parties de nous qui sont blessées, humiliées, rejetées, seules, ou abandonnées.

Ensuite, le praticien ADIOS va amener son client à rentrer en imagination dans la scène et utiliser l'EFT sur un des ECHOs (puisqu'il existe des centaines d'EHOs de nous-mêmes).

Une fois que le travail réalisé avec l'ECHO lui permet complètement d'être soulagé et que l'on peut mesurer précisément une diminution de l'intensité émotionnelle, le client va recréer par lui-même (avec l'accompagnement du praticien) une scène différente avec des éléments ressources et la réimprimer énergétiquement dans tout son corps, dans toutes ses cellules, et dans son esprit inconscient, d'où le nom de « **Réencodage de la Matrice** ».

C'est comme si le metteur en scène entrait dans la scène d'une pièce de théâtre pour transformer le scénario, seulement ce n'est pas une pièce de théâtre ni un film, c'est dans une vraie scène du souvenir du passé du client que **tout peut se transformer comme par magie** !

Pourquoi le Réencodage de la Matrice ?

- C'est une technique « douce » pour le client même si l'on traite « du lourd »,
- L'ECHO rompt son sentiment de solitude et d'impuissance,
- Un lien profond se tisse entre le praticien et le client et entre le client et son ECHO,
- Le Réencodage vient donc recréer une expérience de réciprocité, activant les neurones miroirs si fondamentaux dans la réparation des troubles de l'attachement,
- Il permet de trouver rapidement des problèmes de fond du client et de traiter les traumas et les croyances qui y sont rattachés pour créer de nouvelles croyances positives pour le client,
- Il permet de situer et résoudre des traumas d'enfance (avant 6 ans) souvent au-delà des souvenirs conscients du client, stockés à un niveau préverbal,
- Il permet au client de trouver des recadrages par lui-même ainsi que des changements cognitifs qui lui permettent de voir et percevoir les choses différemment par rapport aux situations du passé,
- Cette technique fonctionne même pour des clients qui sont dissociés et qui ne peuvent se connecter aux émotions liées à des événements traumatiques,
- Le travail permet d'arriver naturellement au pardon en comprenant directement le contexte,
- Il permet aussi de tirer des enseignements de sagesse du vécu de ces événements traumatiques passés,
- Il permet également au client d'accéder très rapidement et de manière graduelle et consistante à des affects fondamentaux positifs ressentis et ancrés dans le corps, ce qui est un facteur essentiel de guérison.

Chapitre 18

LE QUATRIÈME PILIER : LA PSYCHOLOGIE ÉMOTIONNELLE BASÉE SUR LE POUVOIR DES MOTS

« Bienvenue dans le monde des mots derrière le miroir » **Willem Lammers**

Les mots que nous prononçons sont très importants en raison de l'effet qu'ils peuvent avoir sur nous ou sur les autres. Les mots sont porteurs d'une énergie. Les mots sont le véhicule d'une énergie et s'ils sont alliés avec l'intention alors l'impact de l'effet est encore plus fort.

Si on répète à quelqu'un depuis qu'il est petit, qu'il est nul, incapable, imbécile et qu'il ne fera jamais rien dans sa vie, alors cela aura des répercussions toute sa vie car ce sont des croyances qu'il finira par croire et qui le feront agir en conséquence inconsciemment ce qui a été le cas d'un grand nombre de mes client(es) (cf. troubles de l'attachement).

À chaque fois que nous avons une pensée, une parole négative envers nous-mêmes ou envers les autres, nous faisons inconsciemment une programmation négative envers nous-mêmes ou envers les autres.

Et inversement heureusement, à chaque fois que nous avons une pensée ou une parole positive envers nous-mêmes ou envers les autres, nous faisons inconsciemment une programmation positive envers nous-mêmes ou envers les autres.

Et si vous vous entrainiez à écouter les autres parler autour de vous ! Lorsque vous entendez, *« c'est l'enfer, c'est nul, c'est affreux, c'est fatigant, j'ai peur que …, ne t'inquiètes pas »* vous entendez le monde de la personne et tout ce qu'elle crée de négatif pour elle-même dans sa vie de tous les jours.

Parfois, vous pouvez rencontrer d'autres types de personnes plus positives dans leur langage et c'est plus rare et entendre à contrario ce type de langage : *« c'est formidable, c'est génial, c'est exceptionnel »* et là vous pouvez imaginer que vous entrez dans un autre monde, un monde où la vie est plus attirante, plus agréable, resplendissante.

Cela ne veut pas dire que tout ce qu'on vit est positif mais que la façon de penser et de s'exprimer crée notre réalité.

J'ai chaque année de nombreux stagiaires qui suivent la formation et il se trouve que dans une même promotion : j'ai eu deux types de personnes et qui m'ont expliqué une observation qu'ils avaient faite.

L'une d'entre elle me dit un jour : « *moi, quand je viens ici en formation, je trouve toujours de la place pour me garer* » et effectivement c'est ce qui se passait ; un autre stagiaire me dit, *« moi quand je viens en formation je ne trouve jamais de place pour me garer »* et c'est ce qui se passait.

Et effectivement, la croyance crée la réalité car *« tout ce qu'on croit, on finit par le vérifier »* ! dixit Frédéric Vincent

La rubrique pratique chez vous

Transformez votre vie en transformant votre façon de parler :

- Au lieu de dire *« c'est pas mal »* dites plutôt *« c'est bien »*
- Au lieu de dire *« ce n'est pas mauvais »* dites plutôt *« c'est bon »*
- Au lieu de dire *« est-ce que ça te dérange »* dites plutôt *« est-ce que ça te convient ? »*
- Au lieu de dire *« tu n'as pas une minute »* dites plutôt *« as-tu une minute ? »*
- Au lieu de dire *« je n'ai pas le choix »* dites plutôt *« j'ai fait le choix de… »*
- Au lieu de dire *« ne t'inquiètes pas »* dites plutôt *« rassures toi »*
- Au lieu de dire *« je ne suis pas inquiet »* dites plutôt *« je suis confiant »*

La Logo synthèse

Cette nouvelle branche de l'arbre de la psychologie énergétique permet aux personnes de trouver leur chemin de vie intime, avec l'aide de la puissance séculaire des mots.

La Logo synthèse a forcément retenu mon attention dans le travail avec les addictions car elle est simple, rapide et basée sur **l'Énergétique avec le pouvoir des mots** !

J'utilise cette technique additionnelle Énergétique depuis le début de ma pratique : elle a été créée par **Willem Lammers** en 2005 qui elle-même est inspirée de plusieurs techniques existantes.

C'est pourquoi, je vais donc présenter la Logo synthèse et ce que vous avez besoin de savoir dans ce chapitre avec la bénédiction de Willem Lammers lui-même, avec qui j'ai suivi deux années de formation en Belgique avec la première promotion de praticiens francophones pour l'apprentissage de cette technique.

« Moins travailler, être paresseux et être plus efficace » pour accompagner ses clients, telle est la devise de Willem Lammers et c'est sur cette base-là qu'a été conçue la Logo synthèse ! J'avoue adhérer moi-même à cet adage en tant que spécialiste de la Reprogrammation Mentale Rapide : *« en faire moins en étant plus efficace »* ! J'adopte très vite la technique pour moi-même et pour mes clients dès le premier séminaire de formation en constatant les résultats incroyables que j'obtiens.

Qui est Willem Lammers ?

Willem Lammers, est un psychologue, psychothérapeute Suisse Allemand, coach, consultant, spécialiste des traumas et enseigne dans de nombreux pays dans le monde. Willem a toujours travaillé sur les frontières entre le corps et l'esprit, l'âme depuis le début de sa carrière. Il a formé des praticiens à la bioénergétique, à l'Analyse Transactionnelle, à l'Hypno thérapie, à la PNL et à la psychologie énergétique. Il a développé la Logo synthèse depuis 2005, enseigne dans de nombreux séminaires dans le monde et a écrit de nombreux articles et livres en Anglais et en Allemand dont :

- *L'Odyssée de l'énergie : de nouvelles orientations en Psychologie énergétique*
- *La Logo synthèse : Changer grâce à la magie des mots*
- *Des Phrases pour se libérer : Se coacher soi-même avec la Logo synthèse.*

Aucun des livres publiés sur la Logo synthèse n'est encore traduit en Français à ce jour.

La Logo synthèse est elle-même basée sur un modèle qui contient cinq éléments :

- ✔ D'Hypnose
- ✔ De Psychanalyse
- ✔ De PNL
- ✔ D'Analyse Transactionnelle

✔ De Psychologie Énergétique

Et trouve son essence dans la sagesse ancestrale.

Comment et pourquoi le pouvoir des mots change notre vie ?
Dans la pensée occidentale moderne, les mots sont des moyens de décrire le monde et formuler des concepts. Les mots n'ont pas toujours été considérés uniquement pour leur fonction rationnelle.

Dans de nombreuses traditions spirituelles, des connexions existent entre les mots et l'intention, la création et la croissance. Si les mots justes sont dits, l'intention se manifeste, sans effort ni traitement rationnel de la part de la personne qui les prononce.

Dans l'Ancien Testament, Dieu parle ainsi : ***Que la lumière soit.***
Et la lumière fut (Genèse 1 :3). L'Évangile de St Jean dans le Nouveau Testament commence ainsi :

Au commencement était le Verbe – et le Verbe était avec Dieu – et le Verbe était Dieu.

Les mots peuvent formaliser et permettre la manifestation de l'intention de celui qui les dit. En Logo synthèse, cet ancien concept constitue un principe clé de changement.

En disant les phrases, nous activons le pouvoir des mots de modifier les représentations déficientes que les personnes se font de leur monde extérieur.

En conséquence, **notre énergie de vie se remet à circuler** au lieu d'être cristallisée dans notre mémoire sous forme d'images, de sons et de sensations, en même temps que les émotions, pensées et symptômes corporels correspondants.

Énergie et Essence

Nous sommes un Corps

Nous sommes un organisme, un corps physique avec les besoins du monde physique – manger, boire, appartenir, éviter le danger et désirant se reproduire. Grâce à nos sens, nous recueillons de l'information venant de l'environnement et y réagissons. Notre corps a pour fonction d'assurer la survie biologique.

Nous sommes un esprit

Nous existons également en tant qu'esprit. Nous pouvons nous adapter à l'environnement. Nous pouvons gérer la pluie et la sécheresse, la chaleur et le froid, dans une certaine mesure. Nous pouvons activement modifier notre environnement. Nous pouvons définir des objectifs personnels et collectifs et consacrer notre énergie à les atteindre dans le temps et l'espace.

Cependant, nous sommes plus qu'un corps et un esprit

Nous sommes plus qu'un corps et un esprit. Nous sommes le Moi Supérieur, ou l'Essence, ou le Self, l'âme a toujours fait partie de notre expérience humaine.

Nous sommes des êtres fonctionnants au-delà du temps et de l'espace, dans un processus continu de développement, qui donnons activement forme à notre monde par une intention créatrice. L'Essence donne sens à notre vie.

Cette vision de l'être humain est inspirée de tous ces Grands Maîtres Hindous et spécialistes de la Libération du Mental qui nous disent que nous sommes plus que notre Corps et notre Esprit.

Qu'est-ce que la Logosynthèse en résumé ?

- C'est un nouveau modèle de changement, un système intégré pour un changement rapide
- C'est un modèle qui combine d'anciennes connaissances avec des concepts dérivés de la psychothérapie et de la psychologie
- C'est une technique qui peut être appliquée seule ou en combinaison avec d'autres outils de changement avec les clients
- Elle peut s'utiliser aussi pour soi-même pour son propre développement personnel
- C'est un modèle qui se base sur l'hypothèse que l'énergie de vie existe

- C'est un modèle qui aide à influencer le physique, l'émotionnel, et l'état mental grâce à un principe inattendu : ***le pouvoir des mots.***

C'est une technique qui aide à résoudre un grand nombre de problèmes comme :

- Se détacher de tout ce dont on a besoin de se détacher (produit, événement, personne)
- Reprendre le contrôle de sa vie
- Réaliser ses buts ou objectifs
- Construire des relations d'une manière positive
- Relâcher du temps et de l'énergie pour mieux profiter de la vie
- Augmenter ses performances, son efficacité et son niveau de satisfaction au travail

La Logo synthèse est donc efficace avec la Méthode ADIOS car elle agit en complément pour l'accompagnement au Changement dans le

Domaine des Addictions puisqu'elle permet de se Désensibiliser et de se détacher de tout !

<u>L'histoire de cette découverte : Léonore est à côté de ses pompes</u>

Comment cette technique a-t-elle été découverte et comment tout a commencé ?

Léonore avait 45 ans. Six ans auparavant, elle était tombée d'un escalier dans une gare et avait été effrayée, depuis ce moment-là, elle était devenue triste et désorientée.
Elle ne pouvait pas se rappeler exactement ce qui s'était passé ce jour-là dans cette gare, mais la seule chose qu'elle savait, c'est qu'elle avait essayé de rejoindre son train, et que la chute lui avait fait mal.

Pendant une session de thérapie avec Willem, elle prononce les mots suivants : *« je vis à côté de mes pompes »* : ce qui veut dire pour les Suisses Allemands *« je suis fou »*.
C'est comme si elle percevait son corps à des endroits différents. Par chance, Willem voit son ombre à droite d'elle !
Il lui demande d'imaginer les deux parties d'elle-même se rejoignant en une seule.

Ensuite, elle se met à trembler et à crier mais après environ 10mn, elle était capable de se rappeler ce qui s'était passé à la gare ce matin-là, il y a 6 ans. Quelqu'un l'avait bousculée, lui avait passé dessus, et l'avait laissée par terre inconsciente. Elle était complètement désorientée, lorsqu'elle était revenue à elle et avant d'appeler son mari pour venir la chercher et la ramener à la maison, elle avait erré pendant 4 heures sans savoir où elle allait ! Après cet incident, plus rien n'avait jamais été comme avant.

Le développement de la Logo synthèse

Après cette session avec Léonore, Willem découvre que le Self peut être séparé en plusieurs parties, que ce n'est pas une exception, mais plutôt la règle.
Il découvre aussi que chacun d'entre nous vit avec son espace personnel rempli de personnages ou de représentations comme dans un musée.
C'est le musée de toutes les représentations des personnes que nous avons rencontrées dans notre passé, dans notre présent, ou les fantasmes de notre futur.
Et nous réagissons à ces personnes, comme si elles étaient réelles ce qui évidemment perturbe notre vie dans notre environnement dans *« ici et maintenant »* !
Willem découvre comment nettoyer son espace personnel du musée de toutes les représentations y subsistant par *« Le pouvoir des mots » !*
Ce qui est étonnant avec cette technique, c'est qu'il n'y a pas besoin d'en dire beaucoup au client ou d'en faire beaucoup comme en PNL ou de parler beaucoup comme en Hypnose : on dit les phrases et elles agissent toutes seules !

La Logosynthèse : une vraie philosophie

Pourquoi notre vrai Self ne souffre pas

« Quand vous êtes inspirés par un grand but, un projet extraordinaire, toutes vos pensées vont vers cet objectif. Vos forces, vos facultés, et vos talents, deviennent réels et vous vous découvrez comme la personne extraordinaire que vous avez toujours rêvé d'être » Patanjali

Notre vrai Self ne souffre pas : nous ne souffrons pas si nous ne perdons le lien avec notre **Essence**. Dans ce paradigme, nous sommes plus qu'un corps physique qui essaie de survivre sur cette terre et transmettre ses gènes. Nous sommes même plus qu'un esprit qui essaie de réaliser ses buts dans ce monde.

Nous sommes plus que tout ça : nous sommes **Essence** ! Mais la plupart du temps, nous ne sommes plus au courant que nous sommes avant tout essence car nous en sommes déconnectés : nous avons perdu le contact avec elle.

Énergie de vie en flux

Qu'est-ce qui connecte tous ces moments de flux dans notre vie sur cette terre ?
Quels sont les points communs entre tous ces moments ?

- ✔ Uniquement, ici et maintenant
- ✔ Le passé et le futur perd de son importance et de sa signification
- ✔ Les expériences sont intenses
- ✔ Les mots deviennent inutiles entre les personnes
- ✔ Tout est simple et fluide
- ✔ Le monde n'est pas si important
- ✔ La peur, la tristesse, la colère, la honte, le dégoût disparaissent
- ✔ Il n'y plus de souffrance

Notre corps

Nous avons des besoins matériels (manger, dormir, des relations, éviter le danger et se reproduire). Notre corps tout entier est conçu pour assumer toutes ces fonctions biologiques

Le corps médical considère notre corps comme de la matière, une machine et comme un système complexe, une interaction entre la matière et l'énergie. La Science ne fait pas beaucoup de différence entre les êtres humains, les animaux et les plantes puisque nous sommes tous de la matière.

Notre esprit

Nous sommes autant un esprit qu'un corps : nous pouvons ressentir ce qui se passe à l'extérieur grâce à notre corps mais aussi grâce à notre esprit (le froid, le chaud, la pluie, le vent, la mer, le salé, le sucré). Nous sommes capables de définir des buts dans le temps et dans l'espace et des objectifs grâce à notre esprit. Nous pouvons approcher l'esprit de différentes manières : la psychologie étudie l'esprit des individus alors que la sociologie et l'anthropologie étudie la nature des peuples dans leur environnement et dans leur culture.

Notre Essence

Nous sommes plus que notre corps et notre esprit : nous sommes **Essence**. Depuis le début de l'histoire de l'humanité, nous sommes Essence, avec un SELF élevé, une âme immortelle, une part divine à la base de l'expérience humaine.
Notre Essence est hors de l'espace et du temps et continue à se développer sans fin. La vie a une signification et un sens. Ici et par le biais de cette approche, nous abordons notre Essence d'une autre manière que le raisonnement scientifique.
De ce point de vue, malheureusement, la Science ne laisse pas de place à cette notion *« d'Essence »*.
Ce n'est pas seulement par la méditation ou la Contemplation mais aussi par les relations amoureuses, les rêves, l'art, la culture, le travail, la danse, le sport : ce sont tous des chemins qui nous permettent de rejoindre notre SELF, notre Essence. Cette approche peut nous ouvrir de nouvelles portes.

Notre mission

L'Essence, la source, l'énergie de vie, le SELF vivant, représente ce qui différencie un corps vivant d'une matière morte comme un ordinateur. Nous les humains, commençons notre vie sur cette terre avec notre vraie nature, notre original Self. Nous savons encore que nous sommes immortels, invulnérables, omnipotents et cela bien que nous soyons hommes ou femmes.

Cette conscience n'est pas durable dans la vie sur cette terre, nous oublions… Nous atterrissons sur cette terre en faisant un véritable saut dans l'inconnu, car nous ne connaissons pas le corps : nous ne comprenons pas ce monde dans lequel nous arrivons et nous ne possédons aucune forme de langage.

C'est pourquoi, nous ne pouvons pas rester en contact avec notre Essence dans cette situation. Les signes que tout est différent sur cette terre sont trop forts.

- Nous recevons par notre mère un monde physique et mental filtré par notre environnement, tout va bien si elle n'est pas déprimée, si elle ne fume pas, si elle ne boit pas, etc...et si elle s'occupe de nous régulièrement et dans l'amour. Autrement, les choses peuvent aller mal pour ce bébé, cet enfant et il ne sait pas pourquoi, il ne comprend pas…
- Durant la dernière phase de grossesse, il y a de moins en moins de place pour nous…
- La naissance est difficile pour nous dans ce passage étroit et c'est pourquoi, l'expérience de naissance est associée à une expérience de traumatisme et de désespoir.
- Ensuite, après cette naissance, on éprouve des sensations de faim, de soif, de froid, et avons peu de liberté de mouvement
- L'esprit a peu de capacités pour comprendre son environnement
- De plus, nous sommes dépendants de nos parents pour tous les besoins physiques (la nourriture, la chaleur, la propreté et le soin) et d'amour qui vont rarement être totalement remplis…

La conscience de notre essence ne fournit pas de direction pour ce monde pénible et non familier.

Il ne semble pas adapté à notre corps et à notre esprit. L'expérience de la naissance puis de nos besoins après cette naissance sont tellement accablants que nous perdons très vite la conscience de notre Essence.

Parfois, et même la plupart du temps, il nous semble qu'il n'y a plus que notre corps et notre esprit et rien d'autre comme si notre Essence n'existait plus !

« Nous vivons notre incarnation dans cette vie pour un but, un but qui a quelque chose à avoir avec l'apprentissage, l'apprentissage de la connaissance et plus spécifiquement l'apprentissage de l'amour…un corps physique qui permet de se focaliser sur l'apprentissage, pour que l'Âme, l'Essence, peu importe comment on l'appelle, évolue par l'apprentissage et la croissance, et c'est le corps qui permet cela »
Charles T Tart

Le flux d'énergie

Notre Essence se manifeste dans ce monde par le biais de notre Self… un flux d'énergie, d'informations ou **Conscience** comme une source infinie.

Notre connexion à la vie nous apparaît sous différentes formes, symboles, images, expériences du corps, émotions, fantasmes ou actions.

Selon Eric Berne, le fondateur de l'analyse transactionnelle, l'énergie de vie existe dans chaque manifestation qu'elle soit fluide, liée ou potentielle.

Et si on l'applique à notre système de pensée pour ce modèle, on peut comprendre les choses de cette manière :

A. L'énergie fluide

- ✔ Notre énergie fluide circule librement, elle est valable pour les tâches de notre vie.

- ✔ Nous savons pourquoi nous vivons si notre contact avec le monde est basé sur de l'énergie libre.
- ✔ Dans l'état de flux et d'énergie libre, vous pouvez construire des ressources abondantes et vivre une expérience de compassion, de profonde gratitude et d'amour sur cette terre.
- ✔ Votre Self, votre Essence vivante sur cette terre guide votre corps et votre Esprit.

B. L'énergie liée

- ✔ C'est l'opposé de l'énergie fluide.
- ✔ L'énergie liée stabilise.
- ✔ C'est elle qui crée votre identité et vos schémas stables, vos émotions, vos pensées, vos actions.
- ✔ C'est grâce à cela que vous savez qui vous êtes et ce que l'on attend de vous.
- ✔ La stabilité calme mais cette stabilité déçoit dès lors qu'on ne se développe plus.
- ✔ L'énergie liée peut retarder ou cacher votre mission de vie, spécialement si cette énergie est liée à des mémoires douloureuses, des scénarios effrayants, des croyances limitantes ou de l'énergie figée ou des schémas émotionnels ou physiques difficiles.

C. L'énergie potentielle

- ✔ Elle n'est pas fluide mais elle peut devenir de l'énergie fluide.
- ✔ Vous devenez alors conscient de votre potentiel d'énergie quand vous éliminez les vieux fardeaux et que vous pouvez alors vous concentrer sur vos buts.

D. Le flux d'énergie

Le flux d'énergie détermine la vie et la mort : une cellule vivante, et une cellule morte ont peu de différences dans leur composition chimique, mais si l'énergie de vie disparait et bien c'est la mort ! Dans une cellule vivante, des millions de réactions chimiques font que vous

vous développez, grandissez et vivez ; une cellule morte elle, se désintègre en cendres puis redevient poussière…

E. Les empreintes

Le flux d'énergie est déterminé par le développement du bébé et de l'enfant.

Un bébé a besoin du langage pour développer tous ses sens et par le biais d'images, de sons et de sensations qui le bombardent continuellement, il va développer son langage. C'est son environnement qui va l'aider à supporter son environnement étranger pour lui. C'est tout cet environnement qui va laisser des empreintes sur le bébé, l'enfant, et les adultes que nous sommes aujourd'hui.

Restaurer le flux

En contact avec cette Essence, l'énergie de vie circule. La vie devient une danse et nous pouvons clairement percevoir les risques et les opportunités dans l'ici et maintenant. Nous sommes remplis d'énergie, que ce soit en amour, au travail ou les loisirs.

Dans la vie, nous avons besoin d'un équilibre entre l'énergie en circulation et l'énergie stagnante (gelée). Si nous avons une trop grande partie de notre énergie vitale hors de notre contrôle, notre esprit est débordé. Si nous avons une trop grande partie de notre énergie gelée, nous ne pouvons agir de façon adéquate, la vie perd son sens et les personnes souffrent.

Ensuite, nous avons tendance à nous identifier aux émotions et aux pensées négatives, avec la souffrance et les besoins de celles-ci. Nous perdons le contact avec la seule et vraie raison pour laquelle nous sommes ici-bas. Si l'énergie vitale ne circule pas, elle stagne, elle est figée, en attente d'être activée, contenue dans une structure tridimensionnelle, semblable à la table et aux chaises de notre salon. Nous pouvons percevoir ces structures énergétiques figées de la même façon que nous percevons une chaise et une table avec nos sens.

Une nouvelle vision de la dépendance selon la Logo synthèse

Les trois niveaux de la dissociation :

- **Le premier niveau** : je souffre et je ressens de la douleur
- **Le second niveau :** je crée un comportement dysfonctionnel (addiction ou autre) parce que je souffre
- **Le troisième niveau** : je souffre maintenant en plus à cause de ce comportement dysfonctionnel

<u>Dissociation de premier niveau</u> : je souffre et je ressens de la douleur

« Quand nos besoins fondamentaux ne sont pas satisfaits, l'expérience de la solitude, d'être exclu du monde social, peut être terrifiante et même paralysante. L'expérience du trou noir nous sépare de notre vraie nature. C'est ce que vivent les enfants autistes et les schizophrènes. Ils sont coincés dans ce que j'appelle une dissociation de premier niveau. La personne est prise au piège dans une cage de solitude, d'abandon et de peur : ***le trou noir****. »*

Willem Lammers

Dans le cerveau, ces expériences fondamentales sont stockées dans l'amygdale, un organe du système limbique, qui est conçu pour détecter le danger. L'amygdale est activée quand des aspects de l'environnement sont reconnus comme étant dangereux. En conséquence, des réactions de stress sont déclenchées : Flight /Fight / Freeze (Attaque/Fuite/Figement).

« L'amygdale peut aussi être submergée lorsque la réponse de stress ne conduit pas à la disparition du danger ressenti par la personne. La dissociation en est le résultat : les représentations de l'environnement stressant et les réactions à son égard sont « stockées » ensemble. Ces réactions peuvent par la suite être enclenchées - si des stimuli similaires apparaissent dans l'environnement. Cette dissociation de premier niveau est tellement douloureuse que l'organisme doit trouver des moyens d'éviter la douleur qui y est connectée. Le trou noir est ainsi dissimulé à la conscience. »
Willem Lammers

Dissociation de second niveau : une partie en moi a créé un comportement dysfonctionnel pour éviter de souffrir et ressentir de la douleur

La plupart des gens trouvent une manière de compenser la dissociation de premier niveau. Ils développent des alternatives dans leurs pensées, sentiments et comportements. Cela leur permet de surmonter ou de masquer l'expérience de l'abandon, afin qu'ils n'y soient pas confrontés constamment : ils apprennent à l'éviter, à trouver une porte de sortie face à l'état d'abandon et à s'adapter au monde extérieur en faisant des concessions. Ils abandonnent leur autonomie, leur spontanéité, et leur créativité et se tournent vers des modèles rigides de sentiments, pensées et comportements, ce qui leur permet de survivre.

Willem Lammers

Certains de ces modèles permettent à la personne d'être acceptée par ses parents et ses pairs, comme cela a été découvert dans l'Analyse Transactionnelle :

– Sois parfait
– Sois fort
– Fais plaisir aux autres
– Dépêche-toi
– Fais un effort

« Ces modèles créent des circonstances qui permettent à l'enfant d'être accepté sous certaines conditions. Le besoin d'attachement est comblé, mais sous la surface, l'enfant ressent une menace permanente de rejet dans le cas où les conditions ne sont pas remplies : ***c'est l'amour conditionnel*** *»*

Willem Lammers

D'autres manières de gérer les états intérieurs d'une personne et de surmonter la douleur de la dissociation de premier niveau sont les **comportements addictifs :** si **la peur de l'abandon** apparaît, les personnes peuvent se tourner vers la nourriture, le travail ou les drogues.

« Beaucoup de comportements qui n'ont pas l'air pertinent au premier abord ont pour objectif d'éviter la prise de conscience « ***du trou noir existentiel.*** *»*

Willem Lammers

Pour éviter cet état, nous développons des comportements adaptatifs, des addictions ou des phobies. Nous pouvons aussi créer ou renforcer des symptômes physiques. Certains parents ont tendance à porter plus d'attention à leurs enfants quand ils sont malades que quand ils sont en bonne santé, et cela peut impliquer qu'un enfant puisse commencer à découvrir et à développer des symptômes, qui ne seraient jamais apparus si la relation avait été saine dès le départ.

« La Personnalité Émotionnelle est en contact avec le noyau du trauma et les émotions peuvent à peine être contrôlées. La Personnalité apparemment normale évite le contact avec l'horreur et la douleur de l'abandon, au prix de la spontanéité et de la créativité. Elle est prise dans des modèles d'attachements artificiels par des comportements adaptatifs ou des habitudes destructrices, afin d'éviter la plus grande douleur : la déconnexion de l'Essence. Ces schémas d'évitement sont ce que j'appelle la dissociation de second niveau. Ce sont des solutions à d'énormes problèmes : la douleur de l'enfant quand les besoins de connexion, de lien ne sont pas comblés. »

Willem Lammers

<u>La dissociation de troisième niveau</u> : je souffre à cause des comportements dysfonctionnels (addictions, compulsions)

« Cependant, ces modèles qui visent à éviter la conscience du trou noir peuvent mener à de nouveaux problèmes. C'est particulièrement évident quand les gens se tournent vers la drogue pour gérer leurs états intérieurs. Légales ou illégales, les drogues créent une dépendance qui peut être destructrice pour le corps et l'esprit. La même chose est vraie pour les comportements automatiques : si une personne réprime son besoin d'autonomie pendant une période plus longue, l'état d'esprit nécessaire à une vie heureuse et permettant de développer des relations épanouissantes ne peut pas être appris. Donc la solution qui permet d'éviter l'abandon peut, à son tour,

conduire à de nouveaux problèmes. Des drogues plus dures, des séries de ruptures relationnelles, des burnout ou des pertes d'emploi.
À priori, ces problèmes n'ont rien à voir avec le problème originel d'abandon, mais la douloureuse réalité est qu'ils recréent tous de nouvelles manifestations d'abandon dans la vie adulte : la solitude d'être quitté, le divorce, le burnout ou un licenciement.

Cette dissociation de troisième niveau est généralement ce qui les amène à demander de l'aide. C'est ce qu'on constate quand le client entre dans notre cabinet : la vie ne fonctionne plus pour eux. Ils sont exclus, intimidés, abandonnés et ce sont des étincelles qui réactivent le trauma originel.
Dans la plupart des cas, les « parts » qui nous sont présentées en consultation sont les parts dissociées, celles qui sont « détachées du tout ».
L'Essence gère encore une part considérable de notre vie. Les gens peuvent fonctionner correctement avec leur famille et leurs amis ou sur le lieu de travail, mais **la souffrance** *est au centre de l'attention de la personne. C'est la raison pour laquelle ils viennent nous voir.*
Si les thérapeutes et les conseillers essayent de rétablir le fragile équilibre de la dissociation de second niveau, le problème ne sera pas résolu à long terme. Les émotions, les cognitions et les comportements qui y sont associés passent à côté d'une dimension importante de la vie : L'Essence, l'Esprit, le Vrai Self (le Soi). La dissociation de second niveau est un substitut à la vraie vie, et souvent le client en est conscient : il y a un vide, un manque de sens, un passage-au-travers-des-mouvements-de-la-vie. Mais pas une Vie. » **Willem Lammers**

Couvrir le trou noir

« Le problème de la psychologie, reposant uniquement sur les recherches scientifiques est que ce dilemme n'a pas de solution, parce que selon ce paradigme, l'Essence n'existe pas. Dans ce paradigme, les êtres humains sont réduits à des systèmes psychologiques avec un besoin d'attachement, dans la coquille d'un bio-robot. La conscience de ce que nous sommes vraiment est cachée dans des constructions psychologiques, comme par exemple la résilience.

Dans ce paradigme, il n'est pas nécessaire de s'occuper du problème sous-jacent : l'abandon est le résultat de la déconnexion à l'Essence, et non le résultat de relations brisées au niveau psychologique. »

Dans les écoles de traitement psychanalytique, l'abandon est un problème. Ces écoles supposent que le sentiment d'abandon peut être réduit par une expérience émotionnelle correctrice au sein de l'espace sécurisant qu'est la relation thérapeutique. Le thérapeute devient un substitut pour le manque de soutien des parents et enseigne tout doucement au client qu'il peut faire sans, parce qu'il a grandi entre temps.

La plupart du temps, c'est insuffisant pour dépasser l'expérience d'abandon et la dépression qui l'accompagne. Le traitement prend du temps, et la construction d'une alliance thérapeutique solide pour traiter ces problèmes est difficile. Les questions du transfert et contre-transfert vident le client et le thérapeute de leur énergie, et la possibilité d'un échec n'est jamais très loin. Dans cette approche, activer le changement chez le client ne peut se faire qu'au travers de l'interprétation de ce qu'il nous dit. Si le client se sent en sécurité dans la relation thérapeutique, il peut reconsidérer ses expériences et prendre un nouveau départ. Cela signifie que le client est exposé à des périodes extrêmement longues et douloureuses pendant les sessions. Chaque élément du trauma doit être revécu et exploré dans le cadre sécurisant de l'alliance thérapeutique. Cette façon de travailler crée un pont entre l'amygdale - où les souvenirs douloureux sont stockés et figés - et le cerveau frontal - où l'expérience est explorée et comprise - trouvant un langage là où il n'y avait auparavant pas de mots.

Solutionner le trou noir

« Dans mon expérience, une psychologie énergétique « spirituelle » peut offrir une bien meilleure perspective pour la résolution des problèmes d'abandon, non pas en offrant au client la meilleure relation qu'il ait jamais expérimentée, mais en remplissant le trou noir par de l'énergie de vie, en résolvant le trauma lui-même et en se reconnectant à ce que nous sommes vraiment : L'Essence. *Comment faire cela ? Comme précédemment, nous avons besoin de l'alliance thérapeutique : le client a besoin d'un endroit sécurisant pour apprendre que quelque chose de nouveau est possible. Le nouvel apprentissage de la Logo synthèse est que le/la client/e lui/elle-même est Essence, et que la Logo synthèse offre un moyen de vivre à partir de l'Essence. »* **Willem Lammers**

Dans une récente démonstration lors d'une conférence, j'ai demandé à la cliente ce qui l'amenait. Elle a répondu : je suis une mangeuse compulsive. Si j'avais accepté cette définition de son identité, j'aurais exclu l'Essence de sa vie. L'Essence n'est pas compulsive. L'esprit de la cliente peut avoir trouvé qu'un comportement compulsif pouvait éviter la douloureuse expérience de la solitude. J'ai donc répondu que je ne pouvais pas accepter cette définition de son Self, parce que je pensais qu'elle était plus qu'un corps avec des schémas de comportements. Je lui ai également dit que j'étais prêt à accepter qu'une part d'elle croyait qu'elle avait besoin de manger de façon compulsive. Elle accepta avec enthousiasme mon recadrage de sa définition identitaire, ce qui fut le premier pas sur le chemin pour sortir du schéma. Nous avons ensuite travaillé sur la croyance, qu'elle a lâchée. En conséquence, elle a ressenti un symptôme physique après l'autre, et ce qui semblait être un autre moyen de couvrir la douleur de la couche sous-jacente. Cependant, modifier sa croyance a été suffisant pour changer ses habitudes alimentaires. **Willem Lammers**

Le fait de modifier la croyance permet parfois de modifier le comportement.

Nous nous détachons de l'énergie de notre flux d'énergie de vie quand nous ne nous sentons pas assez soutenus pour gérer les perceptions qui submergent notre corps et notre esprit.

Cette énergie scindée est utilisée pour créer des perceptions figées de notre environnement – de ce que nous voyons, ce que nous entendons, ce que nous ressentons, goûtons et sentons. Chaque perception figée est une réaction figée de notre corps, de nos émotions et de nos pensées. Des mondes tellement figés offrent une orientation dans notre vie future : nous savons comment réagir quand quelque chose de similaire arrive et cela permet de créer de la stabilité, qui est mieux que l'expérience du chaos, quoi qu'il arrive.

Ces perceptions figées sont des structures d'énergie, des formes de pensées en trois dimensions, et les réactions figées y sont étroitement liées, habituellement accompagnées d'un schéma de réaction corporelle.

« Avec l'aide de la Logo synthèse, nous sommes capables de solutionner la terreur du trou noir et de son noyau. Nous avons seulement besoin d'aborder les souvenirs figés d'une situation et nous pouvons utiliser les phrases de la Logo synthèse. Alors le musée des horreurs de l'amygdale est effacé » **Willem Lammers**

Quand nous faisons cela, beaucoup de clients sont capables de restaurer leur conscience de l'Essence immédiatement. Ils disent ensuite quelque chose comme *« Maman n'avait pas beaucoup d'autre choix à l'époque »*, *« mon boss semble être sous forte pression »* ou *« je n'ai pas vraiment besoin de chocolat »*.

Conclusion

– L'abandon est au cœur de beaucoup de problèmes psychologiques

– L'abandon est causé par la perte de connexion d'une personne à l'Essence.

– L'expérience de l'abandon se développe quand les enfants sont submergés par des stimuli environnementaux, alors que leurs besoins biologiques et physiologiques ne sont pas comblés.

– Inclure l'Essence en psychothérapie ouvre un tout nouveau potentiel de traitement.

– L'inclusion de l'Essence peut résoudre des problèmes profonds d'abandon, parce qu'elles les traitent à la racine de leur existence.

– L'exploration des problèmes d'abandon couverts par des symptômes physiques et psychologiques peut créer une résolution plus profonde de ces questions.

Depuis notre Self, nous pouvons être le meilleur thérapeute pour nous-mêmes

Parce qu'avec ce meilleur thérapeute depuis **notre Self, notre Essence,** nous pouvons :

- Toujours avoir un objectif clair
- Poursuivre notre but courageusement et sans compromissions
- Être excellent dans les interactions avec les autres et respecter leurs capacités et leurs limites
- Accéder à nos capacités, nos ressources et nos limites
- Être capable de mettre des priorités
- Reconnaître quelles compétences utiliser
- Avoir toujours accès à nos connaissances

- Reconnaître nos émotions comme un système d'alarme qui nous prévient des risques mais aussi des opportunités
- Savoir reconnaître quand nous avons besoin d'aide
- Ne pas être seul ni dépendre des autres
- Avoir toujours la volonté et la capacité d'apprendre

En répétant les phrases de la Logo synthèse, nous pouvons dissoudre très rapidement l'énergie figée et changer les perceptions que nous avons de la situation !
Personnellement et depuis l'apprentissage de cette technique, je l'utilise à tout moment à chaque fois que j'en éprouve le besoin et presque chaque jour de ma vie. Dans toute situation, elle est vraiment utile et c'est vraiment presque chaque jour que je l'utilise je crois.

Voici quelques exemples de situations où elle me semble vraiment très utile :

- Dès que je ressens un malaise
- Que je suis inconfortable dans mon corps
- Dès que je ressens des douleurs
- Dès que je suis en retard dans mon travail ou à un rendez-vous
- Vis-à-vis d'une personne que je connais ou pas
- Vis-à-vis d'une situation connue ou inconnue
- Vis-à-vis de paroles ou de conversations entendues
- Vis-à-vis de personnes à qui je n'ai pas envie de parler
- Vis-à-vis d'actions ou de travail (administratif) que je n'ai pas envie de faire
- Une perte, un deuil, une rupture
- Un détachement ou lâcher-prise.

Je le répète, car c'est difficile d'y croire au début, mais c'est réellement une technique indispensable pour moi aujourd'hui que j'utilise dès que nécessaire dans un grand nombre de situations de ma vie et surtout dans toutes mes séances de thérapie !

Cela permet vraiment de se réapproprier ce que l’on avait abandonné à l’autre ou perdu en énergie dans une situation, un événement une personne ou au contraire enlever ce qui ne nous appartenait pas dans cette histoire…

La rubrique pratique chez vous

Remarque préalable : vous n'avez pas besoin d'y croire pour que ça fonctionne, suivez le protocole suivant et vous risquez d'être surpris du résultat !

Dans quels cas l'utiliser ?

- Vous êtes en manque de tabac, d'alcool, ou tout autre produit
- C'est plutôt une personne qui vous manque
- Vous vous sentez seul ou abandonné
- Vous ressentez du regret ou de la culpabilité/ une personne/ une situation
- Vous êtes en conflit avec une personne
- Vous avez un problème dans une situation particulière
- Vous avez entendu des mots ou des paroles vous concernant qui ont été prononcés et ils résonnent encore dans votre tête tellement vous avez été choqué.
- Vous recevez une mauvaise nouvelle, etc…
- Vous avez perdu une personne chère à vos yeux (deuil, rupture, perte, etc…)
- Vous avez subi un choc, un accident, une intervention chirurgicale

En attendant de vous faire accompagner, ou de consulter, vous pouvez commencer à explorer la situation en vous posant les questions suivantes :

- Qu'est-ce qui se passe dans mon corps ? (Ou plus exactement, qu'est-ce que je ressens dans mon corps ?)
- Quelles sont les émotions que je ressens ?
- Quelles sont les pensées qui me viennent dans cette situation ?
- Quel niveau de stress de 0 à 10 je ressens ?

En répondant à ces questions, vous remarquez par exemple :

- Est-ce de la tension dans le corps ?
- Est-ce de la pression ?
- De l'oppression ?
- Autre chose ?

Comment se manifeste cette tension, pression oppression autre dans le corps ?

- De la tension dans l'estomac ?
- Une boule dans la gorge ou dans le ventre ?
- Une sensation qui tire dans les épaules ?
- Y-a-t-il une forme ou une couleur ?
- C'est comme si quoi ?

Quelles sont les émotions que vous ressentez par rapport à cette situation ?

- De la peur
- De la tristesse
- De la honte
- De la colère
- De la culpabilité
- Du dégoût

Quelles pensées négatives avez-vous sur vous-même ?

- Je ne mérite pas, j'aurais dû réagir, j'aurais dû dire ou faire cela, je suis faible, etc…

Toutes ces émotions, sensations et pensées sont associées en général à un incroyable stress, n'est-ce pas ? Et si vous deviez évaluer ce niveau de stress ou d'inconfort pour vous, sur une échelle de 0 à 10, à combien serait-il ?

Alors, posez-vous la question qu'est-ce qui est le plus significatif pour vous dans cette situation ?
Est-ce que c'est l'image d'une personne qui vient en premier ?
Si c'est le cas, dans quel espace autour de vous, la percevez-vous ?
Devant, derrière, à droite, à gauche, plus en haut, plus en bas, et à quelle distance ?
Comment, je sais qu'il ou elle est là ? Est-ce que je le (la) sens, je le (la) vois, je l'entends ?
Y-t-il une pensée, des paroles, ou des sensations associées ?

Voici donc la première phrase que vous pourriez prononcer calmement :
Je récupère toute mon énergie liée à la représentation de (cette situation, ce problème, cette personne, cette pensée, ces paroles, ce produit, etc.…) et je la ramène à sa juste place en moi.

Inspirez et expirez et puis laissez un temps passer afin que les mots puissent agir et que le processus puisse se faire. Et quand vous commencez à vous sentir mieux dans votre corps… (il peut y avoir des bâillements ou d'autres signes qui montrent que le corps se détend) alors, vous pouvez **prononcer la seconde phrase** :

J'enlève toute énergie (étrangère) non-moi liés à la représentation (cette situation, ce problème, cette personne, cette pensée, ces paroles, ce produit, etc…) de toutes mes cellules, de tous mes corps et de tout mon espace personnel et je la renvoie là où elle doit vraiment être.

Inspirez et expirez et laissez faire le processus et remarquez ce qui se passe à l'intérieur. Quand vous commencez à mieux respirer et à vous sentir plus relaxé, alors vous êtes prêt maintenant, à **prononcer la 3ème phrase :**

Je récupère toute mon énergie en lien avec toutes mes réactions liées à la représentation (de cette situation, ce problème, cette personne, cette pensée, ces paroles, ce produit, etc…) et je la ramène à sa juste place en moi.

Observez pendant une minute ce qui se passe après avoir prononcé la 3ème phrase… Vous pourriez ressentir de l'émotion quelques instants ou peut-être même avant la 3ème phrase, laissez-là se libérer si c'est le cas, puis vous pouvez vous sentir maintenant très relaxé, plus détendu ou plus soulagé, et l'énergie peut circuler librement maintenant dans votre corps… Et bizarrement, vous allez voir le monde différemment, percevoir les choses, la personne ou la situation différemment et aussi penser de vous-mêmes différemment.

En répétant les phrases de la Logo synthèse, cela permet de dissoudre très rapidement l'énergie figée et de changer les perceptions que vous avez de la situation !

Quand on utilise cette procédure, on se ressent comme une nouvelle personne avec un point de vue différent sur la vie, sur les problèmes du passé, une vision différente sur le problème en question, des croyances différentes avec une nouvelle énergie de vie incroyable et on est véritablement surpris de ce qui se passe.
Et on ne peut pas faire autrement que d'y croire puisqu'on le ressent physiquement dans son corps et dans son esprit.

Quand l'énergie figée est libérée, on peut intensifier l'effet de ce travail en utilisant ensuite la quatrième phrase puis une cinquième phrase pour harmoniser le système tout entier de votre personne.

Ainsi, dès que vous vous sentez bien et que l'intensité du problème ou de l'émotion est proche de 0 ou 1, alors vous pouvez rajouter la **4ème phrase suivante** (que j'ai légèrement modifiée)
J'harmonise tous mes systèmes à cette nouvelle prise de conscience et à cette nouvelle conscience

Et j'ai rajouté **une 5ème phrase** que vous pouvez ensuite répéter :
J'harmonise tous mes systèmes à ce processus de changement et guérison.

En conclusion, la Logo synthèse peut vous aider à voir les choses différemment et à transformer des réactions inappropriées en un état de compétence et de satisfaction élevé, ou vous aider à vous libérer des émotions bloquées depuis longtemps …

Ce sont des applications tout à fait typiques de cette technique que vous pouvez faire régulièrement par vous-même mais il est important de venir vous faire accompagner en séance avec un professionnel certifié ADIOS si cela vous paraît trop difficile par vous-mêmes surtout pour des situations difficiles comme des pertes, des ruptures, des deuils, des conflits !

C'est vraiment indispensable pour moi aujourd'hui dans toutes les situations de ma vie et surtout dans toutes mes séances de thérapie. Cette technique qui paraît facile à première vue, demande un travail très fin d'observation et de calibration du client et nécessite un véritable apprentissage !

Vous pouvez d'ailleurs vous reporter au Chapitre sur la Thérapie individuelle pour découvrir comment je l'utilise plus précisément dans le cadre des thérapies liées aux addictions.

La Logo synthèse en résumé

- Votre corps et votre esprit peuvent être submergés par des événements extérieurs.
- Durant ces situations où ces événements, l'énergie de vie se morcelle en différentes parties et se dissocient du Vrai Self.
- Ce morcellement en parties se retrouve lié aux représentations de ces événements, et lié aux réactions de ces représentations.
- Et ces représentations figées de ces événements sont appelées des *« introjections »*.
- Les réactions à ces événements sont appelées *« les parties dissociées du SELF »*.
- Les introjections et les réactions s'entremêlent les unes aux autres pour former le monde figé.
- Les introjections peuvent être réactivées par des événements similaires aux événements premiers.
- Quand les déclencheurs sont réactivés, ils vont entraîner le même type de réaction que lors des premiers événements.
- La technique de cinq phrases libère les introjections ainsi que les réactions à ces introjections de ces événements du passé.

C'est incroyable et c'est génial n'est-ce pas ?

Et surtout on n'a pas besoin d'y croire pour que ça fonctionne puisqu'en général, on le ressent directement dans son corps !

Découvrir sa Mission de Vie, comment ça se passe ?

En fin de thérapie ou parfois même avant, il m'arrive d'utiliser la ligne du temps pour les personnes perdues qui veulent redonner un sens à leur vie et qui souhaitent explorer leur Mission de Vie.

Je demande au client de se mettre debout, dans le moment présent puis de remonter la ligne du temps passé, et à chaque pas, si des

sensations négatives apparaissent à des moments difficiles en lien avec des souvenirs difficiles qui reviennent, on va marquer précisément ces endroits, on va explorer tous les aspects qui reviennent au fur et à mesure de la remontée de la ligne du temps.
On va marquer tous ces endroits-là, celui de la naissance jusqu'à la gestation, jusqu'à la Conception et même avant la Conception et tous les aspects de l'environnement épigénétique.
On va désensibiliser tous ces souvenirs, déposer l'ensemble du système familial et le marquer dans l'espace qui est présent.
On marque une Projection du Père et de la Mère, et quand nous avons fini d'explorer la Mission de Vie avant la Conception et de réparer la Systémie familiale, on va reprendre la marche sur la ligne du temps jusqu'au moment présent ; cette marche sur la ligne du temps en direction du Moment Présent s'effectue en réparant tous les événements ou situations difficiles sur la ligne du temps qui ont été marqués sur la ligne lors de la remontée. Ensuite, nous pouvons revenir au présent et également aller dans le futur, et voir s'il y a aussi quelque chose qui dérange dans le présent ou dans le futur, faire une projection dans le futur puis si nécessaire, désensibiliser, réparer et retraiter l'information du présent et du futur… Tel est l'objet de la Mission de Vie ! C'est très simple, si on est accompagné, il est plus difficile d'explorer sa Mission de Vie tout seul, de réparer sa systémie familiale ou son passé tout seul !

Et comme le dit Willem Lammers lui-même : La Logo synthèse, *« Elle permet une guérison étonnamment douce des traumas, des addictions, des peurs et du stress, et elle crée aussi un espace unique pour la dimension spirituelle d'un changement inspiré. »*

Le pouvoir des mots avec les Techniques d'Alchimie Intérieure (TAI)

Les TAI créées par Andréa Fredi sont nées de l'intégration de plusieurs méthodes qui fournissent ensemble un nouvel outil très simple et abordable pour tous pour la transformation intérieure.

Qui est Andrea Fredi ?

Andrea Fredi est coach, formateur et chercheur dans le panorama italien des techniques énergétiques modernes. Il contribue aujourd'hui à la diffusion des méthodes de sensibilisation et d'entraide, dont la plus connue est certainement l'EFT (Emotional Freedom Techniques) pour laquelle il est devenu le référent en Italie... Depuis 2011, il est aussi un opérateur certifié des techniques énergétiques provocatrices. En 2017, il a développé une nouvelle méthode qu'il a nommé les TAI (Techniques d'Alchimie Intérieure) qui facilitent l'expansion de la conscience et du bien-être par le rééquilibrage conscient des énergies.

Qu'est-ce que les TAI ?

Les TAI sont des techniques elles-mêmes issues de plusieurs techniques énergétiques qui sont essentiellement : l'EFT, la PNL, l'IEP (processus énergétique basé sur l'intention), le Nei Kung et la Logo synthèse. On parle de Techniques au pluriel car il existe **l'art externe** de la TAI, celui qui vous est présenté ici et **l'art interne** de la TAI qui est considéré comme un niveau avancé de la Technique.

L'hypothèse de base du modèle théorique de ces techniques TAI est que « ***tout est conscience*** » qui se manifeste sous différentes formes et fréquences.

Une fois que nous avons identifié les traces incohérentes d'énergie encore présentes dans notre horizon intérieur, nous pouvons appliquer des protocoles spécifiques pour générer une véritable « ***Alchimie*** » (transformation) de notre conscience, libérant l'énergie

cristallisée dans de vieux modèles retenue au niveau corporel, émotionnel et mental et en l'orientant vers nos objectifs.
Le nom TAI dérive de trois caractéristiques de la méthode : **Techniques**, du grec téchnè (art) ; **Alchimie** ou transformation ; **Intérieur**, car il aborde l'horizon intérieur de l'être humain, sa dimension subtile.

Une autre caractéristique notable est que la pratique des TAI permet d'identifier les compensations que le système esprit-mental-corps a créées au fil du temps et de les dissoudre.

L'application progressive du TAI permet de prendre conscience des traces d'énergie incohérentes et des différentes stratégies du masque (la fausse personnalité), en dissolvant progressivement l'un et l'autre.

Toute difficulté et tout obstacle peuvent être transformés, grâce aux Techniques d'Alchimie Intérieure (TAI), en une opportunité d'identifier et de dénouer ses propres nœuds émotionnels, d'acquérir une solide discipline de conscience de soi, de méditation et de rééquilibrage.

L'idée est de libérer d'abord l'énergie cristallisée dans le(s) nœud(s), puis l'utiliser pour créer un niveau d'ordre approprié qui favorise un état de conscience différent.

Les TAI sont conçues comme un outil actif d'alchimie qui peut être utilisé à tout moment, en tout lieu. En utilisant ensemble le pouvoir de l'intention, la respiration consciente et la concentration sur les trois centres de transformation de l'énergie vitale (les Dantian), des résultats profonds et durables peuvent être obtenus en termes de vitalité, de bien-être, de niveau de conscience et de paix intérieure.

La rubrique pratique chez vous

Imaginez un problème que vous avez en ce moment d'intensité maximum de 5-6/10 qui vous procure une émotion négative, une sensation négative ou une pensée négative ou peut être les trois à la fois (Prenez un problème peu intense dans un premier temps et pour une première pratique et surtout par ce que vous êtes seul à pratiquer)

Dans ce problème, choisissez ce qui vous active le plus pour l'instant entre l'image, la pensée, la sensation, la scène : et prononcez les phrases suivantes telles qu'on les prononce habituellement dans l'art des TAI de base :

Évaluez l'intensité de ce problème de 0 à 10 ;

1. ***"Je libère l'énergie (la conscience) contenue dans cette [scène, fantasme, croyance, symbole, pensée, émotion, sensation, symptôme]."*** en posant les mains sur le premier Dan Tian (en dessous du nombril) et respirant profondément, et vous laissez le processus se faire...

2. ***"Je lâche tout attachement à cette [scène, fantasme, croyance, symbole, pensée, émotion, sensation, symptôme]."*** en posant les mains sur le deuxième Dan Tian (au milieu de la poitrine sur le chakra du cœur) en respirant profondément et vous laissez le processus se faire.

3. ***"Je crée en moi de l'ordre et de la cohérence par rapport à cette [scène, fantasme, croyance, symbole, pensée, émotion, sensation, symptôme]."*** en posant les mains sur le troisième Dan Tian (au milieu des deux yeux sur le chakra du troisième œil) en respirant profondément et vous laissez le processus se faire.

Après chaque phrase, laissez faire le processus afin que le pouvoir des mots et de l'intention puisse agir ; ensuite, il est possible que des pensées, des images, des nouvelles compréhensions ou perceptions puissent apparaître mais aussi des signes de mouvement énergétique tels que des bâillements, des soupirs et des frissons : cela signifie qu'un réajustement s'est produit en vous après une ou plusieurs phrases.

Remarquons que l'apparition d'un signe de changement nous prévient que le traitement apporté par la phrase est terminé et que l'on peut passer à la phrase suivante.

Après avoir prononcé ces phrases et fait ce travail, réévaluez l'intensité de ce problème de 0 à 10 ; Normalement, l'intensité a baissé et vous allez vous sentir probablement soulagé !

Si ce n'est pas le cas, vous n'êtes pas sur la bonne cible, alors prenez une nouvelle cible en lien avec ce problème. Si vous ne voyez aucune différence, alors il est préférable de consulter un praticien expérimenté pour certains de vos problèmes trop chargés car vous n'avez pas le recul nécessaire pour le faire !

Chapitre 19

LE CINQUIÈME PILIER : LA STRATEGIE ADIOS EN 10 ETAPES

« Il faut avoir une stratégie, mais il faut qu'elle soit souple, c'est l'instinct qui nous dit quand il faut changer de stratégie. Les deux sont importants mais on ne peut pas avoir l'un sans l'autre. » de **Paul Desmarais**

Il existe une véritable stratégie dans la méthode ADIOS, ce n'est pas un simple combiné de techniques ! Voici dans les lignes qui suivent, comme un fil rouge, la stratégie que nous mettons en place pour traiter les addictions, en sachant que nous adaptons évidemment cette stratégie à chaque personne concernée :

1. Nous demandons toujours au client d'évaluer l'intensité du problème tel qu'il le perçoit, l'intensité de l'addiction au début du programme et à chaque session.

2. En début de thérapie et parfois en début séance, nous rappelons la **motivation** et pourquoi la personne veut vraiment changer : quels sont ses désirs, ses buts, ses motivations ? Ces informations seront utiles tout au long du programme d'accompagnement.

3. A chaque début de séance et si nécessaire, nous travaillons également au **recentrage** de la personne pour apprendre à se libérer du stress et surtout à calmer le mental si c'est utile. L'étape de recentrage peut prendre du temps, et nécessite de la répétition. Elle est absolument nécessaire pour calmer le stress et l'anxiété toujours présents dans les cas d'addiction et de dépendance.

4. Pour acquérir et constater les premiers changements, nous commençons à travailler sur les envies et les **déclencheurs du comportement,** sur cette notion de manque. Nous travaillons sur le détachement par rapport à ces déclencheurs, de manière à ce qu'ils deviennent neutres. On peut également réaliser, par le biais de l'hypnose, une opération de réorientation de ces déclencheurs sur une autre habitude plus saine.

5. Ensuite, dès que la personne est prête, nous démarrons le travail sur **le(s) traumatisme(s**) et/ou sur **le trouble de l'attachement** avec toujours comme fil conducteur cette notion très importante de **reconsolidation mnésique** au niveau du cerveau. Comment travailler sur un traumatisme ?

   Nous faisons en sorte de :
   a. Retrouver les origines du traumatisme
   b. Libérer le ou **les traumatismes éventuels**
   c. Transmuter **le trouble de l'attachement** : celui-ci peut prendre un peu plus de temps, car il y a souvent beaucoup de scènes désagréables ou traumatiques liées au passé ; pour une scène ou un évènement qui s'est répété plusieurs fois (même émotion, sensation, cognition), il suffit d'en traiter un **pour *« dégommer »*** tout le réseau neuronal lié à cette série d'évènements à peu près identiques et pour recréer un nouveau réseau.

   La personne intègre donc **de nouvelles connexions neuronales**, de nouvelles pensées, de nouvelles cognitions, de nouvelles croyances, de nouvelles perceptions du problème, etc…

6. Nous poursuivons le travail sur **le comportement addictif**, les compulsions et ses déclencheurs (les peurs, les blocages, les

envies, les manques, etc…), et enquêtons comme un véritable détective sur ce qui empêche encore vraiment le changement. Suite à ce travail, nous éliminons point par point, tous les points de blocage.

7. Dès que la personne est prête, par le biais de l'hypnose, nous **programmons le nouveau comportement**. La personne prend un temps pour intégrer tous les changements associés à ce nouveau comportement.

   Libérer la personne de la dépendance se fait :
   a. Progressivement pour toutes les addictions sauf pour le tabac
   b. Rapidement en général pour le tabac

   Puis, nous remplaçons la dépendance par quelque chose de plus utile ou plus intéressant pour la personne

8. Si nécessaire, nous travaillons sur **l'environnement** de la personne et sur toutes ses perceptions par rapport à l'environnement. (les soutiens éventuels de la famille, des amis, le milieu professionnel, le milieu personnel, etc…)

9. Enfin, nous travaillons sur **la notion de sens,** éventuellement **la mission de vie** : ce qui permet de redonner un sens à sa vie. Qu'est-ce qui fait sens pour la personne ? Dans quoi, elle s'épanouit ? Dans quoi, elle se sent plus vivante, plus joyeuse, en harmonie avec elle-même, en harmonie avec les autres ?

10. Enfin le plus agréable pour la personne concernée, nous lui ouvrons les portes pour pouvoir **explorer le futur** : créer un nouveau chemin de vie, se donner un nouveau départ, vivre une nouvelle vie…

Remarque Importante

Certaines personnes qui sont dans l'accompagnement pourraient être tentées de suivre ce fil rouge et cette stratégie décrite précédemment sans avoir été formées à la méthode pour traiter les addictions.

Il m'est arrivé d'en rencontrer quelques-unes d'entre elles au hasard de mon chemin et dans des salons qui avaient simplement suivi une journée d'initiation à l'Institut ADIOS et qui se proclamaient ensuite *« spécialistes des addictions » !*

C'est comme si vous vouliez conduire une voiture en ayant seulement lu un livre : cela serait totalement impossible, n'est-ce pas ?

L'être humain est à mes yeux ce qu'il y a de plus précieux et le travail sur une addiction n'est pas du tout à prendre à la légère.

Ce travail demande une formation de pointe et des connaissances précises, une pratique sans relâche, une grande patience, une grande humilité (car nous sommes encore loin de tout savoir sur le fonctionnement du cerveau) et de la persévérance !

Je vous suggère donc de venir réellement vous former auprès de l'INSTITUT ADIOS, si ce sujet vous intéresse et que vous voulez accompagner sérieusement des personnes à se libérer de leurs addictions.

Et je vous souhaite de découvrir à cette occasion la meilleure version de vous-même, celle qui a toujours été là, et que vous n'avez pas encore découverte !

Chapitre 20

CONCLUSION

« Plus on décide, plus on prend de meilleures décisions » **Anthony Robbins**
« La pire décision de toutes est celle que l'on n'a pas prise. » **Zig Ziglar**

Vous êtes concernés par ce sujet des addictions mais vous n'avez pas encore pris la bonne décision !

Alors reportez-vous aux rubriques pratiques pour commencer à prendre conscience de ce que vous voulez vraiment, pour faire le choix et vous rappeler pourquoi vous voulez vraiment changer aujourd'hui ?

Vous avez encore des doutes : effectivement, vous avez déjà essayé maintes et maintes fois. C'est normal d'avoir encore des doutes !

Car, autrefois, probablement, ce n'était pas possible, vous ne saviez pas quelle voie emprunter et vous n'aviez pas encore été informé de toutes ces connaissances contenues dans ce livre ! Alors, rassurez-vous, aujourd'hui, à l'Institut ADIOS, c'est tout à fait possible de se libérer !

Imaginons en ce moment-même qu'il y a une toute petite partie de vous-même qui aimerait changer :

- Explorez toutes vos motivations, vos envies, vos désirs vos buts, et pourquoi vous voulez changer de vie et passer à autre chose,
- Qu'est-ce que cela vous apporterait vraiment de changer ?
- Qu'est-ce que vous pourriez vous dire que vous ne pouvez pas vous dire aujourd'hui ?
- Qu'est-ce que vous pourriez faire que vous ne pouvez pas faire aujourd'hui ?

- Qu'est-ce que vous pourriez sentir que vous ne pouvez pas sentir aujourd'hui ?
- Qu'est-ce que vous pourriez ressentir que vous ne pouvez pas ressentir aujourd'hui ?
- Qu'est-ce que vous pourriez entendre que vous ne pouvez pas entendre aujourd'hui ?

Notez sur une feuille ou un petit carnet tout ce qui vient : rassemblez toutes ces informations précieuses qui seront très utiles au moment où vous serez prêt !

Il se peut aussi que ce soit l'un de vos proches qui soit concerné par cette problématique d'addiction ou tout autre type de souffrance : vous pouvez essayer de le convaincre mais cela n'a jamais marché jusqu'à présent.

Alors je vous suggère de lui faire **le plus beau cadeau** que vous puissiez lui faire : offrez-lui ce livre et il le lira dès qu'il sera prêt !

Il est également possible que vous soyez dans l'élan d'accompagner les autres et que ce soit le moment pour vous de vous reconvertir et vous voulez vraiment vous former même si vous n'avez jamais été dans l'accompagnement auparavant.

Il se peut aussi que vous vouliez ajouter d'autres cordes à vos arcs que vous savez que vous avez déjà !

A l'Institut ADIOS, aujourd'hui, c'est réellement possible car nous proposons plusieurs sessions en présentiel ou en télé-présentiel chaque année.

Au cours de ces sessions, nous nous chargeons de vous enseigner :

- Le savoir-faire
- Le savoir-être

- La stratégie

Nous nous ferons un plaisir de vous accueillir quelle que soit votre situation et de vous accompagner pour vous transmettre toute la richesse de notre expérience.

BIBLIOGRAPHIE

- *« Ma Bible de l'EFT »* de **Jean Michel Gurret**

- *« Le Réencodage de la Matrice avec l'EFT »* **Sasha Allenby et Karl Dawson**

- *« La Biologie des Croyances »* de **Bruce Lipton**

- *« Le génie dans vos gènes »* et *« De l'esprit à la matière »* **Dawson Church**

- *« Le Zéro Mental »* de **Frédéric Vincent**

- *« Le placebo, c'est vous », « Rompre avec soi-même » et « Devenir Super Conscient »* de **Joe Dispenza**

- *« Le pouvoir du Moment Présent »* **Eckhart Tolle**,

- *« Un merveilleux malheur », « la résilience ou comment renaître de sa souffrance ? »* et *« sous le signe du lien, une histoire naturelle de l'attachement »* de **Boris Cyrulnik**

- *« L'attachement : l'approche clinique et thérapeutique » d'***Antoine Guedeney** *et* **Nicole Guedeney**

- *« L'attachement, les débuts de la tendresse » de* **Hubert Montagner**

- *« L'enfant abandonné »* de **Niels Peter Rygaard**

- *« La force de la confiance »* de **François Ledoze**

- *"Self-Coaching with Logosynthesis"* et *"Logosynthesis, Healing with words"* Willem **Lammers**

- *"Le pouvoir des mots…qui me libèrent »* de **Jacques Martel**

- *« Guérir le stress, l'anxiété, la dépression sans médicaments, ni psychanalyse »* de **David Servan Schreiber**

- *« Cohérence Cardiaque 365 »* livre du **Dr David O'Hare**

- *"Déverrouiller le cerveau émotionnel" de* **Bruce Ecker**

- *« Le langage du changement »* et *« faites vous-mêmes votre malheur »* de **Paul Watzlawik**

- *« L'hypnose conversationnelle »* **de Pierre Marichal**

- *« L'autohypnose, découvrez le pouvoir qui est en vous »* de **Frédéric Langourieux**

- *« L'hypnose rapide »* de **Jordan Verot**

- « Hypnose » *d'**Olivier Lockert***

- *« Auto-Hypnose : un manuel pour votre cerveau »* et *« apprivoiser le changement avec l'auto-hypnose »* de **Kevin Finel**

- *« Ma voix t'accompagnera »* de **Milton Erickson**

- *« Un thérapeute hors du Commun, Milton Erickson » de* **Jay Haley**

- *« Les lettres de Milton Erickson »* de **Jeffrey Zeig**

- *« PsychoBiologie de la Guérison »* et *« du Symptôme à la Lumière »* de **Ernest Laurence Rossi**

- *« L'intelligence quantique du cœur » de* **Stéphane Drouet**

À propos de l'Auteur

Pourquoi on l'aime ?

« Parce qu'à chaque étape du programme, elle propose une "technique spécialement pour vous" et que l'on se sent écouté(e)... Parce que c'est une belle personne, naturelle, authentique et généreuse... Parce qu'elle travaille sans jugements ni interprétations en totale synchronisation avec la personne et que l'on se sent reconnu(e)... Parce qu'on retrouve un sens à sa vie…Parce qu'à l'Institut ADIOS - dans le cadre d'un questionnaire de personnalité - on vous pose des questions pertinentes que l'on ne pose nulle part ailleurs... Parce que sa méthode est stupéfiante ! »

Marie, une cliente

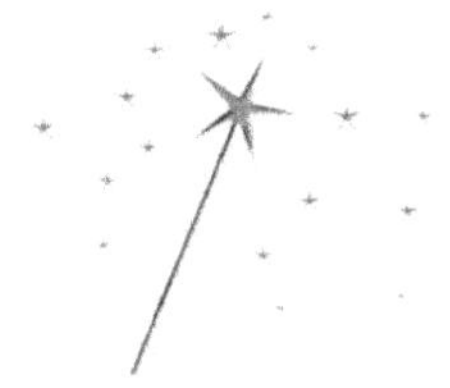

Pourquoi est-on captivé ?

« A chaque fois que j'assiste à une de tes consultations Sarah, j'ai cette vision de te voir surfer sur les vagues, chacune d'elles étant un outil de guérison.
Tu établis une connexion quasi instantanée avec le patient, et dès les premières paroles tu glisses d'une vague à l'autre quelles que soient leurs formes, leurs directions. Tu sais toujours quelle technique proposer à la personne, sans jamais te laisser embarquer par elle, tu guides le twin.
Tout est fluide, c'est vraiment magique, du grand surf ! »

Karine, une stagiair

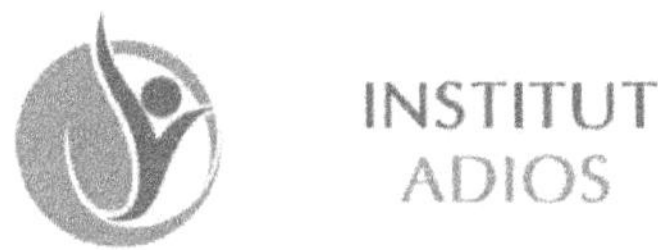

Si vous souhaitez en savoir plus sur la Méthode ADIOS consultez le site https://institutadios.com/.

Si vous avez déjà tout essayé et que vous voulez vraiment vous libérer d'une addiction, d'un trouble du comportement alimentaire, du burn-out, d'une phobie, d'un traumatisme ou de tout autre problème, alors consultez le site https://institutadios.com/dependances/ ou appelez-nous au 01 70 93 92 60.

Si vous souhaitez vous former et devenir praticien, consultez le site https://institutadios.com/formation/ ou contactez-nous au 01 72 20 25 67.

www.ingramcontent.com/pod-product-compliance
Ingram Content Group UK Ltd.
Pitfield, Milton Keynes, MK11 3LW, UK
UKHW021128260726
13994UKWH00001B/36

9 782957 731404